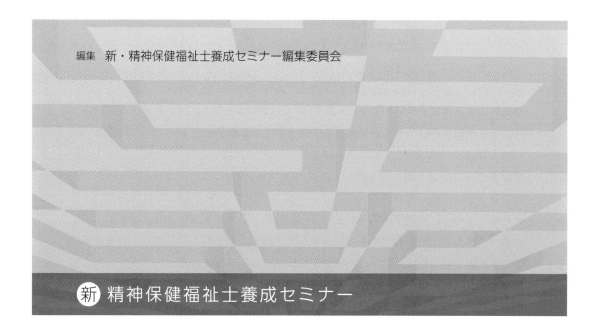

編集　新・精神保健福祉士養成セミナー編集委員会

新 精神保健福祉士養成セミナー

精神保健福祉の原理

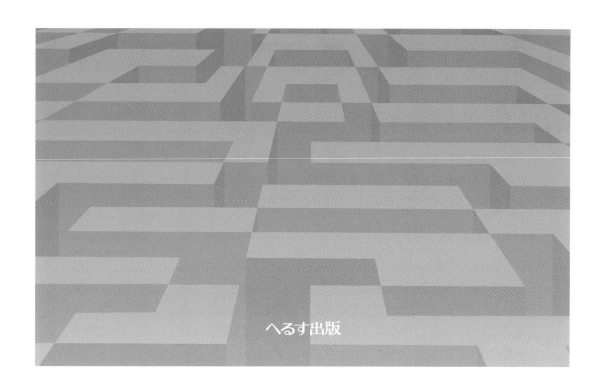

へるす出版

刊行にあたって

　精神保健福祉士養成の教科書として『精神保健福祉士養成セミナー』のシリーズを発刊したのは，精神保健福祉士の国家資格が誕生した1998（平成10）年であった。以来，好評のうちに版を重ねてきたが，このたび，精神保健福祉士の教育カリキュラムの変更を受け，『新・精神福祉士養成セミナー』を刊行することとなった。

　近年，精神保健福祉士に求められる役割や社会的期待は拡大している。精神疾患によって医療を受けている者や日常生活や社会生活に支援を必要とする者，潜在的に精神保健の課題がある者，それだけでなく国民全体が対象者になり得るといわれ，精神保健福祉士の配置・就労状況も，医療，福祉，保健分野から，教育，司法，産業・労働分野へと広がっている。

　新しいカリキュラムは，このような社会的要請に的確に対応できる精神保健福祉士の養成を期待するものであり，科目が見直され，再構成された。

　本書の編纂に際しては，新しい教育内容に対応することはもちろんのことであるが，精神保健福祉士が国家資格化以前から積み上げてきた歴史的経緯を踏まえ，先達の熱き志を顧み，時代が変わっても揺らぐことのない精神保健福祉士のもつべき理念を継承していくことを念頭に置いた。

　本書が，読者の方々の学習の一助となり，精神保健福祉士として活躍するための糧となることを願うばかりである。

新・精神保健福祉士養成セミナー

編集委員会編者一同

目　　次

第3章　社会的排除と社会的障壁

第4章　精神障害者の生活実態

第5章　「精神保健福祉士」の資格化の経緯と精神保健福祉の原理と理念

第6章「精神保健福祉士」の機能と役割

第 1 章

障害者福祉の理念

本章では，障害者福祉に関する共通の理念を述べる。最初に，障害者福祉を進めていくうえでの思想と原理について考え，近代の障害者福祉の歴史的な展開を整理しながら，障害者福祉の理念について述べていく。

　障害者の福祉的な支援のあり方について，わが国の歴史を考えると，障害者は明治維新から第二次世界大戦が終わるまでは，長い間排除の対象であった。その排除の歴史を学び，その排除の思想の背景にある優生思想と社会防衛思想を検証する。そして，障害者福祉のもつ基本的な思想と原理を押さえて，わが国の優生思想と障害者に対する社会防衛思想，障害者の基本的人権の保障，法の下の平等，社会正義の実現について考え，これからの障害者支援を考えていくうえでの理念について検討するなかで，これからの障害者福祉の進展について，障害者福祉の理念をノーマライゼーションとリハビリテーションやリカバリー，ストレングス視点，機会の均等化，多様性などについて考察する。

 # Ⅰ　障害者福祉の思想と原理

A ● 相模原障害者施設殺傷事件を考える

　2016（平成28）年7月26日，神奈川県相模原市の障害者施設「津久井やまゆり園」において，入所者19人を殺害し，さらに27人を負傷させた，いわゆる「相模原障害者施設殺傷事件」が起き，元職員の植松聖被告が逮捕された。その判決公判が横浜地方裁判所において2020（令和2）年3月16日に行われ，求刑どおり死刑を言い渡した。被告は控訴しないとしているが，この事件を起こした背景に，重度障害者は家族や周囲を不幸にすると考え，この世に存在する必要がないと据える優生思想があった。公判の場において，被告から障害者当事者や家族に対する謝罪の意思は示されなかったが，被告の考えに同調する国民が存在することもマスメディアにより伝えられている。

　この事件を契機に，精神保健福祉法にいう措置入院のあり方（措置入院の解除の判断）を検討することが主張され，全国的な措置入院者の調査が厚生労働省によって進められたことは記憶に新しい。このような動向は事件の本質と無関係な行為であるだけでなく，精神障害者に対する偏見を助長するものであり，事件の予告を事前に知っていた警察当局の責任や障害者に対する差別的な優生思想から目を逸らす役割をもっていたと考える。

　この事件を通して，次の二つのことが考えられる。一つ目は，なぜ，あのようにたくさんの重度の障害者が収容されていたのかという疑問である。「津久井やまゆり園」

は，1964（昭和39）年に定員100名の神奈川県立知的障害者援護施設として建設され，1968（昭和43）年に定員200名に増員されている。国際的には，ノーマライゼーションの思想が提示され，脱施設化を志向する流れがある一方で，わが国の障害者に対する施設収容政策が逆行しているということである。

二つ目は，事件の被害者の氏名が公表されなかったことである。一部の家族は氏名を公表し，マスメディアで犯人に対する意見を意思表示していたが，被害者の氏名を公表しないこと自体が，新しい偏見差別を恐れた行為であった。被告が控訴しないまま，事件の終結を見るということは，被害者の方々は二重に「死亡する」ということにより，尊い命を奪われてしまい，歴史的な事実から葬り去られていくということになるのではないだろうか。事件の背景に深刻な障害者差別の思想が蔓延っていると考える。

私たちは，自らの障害者観に対する点検が求められている。市民が障害者と共に安心して暮らす社会が必要であると主張する反面，労働力の有無や外見で人の価値を評価する深層心理が働いたことはないであろうか。暮らしている地域から障害者を排除する気持ちになったことはないであろうか。自分のなかにある障害者観を見つめ直すことが，自らの「優生思想」を検討することにつながると考える。

「多様な人々が共に暮らす社会」を実現することが，障害のある人もそうでない人も，同様の社会で共生して暮らすことである。障害者を特殊化して処遇する社会は，すべての人々にとっても，決して安心して暮らせる社会ではない。「異なるものが異なるものとして，共に生きることを探求する」という思想は，包容力がありお互いを認め合う社会を求めることであり，その社会は同胞的でそれぞれに役割はあっても差別がない社会である。

B ● 優生思想と社会防衛思想

1 優生思想

優生思想は，1883年にイギリスの**ゴルトン**（Galton, F.）が著書『人間の能力とその発達の研究』の中で「**優生学**」を提案したことにより学問としての成立をみた。「優生学」は，人間の性質を規定するものとして遺伝的要因があることに着目し，その因果関係を利用したり，介入したりすることによって人間の性質や性能の劣化を防ごうとする学問で，進化論の影響を受けている。19世紀から20世紀にかけて，社会的・政治的な実践として人種差別や障害者差別を正当化する理由として用いられ，全世界で強制的な不妊手術や障害者の隔離政策が多く行われた[1]。

わが国では，1940（昭和15）年に制定された「**国民優生法**」と1941（昭和16）年の「**人口政策確立要綱**」によって，優生主義的人口政策が進められ，遺伝性が極度な強

調をすることによって約30万人の障害者やハンセン病者が断種の対象として算定されている。第二次世界大戦下では，障害者は「徴兵検査」を課せられ，戦争の役に立たないとして「非国民」呼ばわりされるだけでなく，軍事教練などにおいても屈辱的な戦争の邪魔者としての扱いを受けてきた。ナチスドイツにおいて障害者がガス室に実験台として送られたという記録があるように，戦争と反対の位置に障害者が置かれ，障害者は人権侵害を受けてきたのである[2]。戦争と社会福祉は常に対峙して存在するものである。

「国民優生法」は，日本民族衛生協会が提出した「断種法案」を修正したものであり，この「断種法案」はナチスドイツの「遺伝病子孫予防法」の影響を受けて作られた。したがって「国民優生法」は戦前日本の総力戦体制のもとで制定され，優生思想を反映した法案であった。1938（昭和13）年に，「国家総動員法」が発布され，「産めよ，増やせよ」のスローガンのもとに行われた人口増加のための多産奨励策のみならず，子孫に悪影響をもたらすと思われる遺伝的要因を排除した「優生」政策を推し進めた。「優生」とは，劣等な遺伝子を抑制し，優秀な遺伝子を増やすという考え方で，ナチス・ドイツにより行われた障害者やユダヤ人の虐殺はこの優生思想に基づくものとして有名である。

そして，1948（昭和23）年7月13日，「優生保護法」が公布され，妊娠中絶の条件が緩和された。当時の「優生保護法」は中絶によって終戦後の人口増加を抑制することで，さらに危険なヤミ堕胎を減らして妊婦の健康を守ることであり，戦前の「国民優生法」に比較して優生思想は強化された。「優生保護法」では，第1条で法の目的を「この法律は，優生上の見地から不良な子孫の出生を防止するとともに，母性の生命健康を保護することを目的とする」とし，「不良な子孫」とは，第12条で「都道府県の区域を単位として設立された社団法人たる医師会の指定する医師（以下指定医師という。）は，第3条第1項第1号から第4号の1に該当する者に対して，本人及び配偶者の同意を得て，任意に，人工妊娠中絶を行うことができる」とし，「①本人又は配偶者が遺伝性精神変質症，遺伝性病的性格，遺伝性身体疾患又は遺伝性奇形を有しているもの，②本人又は配偶者の四親等以内の血族関係にある者が，遺伝性精神病，遺伝性精神薄弱，遺伝性精神変質症，遺伝性病的性格，遺伝性身体疾患又は遺伝性奇形を有し，且つ，子孫にこれが遺伝する虞れのあるもの，③本人又は配偶者が，癩疾患に罹り，且つ子孫にこれが伝染する虞れのあるもの，④妊娠又は分娩が，母体の生命に危険を及ぼす虞れのあるもの，⑤現に数人の子を有し，且つ，分娩ごとに，母体の健康度を著しく低下する虞れのあるもの」（第3条）と定義され，「国民優生法」にはなかった癩疾患や，「経済的理由」（1949年に追加）による優生手術や妊娠中絶などが認められた。「優生保護法」には障害者の出生は家族と社会に負担をもたらし，本人の不幸にもつながるという偏見が含まれていた。「優生保護法」は優生手術の対象を遺伝性疾患だけでなく，ハンセン病，精神病，統合失調症にも拡大解釈し，本人

の同意なしに手術できるようになっていた。

　そして，ついに，1996（平成8）年の「らい予防法」の廃止とともに，「優生保護法」は48年ぶりに「母体保護法」と改正され，優生思想に関する条文が削除された。この改正は優生思想の排除が目的で，人工妊娠中絶は母体の生命健康に限定され，胎児に関するものは認められなくなった。

　わが国では，「上見て暮らすな，下見て暮らせ」「人の振り見て我が振り直せ」「長い物には巻かれろ」「出る杭は打たれる」などの考え方が，300年続いた江戸時代より培われてきた。他者との調和を美徳として，自らの意識を周囲の人々と調和させて，異質であることを否定する国民的な意識が存在している。そのことが，優生思想と結びついて，少しでも異質な人，障害のある人，病気を抱えている人を排除することにつながっていくことになる。このことは，「多様な人々と共生する社会を実現する」というノーマライゼーションの思想とは，相容れない意識で，次に述べる社会防衛思想と連動しているのである。

2 社会防衛思想

　明治政府は，欧米先進国を目標とした国家体制の近代化の構築を目指して「富国強兵・殖産興業」政策を進めた。そのなかで，1894（明治27）年に精神病者に対する対策として，警視庁が「精神病者取扱心得」を発布している。この心得の中では，精神病者は危険なものとして扱われている。そして，1900（明治33）年に「精神病者監護法」が公布されている。法の目的は「精神病者の中には社会に害悪を流すものが多い」として「精神病者を保護し，社会に害のないようにしたい」という治安と社会防衛思想に基づくものであった。実際には，精神病者の四親等以内の親族を監護義務者として，監護の義務を負わせ，病者を私宅監置または病院などに監置する場合の費用は被監護者の負担であり，本人に支払い能力のない場合には扶養義務者の負担という内容で，1950（昭和25）年まで50年間続いた法律でもある。呉秀三と樫田五郎は，1910〜1915年の5年間にわたって私宅監置の実態を調査した結果を報告している。呉秀三が「わが国の障害者に対応した人権の擁護制度は，この病にかかった不幸のほかに，この国に生まれた不幸を重ねるもの」[3]と，発言しているように悲惨な状況であった。わが国の精神医療対策は，1950（昭和25）年の精神衛生法になり，私宅監置が禁止された以降も，治安を第一義的にした政策が続いた。

　菊池江美子は，1964（昭和39）年にライシャワー駐日アメリカ大使刺傷事件が起きたときにも，「精神病患者が野放しにされている」とキャンペーンが張られたことにより1965（昭和40）年に精神衛生法が改正され，地域ケア中心の体制を目指すも，社会防衛的な地域管理体制を強調する方向性が強化されて，入院中心の体制を改革することはできなかったと指摘し，精神障害者の社会福祉制度の具体化のレベルから次のように述べている。1984（昭和59）年に宇都宮病院事件が起きて，わが国の隔離収容

型の入院中心の精神医療が国内外から厳しく批判され，ようやく精神衛生法が改正され，1987（昭和62）年に精神保健法が制定された。この法の目的に「精神障害者の人権の擁護と社会復帰の促進」が謳われ，精神障害者に対する福祉政策が法的に位置づけられた。そして，1995（平成7）年に「精神保健及び精神障害者福祉に関する法律」（精神保健福祉法）が制定されたことにより，精神障害者福祉の制度が具体化する方向性をもった[4]。

　一方で，刑法の改正の視点から精神病者を社会防衛の対象として考えてきた経過について検討する。浅野弘毅は，その刑法改正の経過と保安処分について次のように説明している。刑法が制定されたのは1907（明治40）年であり，その後1926（大正15）年に臨時法制審議会において「刑法改正ノ綱領」を発表し，「保安処分トシテ労働嫌忌者，酒精中毒者，精神障礙者等ニ関スル規定ヲ設クルコト」と保安処分の新設を謳った。1940（昭和15）年に「改正刑法仮案」が作成され，戦後の1956（昭和31）年に法務省に刑法改正準備会が設けられ，1962（昭和36）年に「刑法改正準備草案」をまとめ，その後1972（昭和47）年に法制審議会の刑事法特別部会が「改正刑法草案」（以下，草案）を公表し，その草案の中で保安処分として治療処分と禁絶処分の2種類を規定した。治療処分は，精神の障害により心神喪失または心神耗弱の状態にある者が，禁固以上の刑にあたる行為をした場合，治療および看護を加えなければ，将来再び禁固以上の刑にあたる行為をするおそれがあると認められたときに，特殊な施設に収容する処分である。禁絶処分は，過度に飲酒または麻薬，覚せい剤その他の薬物を使用する酒癖にある者が，禁固以上の刑にあたる行為をした場合，その習癖を除かなければ将来再び禁固以上の刑にあたる行為をするおそれがあると認められたときに，特殊な施設に収容する処分である[5]。その法務省の刑法改正草案の準備段階のなかで，その動向に呼応するように，1965（昭和40）年に日本精神神経学会の「刑法改正問題研究委員会」が刑法改正に関する意見書（案）を公表し，法務省の草案以上に保安処分の内容を徹底したものであるとして，反対運動が起こった[6]。その反対の理由として，①犯罪白書のデータなどから精神障害者や酒精薬物酒癖者に保安処分を課す理由が見当たらないこと，②将来の危険性の予測は不可能であること，③精神障害とりわけ精神病質の診断や責任能力の判断基準にあいまいさがあること，④特殊な施設での治療や教育は成立し難いことがあげられている[7]。

　しかし，1999（平成11）年の精神保健福祉法改正時に，「重大な犯罪を犯した精神障害者の処遇の在り方について」の検討が国会で付帯決議され，法務省と厚生労働省の合同検討会が発足した。2001（平成13）年6月に「大阪教育大学附属池田小学校児童殺傷事件」が発生し，精神障害者による凶悪事件の防止という世論が形成されて，触法精神障害者に対する治安対策問題が注目されるようになった。そして，2003（平成15）年7月に，心神喪失などの状態で殺人や放火などの重大な犯罪を行った精神障害者に，適切な医療を受けさせて再発防止と社会復帰を図ることを目的として「心神

喪失等の状態で重大な他害行為を行った者の医療及び観察等に関する法律」（医療観察法）が成立した。これらの経過を踏まえて考慮すると，わが国において精神障害者に対する治安対策としての社会防衛思想は現在でも継続して存在していると考える。

C ● 基本的人権の保障と法の下の平等

1 基本的人権の保障

　基本的人権とは，人間が人間として当然もっている基本的な権利または人権である。人権思想の歴史の中では，近代のはじめ，国家権力によっても制限され得ない思想の自由や信教の自由などの自由権を意味した。国家が成立する前は，人々は自然の中で自由であったが（自由権），生活上の安全の保障がなく，国家の成立を合意によって作ったとされる。20世紀になって，自由権を現実に保障するための参政権を，さらに国民がその生活を保障される生存権などの社会権をも含めていう場合が多い。

　池原毅和は，人権にはさまざまな個別的人権があり，性質に応じて分類して次のように説明している。大きく分けて**自由権**，**参政権**，**社会権**に分けることができ，自由権とは，国家が個人の領域に対して権力的に介入することを排除し，個人の自由な意思決定と活動とを保障する人権である。「**国家からの自由**」と呼ばれ，人権保障の確立期から人権体系の中心をなす重要な権利である。参政権は，国政に参加する権利であり「**国家への自由**」といわれ，自由権の確保に資する。社会権は資本主義の高度化に伴って生じた失業・貧困・労働条件の悪化などの弊害から，社会的・経済的弱者を守るために至った20世紀的な人権であって「**国家による自由**」といわれる[8]。

　日本国憲法は，このような人権思想の流れをくんで，侵すことのできない永久の権利としての**基本的人権**と国民主権と**平和主義**を三原則としている。そして，基本的人権の尊重をその根本原理とし，その第3章「国民の権利及び義務」で，基本的人権を「侵すことのできない永久の権利」（第11条，第10章第97条）としてこれを保障している。具体的には，自由権としては，精神的自由権としての思想・良心の自由，表現の自由，信教の自由，学問の自由などがあり，経済的自由権として職業選択の自由，財産権の保障などがあり，人身の自由として奴隷的拘束からの自由，適正手続きの保障などがある。社会権として生存権，教育を受ける権利，労働基本権などがある。そのほかに参政権や受益権（請願権，裁判を受ける権利，国家賠償請求権，刑事補償請求権）がある。

2 法の下の平等

　法の下の平等は，国民一人ひとりが国家との法的権利・義務の関係において等しく扱われなければならないという観念である。日本国憲法では第14条第1項で「すべて

国民は，法の下に平等であつて，人種，信条，性別，社会的身分又は門地により，政治的，経済的又は社会的関係において，差別されない」と規定している。これは，同法第13条の「個人の尊重・幸福追求権」と並ぶ同法の人権の体系の中心をなしている**平等の保障**である。

　平等の保障に関して，1948年国連総会決議で採択された「**世界人権宣言**」において，すべての人間の尊厳と権利の平等が謳われ，1966年に国連で採択された「**国際人権規約**」では，規定する諸権利がいずれの人によっても平等に享有されることを義務づけている（社会権規約第2条 2および自由権規約第2条1）。平等の観念には，個々の条件にかかわらず機械的に均等に扱う絶対的平等と，同一条件の下において均等に扱う相対的平等がある。日本国憲法第14条第1項については国政の指針を定める客観的法原則（平等原則）を定めると同時に平等に取り扱われる権利ないし差別されない権利という個人的・主観的権利（平等権）をも保障している。

　この基本的人権の保障と法の下の平等は，当然，障害のある人たちにも当てはめられることであり，例外はないと考える。しかし，障害のある人たちへの人権の擁護に関する対応は，2012（平成24）年の「**障害者虐待の防止，障害者の養護者に対する支援等に関する法律**」（障害者虐待防止法）の施行や2016（平成28）年の「**障害を理由とする差別の解消の推進に関する法律**」（障害者差別解消法）の施行により，一定の前進をみているが，英米のような明快な差別の禁止と厳しい罰則規定を設けた法律には至っていない。そして，障害者に対する権利擁護としての，日中活動を利用している人たちへの「苦情解決委員会」や「福祉サービス第三者委員会」などの権利擁護システムは存在している。

　そして，成年後見制度にあるように，判断能力に問題のある知的障害者や精神障害者に対する財産保全と身上監護のためにシステムは存在している。しかし，成年後見制度の利用にあたって，当事者や家族がもっている能力を最大限に生かしていくことが求められる。つまり2010（平成22）年10月の成年後見制度の国際会議における「横浜宣言」の「人は能力を欠くと確定されない限り特定の意思決定を行う能力を有すると推定されなければならない」「本人の意思決定を支援するあらゆる実行可能な方法が功を奏さなかったのでなければ，人は意思決定ができないとみなされてはならない」にあるように，本人のもっている意思決定の力を発揮できるように，丁寧に「寄り添う」ことと「かかわり」を実践したうえでの，制度の活用が望まれる。

D • 社会正義の実現

　社会正義という言葉は，前項において述べてきた人権と同様にソーシャルワークの実践において，重要な意味をもっている。

　柏木昭は，社会正義としての通念は，「社会常識としての『働かざる者食うべから

ず』という労働力の有無で人を差別すること」や，「障害者は生産活動に参加できない施設処遇で，保護的な制度の中で暮らしている場合には，市民的権利にある程度の制約があってもやむを得ない」という考えや，「義務教育における障害児に対する就学猶予・特殊教育という排除」「非行・犯罪者の地域社会からの排除」「生活保護受給者に対する『自意識の低い人』という差別意識がある」と社会正義に対する疑念に触れ，ソーシャル・インクルージョンの重要性について述べている。そして，ソーシャルワーカーの義務として，「孤立の防止と孤立状況下の人間に手を差し伸べることであり，それは単なる役割以上のものであって，強い動機づけとそれに見合う技術が必要であり，孤立から個人を救い出し，地域社会の構成員として生きる勇気を少しでも共有できるなら，ソーシャルワーカーにとって，これほどの生きがいはない。障害者福祉の理念はここにある。精神障害がこの基本理念の取り扱いの範囲に入っているかどうかの疑義は，社会正義の中に生きられるということが不確定であるという状況を反映している」と述べている[9]。

> 社会正義の実現は，1960年代より告発の対象とされてきたジェンダー，民族，障害，人種，階層，年齢，性的差異といった諸理由によって，市民的な権利や生活が妨げられてきた不正義（社会的に分断された状況）を克服して闘いを継続していくことによって，誰もが安心して暮らしていくことのできる社会を創設していくことである。

1956年に設立された，ソーシャルワーカーの国際組織である国際ソーシャルワーカー連盟（International Federation of Social Workers；IFSW）の「**ソーシャルワーク専門職のグローバル定義**」(2014) では，「ソーシャルワークは，社会変革と社会開発，社会的結束，および人々のエンパワメントと解放を促進する，実践に基づいた専門職であり学問である。社会正義，人権，集団的責任，および多様性尊重の諸原理は，ソーシャルワークの中核をなす。ソーシャルワークの理論，社会科学，人文学，および地域・民族固有の知を基盤として，ソーシャルワークは，生活課題に取り組みウェルビーイングを高めるよう，人々やさまざまな構造に働きかける。この定義は，各国および世界の各地域で展開してもよい」としている。そして，ソーシャルワークの大原則は，「人間の内在的価値と尊厳の尊重，危害を加えないこと，多様性の尊重，人権と社会正義の支持である。人権と社会正義を擁護し支持することは，ソーシャルワークを動機づけ，正当化するものである」と定めている[10]。

社会福祉専門職団体協議会代表者会議が2005年に制定した「**ソーシャルワーカーの倫理綱領**」では，ソーシャルワーカーの役割として，「ソーシャルワーカーは，差別，貧困，抑圧，排除，無関心，暴力，環境破壊などの無い，自由，平等，共生に基づく社会正義の実現をめざすことを求められており，社会に対する倫理責任として，

①ソーシャルワーカーは，あらゆる差別，貧困，抑圧，排除，無関心，暴力，環境破壊などに立ち向かい，包摂的な社会をめざす（ソーシャル・インクルージョン），②ソーシャルワーカーは，人権と社会正義の増進において変革と開発が必要であるとみなすとき，人々の主体性を活かしながら，社会に働きかける（社会への働きかけ），③ソーシャルワーカーは，人権と社会正義に関する課題を解決するため，全世界のソーシャルワーカーと連帯し，グローバル社会に働きかける（グローバル社会への働きかけ）」と規定している[11]。

伊藤文人は，社会福祉研究における「社会正義の研究は，（中略）不正義や不公正がどのような社会構造や言説によってつくり出され，定義され，解釈されるのかという研究と不可分なのである。ソーシャルワーク実践の中で具体的な社会正義を達成するには，現場で生起する不正義の事態を規範的に分析していく視点と，不正義を被る人々による闘いを支援する方法との統合がたえず求められるだろう」と述べている[12]。

現代社会は，経済的な手段を一部の人たちが掌握し，社会的排除や貧困の再生産などにより，深刻な格差社会となっている。そのような状況にあって，ソーシャルワーカーの役割として，まさに社会正義の実現のために，差別されている人たちや，人権を否定されている人たちと協働して，共に安心して暮らす社会を実現していくことが求められている。

Ⅱ　障害者福祉の歴史的展開

わが国の近代社会の幕開けである明治維新から第二次世界大戦が終了するまでの障害者対策は，障害者の社会からの排除を目的とする内容が主であり，障害者に負担を課すものであった。明治維新以降の「排除」の歴史を概観し，最近の動向として，障害者の権利が国際的に獲得されてきている状況について学んでいく。

戦後になって，社会福祉国家を目指す方向性を探っていくなかから，障害者に対する福祉制度が検討されるようになり，徐々にその制度は拡充されていくが，1980年代以降，オイルショック等の経済的な事情から，社会福祉制度そのもののあり方が見直されてきたという現実がある。一方で，国際的な障害者に対する見方がノーマライゼーション思想の発展と，障害者自身による自立生活センターの設立などの当事者運動の展開などの影響を受けて，1981年の「国際障害者年」を契機に大きな変化を見せ，このことがわが国の障害者福祉制度の発展に影響を与えることとなった。

A ● 戦前の障害者対策と救貧制度

1 障害者対策

　明治政府は，1869（明治２）年に藩を廃止して権力を中央に集中する「版籍奉還」を行い，1871（明治４）年の「廃藩置県」により，府県を中心にする中央集権的な権力を成立させ，欧米先進国を目標とした国家体制の近代化の構築を目指して「富国強兵・殖産興業」政策を進めた。

　1872（明治５）年の「学制」の発布による教育制度は，良質な人材の育成と資質の開発を目指したものにほかならず，障害児の学校に関しては，「廃人学校」（盲・聾などの障害児を対象とする学校の包括的名称）という記述があるのみで，1879（明治12）年に**京都盲亜院**（のちの京都府立盲学校・京都府立聾学校）が**古河太四郎**の努力によって開院しているが，主として職業教育が実施されている。このころの障害児教育の多くは，民間の篤志的努力に任されていた[13]。東京府でも，1876（明治９年）年に私立廃人学校が設立され（１年で廃校），1880（明治13）年には外国人宣教師や知識人の募金や運動により東京築地に「**楽善会訓盲院**」が設立されたが，生徒数に伸び悩み経営困難に陥り，1887（明治20）年に官立東京盲唖学校に改称されている。このように視覚障害者に対する教育は，社会的貢献が期待される場合に限り用意されてきたが，そうでない場合にはその対象から外されてきた。1900（明治33）年には，病弱または発育不全のものは「就学猶予」に，「瘋癲，白痴，不具廃疾」の子どもは「免除」となり，このような処遇は，戦後の1947（昭和22）年の「学校教育法」においても存続し，1979（昭和54）年になって，ようやく「全員就学」が実現している[14]。このような戦前の状況にあっても，学校教育の対象にならなかった精神薄弱児の保護と教育では，精神薄弱児の施設として，1896（明治29）年に**石井亮一**が滝乃川学園を，1909（明治42）年に**脇田良吉**が**白川学園**を開設している。

2 救貧対策

　一方で，生活困窮者に対する救貧政策として1874（明治７）年の「**恤救規則**」（わが国初の救貧法）は無告の窮民（身寄りのない貧困者）のみを限定に制度化され，対象者は70歳以上の人，13歳以下の人，「廃疾」者と長病者で，しかも極貧にして労働能力がなく，親族や地域の相互扶助に欠けるものを対象とした[15]。「恤救規則」の救済率は0.2％と低く，「廃疾」者は，身体障害を伴う回復不能の病を示す言語で，1872（明治５）年に設立した養育院では，衛生行政政策の一環として地域社会の浄化を目指して，「廃疾」者だけでなく，盲人（視覚障害者）や瘋癲（精神障害者）も含んで排除の対象にして収容していた[16]。「恤救規則」は，家族・親族による世話が存在しない者に対して，高齢，幼少，疾病や障害などの理由によって生産活動に従事できな

いで生活に困窮する場合に，米を1日当たり5合程度支給する制度であるが，血縁的・地縁的救済を基本として，それに頼ることができないものに限るという国家が恩恵的かつ限定的に救済する制度であった。その後，第一次世界大戦後の不況とともに生活困窮者の大量発生に伴い，1929（昭和4）年に救貧対策として，「救護法」が制定され，救済の対象が拡大された。

③ 精神障害者対策

1894（明治27）年に精神病者に対する対策として，警視庁が「精神病者取扱心得」を発布している。そして，1900（明治33）年に「精神病者監護法」が公布されている。法の目的は「精神病者の中には社会に害悪を流すものが多い」として「精神病者を保護し，社会に害のないようにしたい」という治安と社会防衛思想に基づくものであった。実際には，四親等以内の親族を監護義務者として，私宅監置を法に位置づけたものであり，1901（明治34）年に呉秀三（東京府巣鴨病院の院長）は樫田五郎と精神病者私宅監置の実情調査を行っているが，患者の監置の環境は57％が不良であったと報告している。明治政府の政策である癲狂院の設置が進んでいない状況で，1909（明治44）年患者数は約25,000人，病床約2,500床，私宅監置など約3,000人という実態であった。

1919（大正8）年に「精神病院法」が制定され，道府県に精神病院の設置を内務大臣が命じることができるようにしたが，努力義務であったため全国に6カ所設置されただけである。

④ ハンセン病者対策

また，ハンセン病者を療養所に収容することを目的に，1907（明治40）年に「癲予防ニ関スル件」（法律第11号）を制定し，その当時，4～5万人と推測されていた癲患者を公立療養所5カ所（1,100名定員）に収容し，地域社会から締め出すことを始めた。そして，1916（大正5）年に法改正を行い，患者に対する懲戒権を付与するとともに，患者から裁判を受ける権利を奪うことを定めた。さらに，1931（昭和6）年に「癲予防法」を制定し，療養所にすべての患者を隔離収容し，患者の根絶を図ることを目的にした法改正を行った。この法の背景には「民族浄化」のために患者絶滅という優生思想があり，ハンセン病患者の社会復帰はまったく想定されていなかった。

戦後，プロミンという治療薬によってハンセン病の治癒が可能になったが，引き続き1953（昭和28）年改正後に，「らい予防法」が制定されて以降も隔離収容政策が継続され，1996（平成8）年にようやく「らい予防法」が廃止されたものの，施設入所者の社会復帰は一部にとどまっており，隔離の場から生活の場として転じた療養所の今後は前途多難である[17]。すでに，ハンセン病の治療法が確立しており，患者の隔離収容が必要ないのに，法律の廃止を含めた改正がなかったことや，患者絶滅政策につ

いての反省も総括もされず，人権蹂躙の責任もあいまいなまま幕引きされようとすることから，「らい予防法違憲国家賠償請求訴訟」により，立法の不作為が国家賠償請求訴訟で問われ，法令の違憲性が認定された。

5　手厚い傷痍軍人援護

　一方で，戦前の障害者対策として国家が強力に進めたものは，傷痍軍人対策であった。傷痍軍人は富国強兵・殖産興業政策を支える事業であるとして，医療，補装具の開発と支給，職業訓練，経済的な生活保障であり，具体的な施策として1906（明治39）年の廃兵院法，1917（大正6）年の軍事救護法，1923（大正12）年の恩給法，1931年の入営者職業保障法，1939（昭和14）年の軍事保護院設置などがあり，他の障害者に比較して手厚い内容であった[18]。

　1937（昭和12）年に，軍事救護法・救護法は改正され，傷痍軍人対策は国の財政支援と地方行政の協力により進められ，戦時下に軍人救護法の受給者は200万人に達したが，救護法受給者は10万人であった。1938（昭和13）年には，軍事保護院の設置を行い，障害を負った軍人・軍属に対しては，医療・補装具を保証し，さまざまな訓練と職業補導，生活保護，精神的激励から社会復帰，国鉄，私鉄の無料・割引乗車，租税の減免，子女の育英にかかわる学費の補給などにも及ぶ支援体制を構築していた[19]。

　2018（平成30）年11月にNHK BS1で，「隠された日本兵のトラウマ～陸軍病院8002人の"病床日誌"～」が放映された。筆者が，以前勤務していた国立精神保健研究所に隣接していた旧・国府台陸軍病院（現・国立国際医療研究センター国府台病院）のことであったこともあり，1998（平成10）年の時点でも，戦前から入院を継続されていた人がおられたので，強い関心をもって観た。番組は，この旧・国府台陸軍病院に入院していた精神疾患に罹患した精神障害兵士8,002人の記録が残っていたことを放映したものである。戦時のトラウマの全貌や戦場の衝撃，精神主義による暴力的制裁，住民への加害による罪悪感などの暴力の連鎖や，戦後の社会復帰を拒む社会状況や家族の苦悩について，丁寧に説明していた。

6　背景にある優生思想

　第二次世界大戦下では，障害者は「徴兵検査」を課せられ，戦争の役に立たないとして「非国民」呼ばわりされるだけでなく，軍事教練などにおいても屈辱的な戦争の邪魔者としての扱いを受けてきた。ナチスドイツにおいて障害者がガス室に実験台として送られたという記録があるように，戦争と対峙する位置に障害者の存在があり，障害者は人権侵害の対象であった[20]。戦争と社会福祉は常に対峙して存在するものである。そして，1940（昭和15）年に制定された「**国民優生法**」と1941（昭和16）年の「人口政策確立要綱」によって，優生主義的人口政策が進められ，遺伝性が極度に強

調されることによって約30万人の障害者やハンセン病者が断種の対象として算定された。この優生思想は，戦後になっても，1948（昭和23）年に制定された「優生保護法」によって，さらに内容的に強化されている。

B ● 戦後の福祉法の制定と身体障害者福祉法，知的障害者福祉法

1 日本国憲法の制定と社会福祉3法（基本的人権の保障）

1945（昭和20）年に第二次世界大戦が終了し，敗戦国となった日本は国民の生活が困窮し，なかでも障害者の生活の維持は厳しい状況にあった。1946（昭和21）年に，日本国憲法が公布されたことにより，国民のすべてが生存権を保障されること等の基本的人権を示したことと，その基本的人権を保障する国家の責任が明示されることにより，このことが障害者に対する福祉施策を展開する根拠となったのである。日本政府は，連合国軍最高司令官総司令部（GHQ）の命令に基づく「社会保障制度に関する勧告」により，戦後の社会保障制度の体系化（社会福祉3法—生活保護法，児童福祉法，身体障害者福祉法）を行った。ある意味では，戦後の生活困窮者への対応と多くの路頭に迷った児童や，戦争によるけがや障害などによって生じた障害者への対応が急がれていたともいえる。

国は1945年に「生活困窮者緊急生活援護要綱」を制定し，身体障害者に対する特別援助として1947（昭和22）年に授産施設を設置した。そして，1948年にアメリカの社会福祉の指導的な役割をもつ「三重苦の聖女」といわれたヘレン・ケラー（Helen, K.）が二度目の来日をして障害者問題に対する啓発を行ったことも，1949（昭和24）年に「身体障害者福祉法」を制定する契機となった。この法には精神障害者が含まれなかったが，救貧政策を脱却した身体障害者に対する「更生」の考えを打ち出した福祉法の体系化がなされた[21]。

2 精神薄弱者福祉法の制定

1947年に「児童福祉法」が制定され，知的障害者に関する福祉施策はこの中に含まれていたが，18歳未満の知的障害児に対する保護と指導の機能を児童相談所や知的障害児施設が担っていたものの，18歳以上の知的障害者に対する支援施策は昭和30年代に入ってから検討された。さまざまな支援を展開することによって社会復帰が可能な知的障害者が増えていくなかで，知的障害者に対する福祉法の法制度化についての必要性が高まり，1960（昭和35）年に「精神薄弱者福祉法」が制定されることとなった。「精神薄弱者福祉法」が「知的障害者福祉法」と名称変更されたのは1999（平成11）年になってからである。

この「知的障害者福祉法」には，知的障害が何であるかということについて定義が

されていない。世界保健機関（WHO）では，「知的能力の全般的発達が不完全か，または，不十分な状態」と定義しているが，わが国においては，1979（昭和54）年に，養護学校（現・特別支援学校）の義務化に伴って，当時の文部省がアメリカ精神遅滞学会（AAMR）の1973年の「mental retardation—精神（発達）遅滞」の定義（第7版）をもとに，知的障害の概念を整理している。この内容は，①知的機能が知能指数（IQ）70以下，②社会的適応という面で問題となる行動がある（適応行動障害），③知能指数が低くなった原因が18歳までにある，という3つの要件すべてに相当する場合に「精神遅滞（精神薄弱）」とみなしている。

　アメリカでは，1992（平成4）年にこの定義を改定して，「適応行動障害」を「適応スキル」と定め，このスキルについては，コミュニケーション，身辺自立，家庭生活，社会的スキル，社会資源の活用，自己管理，健康と安全，実用的な知識，余暇，労働としている。そして，これらの中で2つ以上の制限が認められる場合を「精神遅滞」と判定する根拠と考えて，わが国と比較すると広く知的障害者をとらえている[22]。

　1959（昭和34）年に制定された「最低賃金法」の第8条には，「精神又は身体の障害により著しく労働能力の低い者」を各都道府県が定めている最低賃金の「適応除外」とすることが定められている。この規定は現在も残っており，障害者の労働条件は改善されていない。

③ 心身障害者対策基本法

　この「精神薄弱者福祉法」の制定は，成人期の知的障害者対策のうち，知的障害者養護施設の法定化が中心であり，施設は，職業訓練を目的とする授産施設と生活訓練を目的とする更生施設に分けられるが，収容を目的とする施設化政策の域を出ていなかった。

　国際的には，ノーマライゼーション思想の普及とともに，欧米を中心とした脱施設化の方向性をもっていた。しかし，わが国では高度経済成長期において，身体障害者と知的障害者に対する障害種別の施策を推進し，身体・知的障害者ともに入所施設設置推進施策によって，施設に収容することを促進するという，ノーマライゼーションの流れとは逆行するものであった。しかし，1970（昭和45）年には，「**心身障害者対策基本法**」が成立し，障害者の人格の尊厳を土台にして適切な処遇を受ける権利を保障しようとする動きもあった。心身障害者対策基本法の第2条では，心身障害者の定義を，「『心身障害者』とは，肢体不自由，視覚障害，聴覚障害，平衡機能障害，音声機能障害若しくは言語機能障害，心臓機能障害，呼吸器機能障害等の固定的臓器機能障害又は精神薄弱等の精神的欠陥（以下『心身障害』と総称する。）があるため，長期にわたり日常生活又は社会生活に相当な制限を受ける者をいう」と定めている。身体障害者と知的障害者を対象とし，この法の目的は，心身障害者への福祉対策の責任

を国と地方公共団体が負うことを明記し，医療，教育，雇用，年金などの心身障害者への福祉対策を総合的に推進するとしている。この法は，心身障害者に対する基本理念を定め，具体的な規制や罰則についてはとくに規定していない理念法である。

C ● 国際的な動向と「国際障害者年」

1 世界人権宣言（基本的人権の保障）

1948年の国連総会で採択された「世界人権宣言」では，「すべての人間は，生れながらにして自由であり，かつ，尊厳と権利とについて平等である」と，人間の基本的人権の尊重が強調されている。基本的人権とは，個人は生まれながらにして，固有の他人に譲り渡すことができない権利をもっているという主張である。アメリカ合衆国の諸州は18世紀の終わりに世界で初めての成文憲法を作ると同時に，人権宣言を制定し，「国家は人権を守るために存在すること。人権は国家以前のものである」と主張した。フランスにおいても1789年に同様の趣旨で，国民の基本的人権を保障した[23]。

2 国際人権規約（社会権と自由権）

そして，1966年に，世界人権宣言に基づく自由な人間という理想は，あらゆる市民的，政治的権利と，経済的，社会的，文化的権利を享有できる状態がつくられてはじめて達成することを前文に掲げた「国際人権規約」が国連で採択された。「経済的，社会的及び文化的権利に関する国際規約」（社会権規約，A規約），「市民的及び政治的権利に関する国際規約」（自由権規約，B規約），およびその選択議定書からなるが，わが国では，13年遅れて1979（昭和54）年にこの規約を批准している。

社会権規約（A規約）は，労働基本権，社会保障，教育および文化活動に関する権利などの社会権を規定している。自由権規約（B規約）は，生命に対する権利，身体の自由，表現の自由，裁判を受ける権利，参政権，平等権，少数民族の権利などの自由権を規定している。柏木昭は，B規約について，「恣意的な抑留を禁止し，何人も法律で定める手続きによらない限り，その自由を奪われない（第9条）」の意味から，わが国の精神保健福祉法にある措置入院や医療保護入院は，法に定める包括的な根拠があるとはいえ，強制入院が成立する場合には，現行の日本国憲法の趣旨に沿って考えた場合には，できるだけ限定的に，または社会通念上合理的に運用する必要があるとし，個別の人権保障の排除を認めないとする考えを紹介している[24]。

3 ノーマライゼーション思想の展開と当事者の自立生活運動

自らの精神科病院に入院した体験から，人間的な対応をしてもらえなかったことをきっかけに1908年に「わが魂にあうまで（A Mind That Found Itself）」を執筆

したビアーズ（Beers, C. W.）は，精神科病院の悪弊を打破し，精神障害者の人権を擁護することを主張して，コネチカット州精神衛生協会を設立した。翌年，力動精神医学（精神分析）を専攻していた精神科医のマイヤー（Meyer, A.）等の協力の下に全国精神衛生委員会を組織化した。

　この精神衛生運動は，アメリカ全土の運動から国際的な運動に広がり，1930年にはワシントン市において，第1回国際精神衛生会議が開催されている。

　1950年代になると，デンマークの社会省の行政官であり，ナチス・ドイツの強制収容所での生活を経験したバンク－ミケルセン（Bank-Mikkelsen, N. E.）は，「知的障害者親の会」の要望に共鳴して「ノーマライゼーションの理念」を盛り込んだ「1959年法」を制定した。

　その後，スウェーデンにおいても，デンマークと同様のノーマライゼーションに関する法律が1968年に制定されている。その「1968年法」の制定に中心的な役割を担ったのは，ニィリエ（Nirje, B.）である。

　また，アメリカやカナダにノーマライゼーションの理念を導入していったのが，ヴォルフェンスベルガー（Wolfensberger, W.）である。彼は，ソーシャルロール・バロリゼーション（社会的役割の実現）という概念を用いて，障害のある人たちの「人としての固有の価値」の重要性を主張した。このバンク－ミケルセンやニィリェ，ヴォルフェンスベルガーらの努力によって，ノーマライゼーションの理念が国際的に広がっていくことになった。その背景には，前述した世界人権宣言や国際人権規約の国連での採択の影響もある。

　そして，アメリカのロバーツ（Roberts, E.）等の自立生活（independent living；IL）運動があった。ロバーツは1962年にカルフォルニア大学のバークレー校に重度の全身性障害をもつ学生として入学し，12人の重度身体障害者と共に，大学構内および地域社会のアクセシビリティを求める障害学生の運動組織を結成し，1972年に障害者の権利を擁護する運動体であると同時に，障害者当事者自身が自立生活支援サービスを供給する主体である事業体としての性格を併せもつ「自立生活センター」（Center for Independent Living）を設立している。この運動は全世界に広がっている。

④ 知的障害者の宣言・障害者の権利宣言（自立支援・社会参加支援）

　国連総会では，引き続いて1971年に「知的障害者の権利宣言」を，1975年に「障害者の権利宣言」を採択している。「障害者の権利宣言」では，障害のある人の基本的な人権を明確にするとともに，市民権，政治的に参加する権利，医学的・教育的・職業的・社会的リハビリテーションを受ける権利，経済的保障を受ける権利，社会的活動への参加等の権利を保障することを各国に求めている[25]。「障害者の権利宣言」では，宣言の第1条にある「障害者」という言葉について，「先天的か否かにかかわらず，（中略）通常の個人又は社会生活に必要なことを確保することが，自分自身では

完全に又は部分的にできない人のことを意味する」と定義している。つまり，生活に必要なことが自分自身ではできないことがあるのが障害者であるという理解を促すところに宣言の意味がある。

　これらの国連の動きの背景には，1950年代の後半の北欧から始まったノーマライゼーションの思想の欧米への普及と，1970年代の障害者当事者の自立生活の確立に向けた自立生活運動の国際的な展開などが影響していると考えられる。

　そして，1976年には「障害者の権利宣言」における各国の取り組みに大きな期待ができないとして，各国に具体的な行動を起こしていくことを要請する目的で，1981年を「国際障害者年」と定めて，「完全参加と平等」をテーマにして国際行動を起こすことを決めている。「国際障害者年」は，障害者が他の市民と対等・平等に存在する社会こそノーマルな社会であり，そのような社会に変革することを目指すというノーマライゼーションの理念をもとにしている。そこでは，障害を個人の側面でのみとらえるのではなく，環境との関係の問題としてとらえる必要があることが提唱され，ノーマライゼーション思想をもとに，国際障害者年行動計画において「障害者などを締め出す社会は弱く脆い社会である」ことが明示されている。このことは，障害者の自立支援と社会参加支援に具体的に取り組むことを各国に期待するものであった。また，国連は，1982年に「障害者に関する世界行動計画」を採択し，各国に対して障害者施策のモデルを示し，1983〜1992年を「国連・障害者の十年」と定めて，この10年間の中で各国に具体的な行動を要請した。そして，国連は1993年に「障害者の機会均等化に関する基準規則」を採択している。この「基準規則」は，障害者の平等な社会参加への前提条件や，教育，就労や所得保障，家庭生活における人としての尊厳の保障，文化，レクリエーション，スポーツへの参加，宗教活動などへの参加の目標とする分野が明らかにされている。

　精神障害者を対象とした動向として，国連は1991年12月に精神障害者独自の国際基準を定めている。それは，「精神疾患を有する者の保護及びメンタルヘルスケア改善のための諸原則」（巻末資料１）である。この原則は，精神障害者に対する，精神病を理由とした差別の禁止や，地域で暮らし働く権利，自分のニーズに合った社会的・医療的ケアを受ける権利，もっとも制限の少ない環境で，もっとも制約が少なく，もっとも侵襲的でない治療と処遇を受ける権利，インフォームドコンセント（治療の同意）などについて定めている。世界保健機関（WHO）は，この国連「原則」と世界45カ国の精神保健関連の法律を踏まえて，具体的な実施を進めるために1996年に「精神保健ケアに関する法─基本10原則」をまとめている。

D ● 「国際障害者年」後の動向

1 わが国の障害者福祉

「国際障害者年」の影響を受けて，わが国では1982（昭和57）年に「**障害者対策に関する長期計画**」を策定し，その後の10年間を展望して施策を推進することとし，1984（昭和59）年に身体障害者福祉法を国際障害者年のテーマに照らして改正した。主な改正内容に，身体障害者福祉法の理念を「身体障害者の自立と社会経済活動への参加を促進する」（第1条）ことを目的とし，「すべて身体障害者は，社会を構成する一員として社会，経済，文化その他あらゆる分野の活動に参加する機会を与えられる」（第2条第2項）ことを加えたことと，身体障害者の対象規定を法改正ではなく政令で定めることによって，いつでも新たな対象の追加を可能にするという2点がある。

知的障害者に関しては，当初あまり大きな動きはなかったが，少しずつ在宅福祉政策に転換して，1989（平成元）年に精神薄弱者地域生活援助事業（知的障害者グループホーム事業）を始めることにより，入所施設以外の居住の場を準備した。

一方で，精神障害者の福祉は，1984（昭和59）年に起きた報徳会宇都宮病院事件によって大きく変化することになる。国内外から精神科医療における人権侵害の問題が批判され，そのことが契機となり，1987（昭和62）年に「精神衛生法」が改正されて「**精神保健法**」が制定された。改正の内容は法の目的に，「精神障害者の人権の擁護と社会復帰の促進」が謳われ，自分の意思による任意入院制度や精神医療審査会による入院の必要性と処遇の妥当性を審査すること，入院時の権利の書面告知の義務化，精神障害者社会復帰施設の法定化などがある。この改正が，根本的な精神障害者の基本的人権の保障と福祉の確立というには不十分な内容であったが，それまでの劣悪な精神障害者の置かれた状況から比較すると大きな進展であった。また，同年，「障害者の雇用の促進等に関する法律」（障害者雇用促進法）の制定があったが，この法に精神障害者が対象となって含まれるのは2005（平成17）年の改正以降である。

2 学生無年金障害者訴訟

1985（昭和60）年の国民年金法の改正で20歳以上のすべての国民に基礎年金が導入され，それまで任意加入であった主婦は強制加入になるが，学生は任意加入のままであった。1991（平成3）年から学生も強制加入になり，2000（平成12）年からは保険料の支払いについては卒業するまで延期することが可能な「**学生納付特例制度**」が設けられた。

しかし，1985～1991年の法改正の間に障害を負った無年金障害者に対する救済措置は取られなかった。2001（平成13）年7月，全国の9地裁で提訴された裁判闘争の結

果，2004（平成16）年12月に，「特別障害給付金」を支給する法律が成立した。そして，1級障害月額5万円，2級障害月額4万円の支給が実現した。

③ 新自由主義の方向性

わが国は，イギリスやアメリカが選んできた新自由主義（ネオリベラリズム）の考え方に強く影響を受けてきた。1980年代の中曽根内閣のときに第二次臨調・行革路線により，小さな政府による規制緩和，市町村の役割の強化，民間活力の導入，在宅福祉の充実という路線に変更された。この方向性を選択したことにより，補助金削減，地方交付税改革，税源委譲の三位一体改革の推進につながっている。新自由主義は，小さな政府，自己責任論，市場原理主義を基本において，社会福祉に大きな影響を与えてきた。その内容は，社会福祉予算をできるだけ抑えようとするもので，税負担方式から介護保険制度のように国民の負担に期待する社会保険方式を導入し，規制緩和を推進して公的福祉供給システムを市場原理に委ね，民間のサービスに期待しようとするものである。障害者自立支援法に関しても，障害者の自立が雇用政策や就労訓練ということに偏重された「ワークフェア」に重点が置かれている。

④ 社会福祉基礎構造改革

わが国の社会福祉全体の法体系が1990年代に社会福祉基礎構造改革として，社会福祉供給システムが多事業にわたっていたことによる矛盾やその構造的問題を解決すること，国民の福祉サービスに対するニーズや人権意識の高まりが，措置から契約へと福祉システムの変換に伴って成年後見制度・地域福祉権利擁護制度が制度化されることにつながった。1997（平成9）年，社会福祉事業等の在り方に関する検討会（中央社会福祉審議会社会福祉構造改革分科会）の「社会福祉基礎構造改革について（主要な論点）」では，社会福祉基礎構造改革について，①対等な関係の確立，②個人の多様な需要への総合的支援，③信頼と納得が得られる質と効率性，④多様な主体による参入促進，⑤住民参加による福祉文化の土壌の形成，⑥事業運営の透明性の確保，を基本的な視点として示している[26]。

この社会福祉基礎構造改革は，わが国の社会福祉の歴史的見地から考えると，「措置から契約」へという美名の下に，国民の自助努力に期待するもので，市場経済と市場原理に福祉を委ねる方向性をもち，社会福祉の公的責任の後退により，国庫負担の削減と当事者負担の導入を企図するものであった。

⑤ 障害者プランと新障害者プラン

1993（平成5）年に「心身障害者対策基本法」が「障害者基本法」に改正され，精神障害者も「長期にわたり日常生活又は社会生活に相当の制限を受ける」障害者として含まれることになり，3障害全体に国としての障害者基本計画策定が義務づけられ

た。そのことにより，同年，「障害者対策に関する新長期計画」が策定されたことが，以下に述べる「障害者プラン」の策定につながることになる。

　精神障害者が障害者対策に含まれたことと，精神保健法の施行5年後の見直しを踏まえ，1993（平成5）年に精神保健法が改正され，保護義務者を保護者に変更し，家族の負担を軽減するとともに，精神障害者地域生活援助事業（グループホーム）が第2種社会福祉事業として法定化された。そして，1994（平成6）年には，「地域保健法」が成立して，地域保健の基本方針として精神障害者の社会復帰対策のうち，身近な利用頻度の高いサービスは地域保健センターなどで保健所の協力の下に実施するほうが望ましいとされ，市町村での支援体制の整備の方向性が示された。

　一方で，「ノーマライゼーション」の実現を具体化するために「障害者対策に関する新長期計画」が，1995（平成7）年12月に「障害者プラン—ノーマライゼーション7か年戦略」によって，障害者の地域生活における支援体制や社会復帰施設の設置などの具体的な数値目標を掲げることになった。結果として精神障害者の社会復帰施設に関しては，グループホームのみ目標が達成されている。

　その障害者プランが完成する2002（平成14）年に，新しく新障害者基本計画に基づいて「新障害者プラン」が作成された。その基本的な考え方は「共生社会の実現」を目指し，障害者が社会において活動し参加する力の向上を図るとともに，福祉サービスの整備とバリアフリー化の推進，障害者の社会参加に向けた基盤整備など，まさにノーマライゼーションの事実上の実現を目指したものである。精神障害者に関しても，「受け入れ条件が整えば」退院可能とされている約72,000人の入院患者の10年間での退院・社会復帰を目指して数値目標が立てられた。

　わが国の長い精神科医療の歴史において，その脱施設化の方向性を具体的に数値目標で示したことは画期的な出来事であり，新しい精神保健福祉の時代を予想させるものであった。この新障害者プランが次の精神保健福祉改革の中間報告につながることになったが，その目標の当初の5年間の結果をみないうちに，2006（平成18）年より障害者自立支援法が施行されたため，この新障害者プランの数値目標は棚上げになったままである。

　また，1999（平成11）年には，2002（平成14）年度末までに，政府方針としての障害者に対する欠格条項の見直しが行われた。その結果，見直しの対象になった全63制度のうちの29制度は厚生労働省所管の欠格条項であった。いくつかの職種が絶対的欠格から相対的欠格に変更になり，欠格条項が全廃になったものがある。しかし，医師法関係法は相対的欠格条項が残り，自動車運転免許に関しても絶対的欠格から相対的欠格事由になったものの，病状申告欄を新設して主治医の診断書の提出や適性検査を受けさせるなど，以前より厳しい内容になったものもある。また，航空会社における精神障害者の飛行機搭乗の禁止規定の内規など，いまだ多くの欠格的な取り扱いの残滓が隠されている。精神障害を理由とする欠格条項や差別的・欠格的な取り扱いを撤

廃させることが求められている。

6 精神保健医療福祉改革ビジョン

2003（平成15）年より，知的障害者・身体障害者の施策は措置制度から変更されて，**支援費制度**が導入された。支援費制度は市町村への申請は障害者本人が行い，障害者手帳を所持している人に限られる。申請や契約が困難な知的障害者への配慮が不十分であり，施設福祉が中心的であった等の限界があるものの，基本的には支払い能力に応じた負担（**応能負担**）で当事者の自己決定が尊重される部分があったが，精神障害者には適応されなかった。

2003年の5月に厚生労働大臣を本部長とする精神保健福祉対策本部が「精神保健福祉の改革に向けた今後の対策の方向（精神保健福祉対策本部中間報告）」[27]を発表した。この中間報告は，①普及啓発，②精神医療改革，③地域生活支援，④「受け入れ条件が整えば退院可能」な72,000人の対策，の4つの柱から成り立っており，①～③については検討会が設置され，その検討結果を踏まえて2004（平成16）年9月に「**精神保健医療福祉の改革ビジョン**」[28]（以下，改革ビジョン）が策定，公表された。

その基本方針は，①「入院医療中心から地域生活中心へ」というその基本的な方策を推し進めていくため，国民各層の意識の変革や，立ち後れた精神保健医療福祉体系の再編と基盤強化を今後10年間で進める，②「受入条件が整えば退院可能な者（約7万人）」については，精神病床の機能分化・地域生活支援体制の強化等，立ち後れた精神保健医療福祉体系の再編と基盤強化を全体的に進めることにより，併せて10年後の解消を図る，としている。

わが国だけを個別にみると「入院医療中心から地域生活支援へ」とノーマライゼーションの実現のために大きな進歩になるビジョンであった。しかし，世界の精神保健福祉の動向と比較してその水準を考えるに，脱施設化の可能性を示唆するにしても，アメリカ合衆国からすでに40年以上遅れている。そして，安心して地域生活を営むことを支援する体制が整備されているとは言い難く，2006（平成18）年の障害者自立支援法が施行されて以降，その脱施設化と地域生活支援体制の整備が大きな壁にぶち当たっていると考える。

一方で，大阪で2000（平成12）年から始まった精神障害者の退院促進の活動は，2003年より国の退院促進支援事業として地域移行に向けた取り組みにより，「受け入れ条件が整えば退院可能」な72,000人の退院促進を全国的に展開することを目標とした。しかし，この目標は，絵に描いた餅に終わってしまっている。

7 障害者基本法の改正

2004（平成16）年6月に障害者基本法が改正され，障害者差別禁止の理念の明記（第3条），自治体の障害者計画の義務化と障害者の意見反映（第9条，第25条），可

能なかぎり地域における自立した生活を追求（第8条），難病などによる障害者施策
への充実（第23条），地域における作業活動の場の充実（第15条）などのノーマライ
ゼーションの実現に向けた障害者福祉の理念が示された。この理念が実際の政策に生
かされるべく法体系を整備することが今後の課題であるが，障害者自立支援法では，
これらの理念で具体化されたのは，市町村，都道府県，国において障害者計画の策定
が義務づけられたことだけであった。

　2003年から，身体障害者と知的障害者を対象とした「**支援費制度**」が始まった。社
会福祉基礎構造改革にいう措置制度から契約制度への転換の一環として，介護保険制
度（2000年）による高齢者サービスと，児童福祉法の改正（1998年）にある保育所な
どの利用における契約制度と同様の障害福祉サービスの利用方法の導入である。サー
ビスを提供する指定業者との間で契約締結を行うにあたって，利用者は窓口である市
町村で手続きを行い，自分のニーズに沿った希望する障害福祉サービスを申し込んで
いた。施設利用においても，地域生活を継続するためのサービスを希望して契約を締
結することが可能であった。そして，利用者負担は応能負担の原則が貫かれていた。

8　障害者自立支援法

　障害者に対する2003（平成15）年から3年間施行された支援費制度の十分な総括が
ないまま，2006（平成18）年4月から精神障害者も含んだ施策として「**障害者自立支
援法**」が施行されることになった。矢継ぎ早に示された政策の展開は，障害者や福祉
現場の実践者の意見を求めることもなく，財政と時間的な制約のなかで急ピッチに進
められてきた。明らかに，知的障害者や身体障害者を対象にした支援費制度の財政的
な見込み違いによる破綻を防ぐために，この法律の成立は急がれていたのである。障
害者福祉の財政的基盤の整備と，将来的な介護保険制度との統合が政治的な目標とし
て表面化したり，国民の反応を見て取り下げられたりしている。

　障害者自立支援法には，福祉サービスの一元化，サービス利用手続きの明確化，障
害福祉計画の策定の義務化という評価される視点があり，それに加え，障害者の暮ら
す市町村を中心としたサービスの展開，精神障害者福祉の確立への期待があった。し
かし，この法には「**応益負担制度**」の導入，障害者サービスの上限化，家族に対する
負担の継続，障害特性に応じた制度の利用が可能か，障害程度区分のあり方，障害者
の「自立」の考えが「就労」に隔たっていることなど多くの問題を包含していること
が多方面から指摘されてきた。そして，改正障害者基本法の理念が，必ずしもこの障
害者自立支援法の運用の内容に生かされてはいない。障害者差別禁止にふれていない
ばかりか，障害者計画を立案する際に，改正障害者基本法では当事者の意見を聞くこ
とになっているのが，障害者自立支援法では住民の意見を聞くとしている。これで
は，地域住民から排除の対象になったとしてもそれを食い止める策さえ講じられな
い。

障害者自立支援法の施行内容は，わが国の取ってきた政治的動向と社会福祉の政策的な経由にその基本的な姿勢を置いたものであり，その改革の大きな理由は財政的な課題に終始し，社会福祉サービスの受益者である弱者や障害者にとって厳しい内容になっている。また，すでに法の施行後３年間で，利用料負担の増加のために生活不安を訴えて，生存権の侵害に値するとして，市町村と国を相手に憲法訴訟を起こしている障害者も多く出現している。示された政策の展開は，当事者である弱者や障害者と精神保健福祉現場の実践家の意見が反映されないまま，財政と時間的な制約のなかで急ピッチで進められ，時を同じくして，介護保険制度の施行５年後の見直しがなされ，2019（平成21）年を目標に障害施策が介護保険制度に統合化されるタイムスケジュールが示された。しかし，現在この統合化の方針は表面化していないが，その可能性が完全になくなったわけではない。

　障害者自立支援法は，ばらばらであった３障害の障害者施策の統合化と精神障害者施策の底上げをねらいとし，そして，障害者の暮らす市町村を中心にしたサービスの展開をすること，社会福祉施設体系の一本化を目指し，精神障害者福祉確立の方向をもっていた。しかし，大きな問題点は社会福祉の根幹にかかわる基本的な問題として，国としての社会福祉を実践していくことの責任転嫁があり，受益者負担の方向で十分な所得保障が確保されないまま「応益負担制度」の導入がなされ，障害者の負担が増加したことである[29]。

9　障害者の日常生活及び社会生活を総合的に支援するための法律（障害者総合支援法）

　2008（平成20）年に障害者自立支援法に対する日本国憲法第13条（幸福追求権）と第14条（法の下の平等）などの違反があるとする訴訟が提起される。2010（平成22）年１月に国と弁護団の和解が成立し，障害者自立支援法の2013（平成25）年８月廃止を約束する。そして，2012（平成24）年６月に「**障害者総合支援法**」が成立するが，この間に政権が交代したこともあり，障害者福祉に関する法の整備に関して，大幅な内容の変更はなされなかった。

　障害者総合支援法の基本理念として，「法に基づく日常生活・社会生活の支援が，共生社会を実現するため，社会参加の機会の確保及び地域社会における共生，社会的障壁の除去に資するよう，総合的かつ計画的に行われること」を新たに掲げ，障害者の範囲を「制度の谷間」を埋めるべく，障害者の範囲に難病等を加える。また，「障害程度区分」について，障害の多様な特性その他の心身の状態に応じて必要とされる標準的な支援の度合いを総合的に示す「**障害支援区分**」に改める。そのほか，障害者に対する支援について，共同生活介護（ケアホーム）の共同生活援助（グループホーム）への一元化や，地域移行支援の対象の拡大，地域生活支援事業の追加などがなされた。

　2018（平成30）年４月から障害者総合支援法による就労系サービスにおける賃金・

工賃は，一般就労への定着実績や工賃実績等に応じた報酬体系とした。就労移行支援は一般就労先への定着率が高いほど，就労継続支援A型は労働時間が長いほど評価し，就労継続支援B型基本報酬は平均工賃月額により報酬額が設定されている。一般就労の定着率が高いこと，労働時間が長いことや平均工賃が高い場合に，支援コストがかかるという根拠は示されていない。全体に，障害者が自立することが就労との関連でしか考慮されていないことがあり，一般就労を重視した政策が続いている。

　なお，2017（平成29）年2月の「これからの精神保健医療福祉のあり方に関する検討会報告書」では，これまでの「入院医療中心から地域生活中心へ」という理念を基軸としながら，精神障害者のいっそうの地域移行を進めるための地域づくりを推進する観点から，精神障害者が，地域の一員として，安心して自分らしい暮らしができるよう，医療，障害福祉・介護，社会参加，住まい，地域の助け合い，教育が包括的に確保された「精神障害にも対応した地域包括ケアシステム」の構築を目指すことを新たな理念として示している。しかし，高齢者の地域生活確立のための包括的支援体制に比較して，具体的な予算措置を十分に保障しながら進められているわけではない。

⑩ 障害者の権利に関する条約と「障害者差別解消法」（消費者としての権利保障）

　2014（平成26）年1月20日に，わが国は国際連合の「障害者の権利に関する条約」（以下，条約）を批准した。この条約は2006（平成18）年12月に国連総会にて採択され，2008（平成20）年5月に発効したもので，障害に関するあらゆる差別を禁止するとともに必要な配慮の提供を求めている。わが国は，2007（平成19）年9月に国連において署名をしたものの批准に必要な国内法の整備に時間がかかり，障害者基本法の改正や障害者差別解消法の制定など，さまざまな準備を行い，141番目の批准国として世界に肩を並べた。

　この条約によって求められている「差別の禁止」とはどういうことなのか，そもそも障害のある人々の生活には，どのような「差別」が残されているのかについては，まだまだ知られていないことが多いと考える。条約の中で，われわれの生活にもっとも大きく影響を与える点が，「合理的配慮の否定」を「差別」と位置づけていることで，「合理的配慮」というのは，障害があってその場に参加できないことや，サービスの享受がなされない場合に，障害者に対する機会の保障を確保するために行う調整や変更のことである。条約第2条では，「『合理的配慮』とは，障害者が他の者との平等を基礎として全ての人権及び基本的自由を享有し，又は行使することを確保するための必要かつ適当な変更及び調整であって，特定の場合において必要とされるものであり，かつ，均衡を失した又は過度の負担を課さないもの」と定義している。

　日本国内では，条約の締結に先立ち，国内法の整備をはじめとする諸改革を進めるべきとの障害当事者等の意見も踏まえ，政府は2009（平成21）年12月，内閣総理大臣を本部長，全閣僚をメンバーとする「障がい者制度改革推進本部」を設立し，集中的

に国内法制度改革を進めていくこととした。これを受け，2011（平成23）年8月の障害者基本法の改正，2012年6月の障害者総合支援法の成立，2013（平成25）年6月の「障害者差別解消法」の成立および「障害者雇用促進法」の改正など，さまざまな法制度整備が行われた。

「障害を理由とする差別の解消の促進に関する法律」（障害者差別解消法）には，「行政機関等は，（中略）社会的障壁の除去の実施について必要かつ合理的な配慮をしなければならない」（第7条第2項）とあり，国や地方公共団体のほか，これらが管轄する施設等での合理的配慮提供に関する法的義務が述べられている。一方，民間の事業者に対しても同様に「社会的障壁の除去の実施について必要かつ合理的な配慮をするように努めなければならない」（第8条第2項）とあり，一般の事業者であっても努力義務が課せられることになっている。ようやく，障害者の消費者としての権利保障が具体化する時代が到来してきたのである。

 ## Ⅲ　障害者福祉の理念

この節では，障害者福祉の理念について検討する。Ⅰで，障害者福祉の思想と原理について考えてきた。そして，Ⅱで障害者福祉の歴史的展開について説明し，その経過を踏まえて，この節では，障害者福祉の理念と最近の障害者を取り巻く新しく登場している支援の理念について考えていきたい。その内容は，ノーマライゼーション，リハビリテーション，自立生活，社会的包摂（ソーシャル・インクルージョン），機会均等化，エンパワメント，リカバリー，ストレングス，レジリエンス，多様性の順である。

A・ノーマライゼーション

障害者が，地域の一員として，安心して自分らしい暮らしができるよう，医療，障害福祉・介護，社会参加，住まい，地域の助け合い，教育が確保された「共生社会」の実現のためには，地域社会と市民の側が，障害者の人権や生活ニーズの実現に努めることがノーマライゼーションの思想である。このノーマライゼーションの思想は，以下に記述しているように，1950年代の後半より北欧の国から始まっている。当初は，ノーマリゼーションという言い方をしており，ノーマライゼーションと同義語として考えてよいであろう。そのノーマリゼーションの思想の発展的経過を，発展のなかで重要な役割を果たしてきた人を中心に以下に述べる。

1 バンク-ミケルセン

　最初に，**ノーマライゼーション**の思想と理念を具体的に提示したのは，デンマークの**バンク-ミケルセン**（Bank-Mikkelsen, N.E.）である。バンク-ミケルセンは，デンマークの行政官であり，過去にデンマークに侵略したナチス・ドイツに抵抗するレジスタンスの活動をしているときに逮捕されて強制収容所での生活を経験している。第二次世界大戦終了後，バンク-ミケルセンはデンマーク政府の社会省（厚生省）の精神薄弱福祉課に勤務し，「知的障害者親の会」の要望に共鳴して「ノーマライゼーションの理念」を盛り込んだ「**1959年法**」を制定した。

　当時のデンマークでは，知的障害児は1,500床以上の巨大な施設で，劣悪な物理的条件のなかで処遇を受けており，「親の会」は処遇の改善を願い，親同士の連携を図り，地域に小規模施設を作ることや他の子どもと同じ教育を受ける機会をもたせたいと活動を展開していた。「1959年法」では，ノーマライゼーションという言語が，世界で初めて法律に用いられ，「知的障害をもっていても，その人はひとりの人格をもつものであり，ノーマルな人と同じように生活する権利をもつ」という考え方に基づいている[30]。

　1984年，スペインのマドリッドで開催された「知的障害者の福祉に関する国際会議」にデンマークの代表で出席したバンク-ミケルセンは，講演の中で「ノーマライゼーションとは，全ての人が当然もっている通常の生活を送る権利をできる限り保障する，という目標を一言で表したものです。ノーマライズするというのは，生活条件のことを言っているのです。障害そのものをノーマルにすることではありません。（中略）ノーマライゼーションとは，たとえ障害があっても，その人を平等な人として受け入れ，同時に，その人たちの生活条件を普通の生活条件と同じものとするよう努めるという考え方です。普通の生活条件とは，現在その国の一般の市民が文化的，宗教的，社会的枠組みの中で目標とされている生活条件ということです」[31]と話している。

　バンク-ミケルセンは，ノーマライゼーションの目標を，障害者に障害のない人々と同等のチャンスと可能性を保障し，たとえ障害があってもできるだけ通常の生活を送ることが可能になるように，社会の側が環境を整備していくことを目指している。このことは，障害そのものが個人的なものではなく，社会環境との関係のなかでとらえ，社会環境との関係のなかで障害の状態を変革していくことが可能な社会を目指していくことを示唆している。

　柏木昭は，障害者にかかわる専門職の姿勢として，現在の障害者や家族を取り巻く環境を視野に入れることの大切さを指摘し，次のように述べている。「ノーマライゼーションの目的は，単に健常者による障害者への思いやりとか，専門家のあたたかな目といったことを強調することではないはずである。医師，看護者，あるいは介護

の専門家にしても，あるいはボランティアにとっても，重度障害者や重複障害者に対するケアとか介助の方法を身につけ，少しでも幸せな生活を送ってもらいたいと思うのはまったく自然で，人間的な福祉のわざだという点で否定できるものでは決してない。しかし，その目は完全に個人である当事者に向けられたままである。（中略）要するに，段階的なリハビリテーションに見られるような個人に対する治療的なかかわりや働きかけを重視するのではなく，当事者が生活を営もうとする地域社会の条件を障害者の立場に立って整備することであり，そうしたきわめて具体的な生活問題としての障害者の人権を擁護しようとする施策であり，活動であり，また思想である」[32]。

ノーマライゼーションの目標は，障害者当事者や家族を取り巻く地域社会の環境を，障害者が安心して暮らしていける生活条件を政策的に整備するだけでなく，障害者の人権を擁護する立場に立ってそのことを進めていくことが求められている。筆者が本章の最初でふれているように，自分自身の障害者に対する目は，共にこの地域社会に存在するという意識で暮らすことを思想として堅持しているのか，障害者や家族を支援の対象としてしか考えていないのかということが問われているのである。

② ニィリエ

スウェーデンにおいても，デンマークと同様のノーマライゼーションに関する法律が1968年に制定されている。その「**1968年法**」の制定に中心的な役割を担ったのは，**ニィリエ**（Nirje, B.）である。ニィリエは，スウェーデン知的障害児童・青少年・成人連盟の事務局長兼オンブズマンの任にあったときに，かねてよりバンク－ミケルセンと交流があった。ニィリエは，バンク－ミケルセンの「知的障害者が可能なかぎり，ノーマルに生活できるようにすること」という考えを進める形で，「ノーマライゼーションの原理は，知的障害者が，一般社会における日常生活のパターンや生活条件を，可能なかぎり利用できるようにすることも含んでいる」としている。そして，「この原理は，すべての社会，あらゆる年齢の人たちのために使用できるものであり，さらに社会の変化や個人の成長に合わせて対応できるものだ」と述べている[33]。

さらに，ニィリエは，ノーマライゼーションが目指していく具体的な目標を1969年の段階では，①ノーマルな1日のリズム，②ノーマルな1週間の規則，③ノーマルな1年間のリズム，④ノーマルな発達の段階，⑤自分の要望が尊重されること，⑥男性も女性もいる世界で生活すること，⑦ノーマルな経済水準の要求，⑧ノーマルな建物の基準の8つをあげている[34]。そして，2003年には，この目標がより理解しやすい内容で詳細に次のように整理して説明している[35]。

①ノーマルな1日のリズム，②ノーマルな1週間のリズム，③ノーマルな1年間のリズム，④ノーマルなライフサイクル，⑤ノーマルな自己決定の権利，⑥生活している文化圏にふさわしいノーマルな性的生活のパターン，⑦生活している国にふさわしいノーマルな経済的パターン，⑧生活している社会におけるノーマルな環境面での要

求，である。

　このノーマライゼーションの目標は，知的障害者が普通の市民と同様の標準的な生活を送ることができるような社会環境を整備するだけでなく，ライフサイクルを通してノーマルな発達のための体験や経験をすることのできる機会をもつことや，知的障害者の自己決定を尊重し，生活できるための経済的な条件を整備していくことを主張している。

　また，佐々木敏明が指摘しているように，障害者が抱える生活上の困難を解決するための各種の対策は，ともすると特殊な場所である社会福祉施設などで集中的に行われるという傾向にある。このことが，障害者に社会的な不利を生み出すことになるという反省から，ノーマライゼーションの原理が生まれたのである。しかし，バンク-ミケルセンやニィリエは，必ずしも施設を全面的に否定しているわけではなく，巨大化した施設の処遇や生活を批判し，「施設のノーマル化」を図っていたのである[36]。

　さらに，ニィリエは，統合について「ありのままの自分でいられること―他の人たちと一緒にいるということ。ノーマルな生活条件があること―平等であること」と定義している。そして，この定義を通して以下のように統合は多様に分析できると説明している[37]。

　①物理的統合：他の人たちと物理的環境を共有し，住宅環境，教育体制，就労，余暇活動など，可能な限りノーマルな環境を提供する。

　②機能的統合：障害者が社会で生活するときに，レストラン，買い物，プール，交通機関，公園，美術館などが社会的に機能できるように，他の人と同じように利用できる。

　③家族的統合：障害者が最も大切な人である家族やきょうだい，親せき，友人との人間関係の下で成長し変化していくことであり，成人の場合にも親族，友人，妻，同棲できる相手と子どもとの人間関係の下で，満足できる私生活がある。

　④グループ的統合：学校，デイ活動の場，友人たちと過ごす場，余暇クラブ，スポーツクラブ，自分の所属する団体，地方・全国・国際的なグループ活動などに参画し，様々なグループで役割を果たし，自信を得る。

　⑤社会的統合：上記のグループや，個人的なもの，非個人的な関係や隣人，学校，職場などにおいて高く評価され，尊敬され，社会的な統合を果たす。社会的なハンディは周囲に人によって作り出される。

　⑥社会制度的統合：障害者は市民としての法的な権利を行使し，自分の意見を発表し自己決定の権利を現実化する。本人の生活状況や将来の人生設計などに関する個人プログラムや計画の決定は，必要な場合には可能な限り本人の代理人も加えて作成されるべきである。

　⑦構造的統合：障害者の統合を支えるための，組織的形態や行政構造が整備される必要がある。可能な限り社会のノーマルなモデルや行政機関や組織を利用することが

できる。

　⑧国際的統合：障害者の国際的な交流や地球単位の国際的な会議やパラリンピックなどへの参加が可能になる。

3　ヴォルフェンスベルガー

　ノーマライゼーションの理念を1970年ごろにアメリカに導入していったのが，**ヴォルフェンスベルガー**（Wolfensberger, W.）である。彼は，バンク - ミケルセンやニィリエらのノーマライゼーションの理念に学び，アメリカやカナダに，そしてオーストラリアやイギリスなどの英語圏の国々にノーマライゼーションの考えを拡大していく役割を果たした。

　ヴォルフェンスベルガーは，1960年代より，入所施設に対して批判的な論文を発表していたが，1967年のネブラスカ州におけるニィリエのノーマライゼーションの原理に関する講演を聞いたのが最初の出会いであり，その後，バンク - ミケルセンやニィリエたちと交流をもった。彼は，入所施設の構造だけでなく，そこで行われている対人サービス提供者の行為やかかわりが権力を行使する立場からの「対人処遇」になっていると主張している。彼のいう「対人処遇」は，「個人，家族，その他の社会システム，あるいは社会一般の受益を願って，現状を維持したり変化させるために，社会に許認された権限をもつ個人や機関が，個人，家族，その他の社会システムを機能するようにすること」であると述べている[38]。

　ヴォルフェンスベルガーは，知的障害者を社会から排除された逸脱者としてとらえて，逸脱者としてラベリングされることが，社会の中での否定的な役割を与えられていると主張し，哀れみの対象として見られ，郊外の遠隔地にある施設に収容されていると，「逸脱」の概念を強調した[39]。

　そして，平均的な市民と同じ生活状態を可能にするために，知的障害者の行動（機能や能力）をできるだけ豊かにし，高めるために，知的障害者自身が通常に近い生活水準・生活様式だけでなく，標準に近い行動や外観をとることも重視している[40]。

　そのために，バンク - ミケルセンやニィリエの平等主義的なノーマライゼーションの原理，つまり障害者の社会的条件の整備に力点を置いていることに対して，社会的条件の整備だけでなく，障害者個人の生活条件や特性をノーマライズしようとするものであった。このことは，ノーマライゼーションの原理を適応主義的なものにして，障害者を標準から外れた人として考えるとして，ミケルセンたちに批判されることになった。その結果，ヴォルフェンスベルガーは，**ソーシャルロール・バロリゼーション（社会的役割の実現）**という新しい概念を用いて，障害のある人たちの「人としての固有の価値」の重要性を主張した。

　ヴォルフェンスベルガーは，ソーシャルロール・バロリゼーションについて，次のように定義している。「可能な限り文化的に価値のある手段による，人々，ことに価

値の危険に瀕している者たちのために，価値ある社会的な役割の可能化，確立，増進，維持，ないし防衛を実現すること」としている。このことは，障害者が社会の中で，価値ある人として肯定的にとらえられ，価値ある社会的な役割が獲得され維持されなければならないとする主張である[41]。

また，ネブラスカ州においてヴォルフェンスベルガーらの活動によって，ノーマライゼーションの原理に基づいた**エンカー（ENCOR）**と呼ばれた社会サービスシステムが実現され，その活動がアメリカ各地やイギリスの社会サービスに影響を与えた。

4 「国際障害者年」とノーマライゼーションの状況

Ⅱの障害者福祉の歴史的展開で記述したように，1960年代のノーマライゼーションの思想の普及に引き続いて，1970年代の障害者の自立生活運動の展開を背景として，1975年の国際連合（以下，国連）総会の「**障害者の権利宣言**」の採択にみられるように，障害者の権利の保障と社会参加の実現に向けた国際的な動きが，1981年を「**国際障害者年**」と定めることにつながった。「国際障害者年」の制定は，各国に具体的な行動を起こしていくことを要請する目的をもち，「**完全参加と平等**」をテーマにして国際行動を起こすことを決めている。「国際障害者年」は，障害者が他の市民と対等・平等に存在する社会こそノーマルな社会であり，そのような社会に変革することを目指すというノーマライゼーションの理念を基にしている。

そして，国連総会は1983年からの「**国連・障害者の十年**」の成果により，1993年に「**障害者の機会均等化に関する基準規則**」を採択している。この「基準規則」は，障害者の平等な社会参加への前提条件を，生活すべてにわたる分野について明らかにしている。**石渡和実**は，このことは個人の社会参加への適応の範囲から，社会の側の環境の変化，つまり，「**社会の障壁の除去**」がノーマライゼーションの実現につながるということであり，「**機会均等化**」の意味があると指摘している[42]。

ノーマライゼーションの原理を世界に先駆けて具現化しているスウェーデンでは，1985年に成立した知的障害者等特別援護法により，既存の施設を廃止して，養育家庭，寄宿家庭，グループホームなどに移り住んでいくことを定め，施設福祉から地域福祉への転換を進めている。また，1993年の新援護法において，1週間で20時間以上の介護の必要な障害者に対する必要なだけのホームヘルパーの派遣や介助手当の支給を定め，本人が望む場合には在宅生活が可能な支援体制を組んで，普通の地域生活の実現が可能なノーマライゼーションの思想の実現を図っている[43]。

アメリカ合衆国では，1963年の「ケネディ教書」以降，病院や施設ケアから地域ケアの方向性をもつものの，地域ケアが具体的に進んでいくのは1970年代以降である。1970年代には，施設入所者の劣悪な環境や人権を無視した処遇を告発する集団訴訟が全国各地で起こっており，アメリカ合衆国連邦裁判所のプラン判決では，「地域から分離した処遇は差別につながる」という判決がなされ，ノーマライゼーション原理の

具体化の運動の原動力になったといわれている。その後，施設ケアの改革としてグループホームが推進されている[44]。

　そして，1990年には「障害を持つアメリカ人法」（Americans with Disabilities Act）が，制定され，ADA法とも呼ばれる。この法は，障害による差別を禁止しており，障害者は1964年の公民権法により保護されていた者と同様に，差別からの保護を与えられた。ADA法は雇用，公共サービス，公共施設での取り扱い，電話通信の4つの柱で構成され，定義の第9項は「合理的配慮」についてふれており，国連の障害権利条約に影響を与えたとされる。

　イギリスでは，1971年の「地方自治体社会サービス法」の施行により，従来の残余の範疇を選別して福祉サービスを提供する「選別性の原則」ではなく，地域社会に根差し家族に向けて普遍的に福祉サービスを提供する「普遍性の原則」を目標にした。福祉ニーズをもつ個人や家族が，地域社会の中で生活が営めるように，相談と助言サービス，在宅福祉サービス，通所保護サービス，社会適応訓練サービスなどを包括的に提供し，施設入所が必要な人々には，地域社会から隔離した大規模施設の規則的な団体生活から，地域社会の便利な場所で，小規模な「ホーム」で，地域住民と同じ社会資源を利用して生活需要を充足する，普通の生活が営めるように援助することを目指すサービスであった[45]。

　また，イギリスでは，1970年代の半ばより，アメリカのノーマライゼーション思想の影響を受けて，1980年にアドボカシーの運動組織（権利擁護の弁護的役割をもつ）が中心になって，「普通の生活」（ordinary life）という知的障害者サービス原理を発表している。これは，施設収容から，地域の普通の生活への目標の変化を理論化したものである[46]。

　わが国においては，1993（平成5）年に「心身障害者対策基本法」が「障害者基本法」に改正され，精神障害者も「継続的に日常生活又は社会生活に相当の制限を受ける」障害者として含まれることになり，身体障害，知的障害，精神障害の3障害全体に国としての障害者基本計画策定が義務づけられた。そのことにより，同年，「障害者対策に関する新長期計画」が策定されたことが，「障害者プラン」の策定につながり，「ノーマライゼーション」の実現を具体化するために「障害者対策に関する新長期計画」が，1995（平成7）年12月に「障害者プラン―ノーマライゼーション7か年戦略」によって，障害者の地域生活における支援体制や社会復帰施設の設置などの具体的な数値目標を掲げた。この戦略は，ノーマライゼーションの理念の実現に向けて，障害のある人々が社会の構成員として地域の中で共に生活が送れるように，ライフステージの各段階で，住まいや働く場ないし活動の場や必要な保健福祉サービスが的確に提供される体制を確立することを目標とした。

B ● リハビリテーション

1 リハビリテーションの概念の歴史的変遷

　リハビリテーションの概念は，歴史的には医学の領域から発展してきたが，その歴史的変遷について佐々木が丁寧に，草創期，確立期，発展期に分けて整理しているので，その内容をまとめて記述する[47]。

　リハビリテーション（rehabilitation）の言葉の語源は，「**復権**」「**復位**」「**復職**」という意味で，中世ヨーロッパでは，教会から破門されていた人が，許されて復権するという意味があったが，障害者の社会復帰のための身体あるいは精神の機能訓練をいう狭義の医学的なものに変化していった。ジャンヌ・ダルクやガリレオ・ガリレイらは宗教裁判にかけられ，いったんは異端者として処罰を受けるが，その後に「復権」をして名誉を回復している。これらの宗教的な復権をリハビリテーションと呼んでいる。

　その後，1910年代にイギリスやアメリカで，障害者の社会復帰のための医療や福祉の活動を総合して「リハビリテーション」と呼ぶことが提唱された。現在では，権利の回復，社会的な名誉の回復と表わされることが多く，「更生」という意味があり，対象になる障害の広がりや，人権の保障の視点とノーマライゼーション思想の影響を受けて，再び「**全人間的復権**」という意味を取り戻し，喪失した機能を回復することだけを目指すのではなく，新しい人生や生活を確立していくというとらえ方になっている。次に，その経過についてまとめて説明する。

1 草創期

　最初にリハビリテーションという言語が使用されたのは，第一次世界大戦中の1917年に，アメリカの陸軍関係において「**身体再建およびリハビリテーション部門**」が設けられたときである。戦傷者を職業に就かせようという政策的な意図で，その目的達成のために治療や訓練が行われた。1918年には「**戦傷者リハビリテーション法**」が，1920年には「**職業リハビリテーション法**」（**スミス・フェス法**）が制定され，医学的リハビリテーションが重視されていた。第二次世界大戦中には，内科医**ラスク**（Rusk, H.A.）（リハビリテーション医学の父）の指導の下，アメリカ空軍基地の病院において積極的なリハビリテーションが行われ，戦後の医学的リハビリテーションの基礎を確立した。ラスクのパートナーである医師**ディーヴァー**（Deaver, G.）と理学療法士の**ブラウン**（Brown, M.E.）は，**日常生活動作**（activities of daily living；ADL）の概念を提唱している。そして，1943年には，アメリカ全土のリハビリテーションの関係者が集結して**全米リハビリテーション協議会**を開催して，国際的なリハビリテーションの定義をまとめた。また，同年，多くの戦争神経症が発症し

たこともあり，「職業リハビリテーション法」を改正して精神障害者も対象に加えている。

「全米リハビリテーション協議会」の定義（1943年）
　リハビリテーションとは，障害者（handicapped）をして，身体的，精神的，社会的，職業的，経済的に最高限度の有用性を回復させることである（障害者がさまざまな側面の能力を最高限度まで回復させるという，リハビリテーションの対象と目的が定義されている）。

イギリスでは，1941年に「障害者リハビリテーションに関する各省合同委員会」が設置され，1944年には「障害者雇用法」が成立している。

日本におけるリハビリテーションの始まりは，肢体不自由児療育と傷痍軍人援護にあるといわれている。1942（昭和17）年に高木憲次が肢体不自由児施設である整肢療護園を開設している。第二次世界大戦中には，1939（昭和14）年に軍事保護院が設置されて傷痍軍人療養所や職業訓練所が設立され，併せて肢切断に対する義肢制作・訓練が進められて，1944（昭和19）年には鉄道弘済会に義肢製作所が設立されている。

❷　確立期

第二次世界大戦後には，一般の障害者にリハビリテーションの対象が広がり，アメリカでは，1947年にリハビリテーション専門医制度が発足している。イギリスでは，1942年の「ベヴァリッジ報告」を踏まえて，1948年に創設されたイギリスの国民保健サービス（National Health Services；NHS）によって，医学的リハビリテーションが提供された。

さらに，1955年に国際労働機関（ILO）が「身体障害者の職業リハビリテーションに関する勧告」を出し，1968年には，世界保健機関（WHO）が「医学的リハビリテーションに関する専門家委員会」を開催して，リハビリテーション全般の定義に合わせ，リハビリテーションの各分野（医学的・職業的・教育的・社会的）の定義を行っている。この定義は，現在においても世界共通のものとなっている。

WHO のリハビリテーションの定義（1968年）
　リハビリテーションとは，医学的，社会的，教育的，職業的手段を組み合わせ，かつ相互に調整し，訓練あるいは再訓練することによって，障害者の機能的能力（functional ability）を可能なかぎり最高な水準に達するようにすることである。
・この定義によって，リハビリテーションの主要な4分野（医学的・職業的・教

育的・社会的）が明確化される。

　アメリカでは，1973年に「職業リハビリテーション法」が改正されて，「リハビリテーション法」が制定されたころ，**ロバーツ**（Roberts, E）らの**自立生活運動**（independent living movement，**IL運動**）があった。ロバーツは障害者当事者自身が自立生活支援サービスを供給する主体である事業体としての性格を併せもつ「**自立生活センター**（Center for Independent Living）」を設立している。一方，国連総会は，1971年の精神薄弱者の権利宣言に続き，1975年に「**障害者の権利宣言**」を採択している。

　わが国では，1949（昭和24）年に制定された「**身体障害者福祉法**」があり，リハビリテーションの訳語として「更生」という言葉が当てられ，身体機能の回復訓練や職業訓練という狭い意味で使用されている。その後，1960（昭和35）年に職業リハビリテーションの法制度として「**身体障害者雇用促進法**」［現・障害者の雇用の促進等に関する法律（障害者雇用促進法）］が制定され，1970（昭和45）年には「**心身障害者対策基本法**」が制定され，総合的な国立リハビリテーションセンターが開設されている。

3 発展期

　1970年代までのノーマライゼーション思想の発展と自立生活運動などを背景に，国連での「障害者の権利宣言」の採択にみられるように，国際的には障害者に対する施策に積極的な取り組みが推進されていくことになる。1980年にWHOは「国際障害分類」（International Classification of Impairments, Disabilities and Handicaps；ICIDH）を公表した。

　国連は，1981年を「**国際障害者年**」として位置づけ，1982年に「障害者に対する世界行動計画」を発表し，障害者の「完全参加と平等」を実現するために，4つの課題（①障害の予防，②リハビリテーションおよび支援の提供，③社会への統合と平等な参加，④市民の理解を高める）を強調した。そして，1983～1992年の10年間を「**国連・障害者の十年**」と位置づけて計画の実現を目標とした。

「障害者に対する世界行動計画」（1982年）

　身体的，精神的，社会的に，もっとも適した生活機能水準の達成を可能にすることによって，各人が自らの人生を変革していくための手段を提供していくことを目指し，かつ時間を限定した過程である機能の喪失や機能の制限を補償するための措置（具体的には福祉用具）等とともに，障害のある者の社会的適応や再適応を促進するための措置も含まれる。

アメリカにおいては，1990年に障害者差別を禁止する「障害を持つアメリカ人法」（Americans with Disabilities Act；**ADA**）が制定され，1993年には国連総会において，「**障害者の機会均等化に関する標準規則**」が採択されている。そして，2001年にはWHOにおいてICIDHの改定版である「**国際生活機能分類**」（International Classification of Functioning, Disability and Health；**ICF**）を採択している。

　わが国では，1981年の「国際障害者年」以降では，「国際障害者年」の「完全参加と平等」の趣旨に沿って，1984（昭和59）年の身体障害者福祉法の改正により，身体障害者の社会経済活動の参加が付け加えられた。また，1993（平成5）年に，心身障害者対策基本法が改正されて「**障害者基本法**」が成立し，2005（平成17）年に「**障害者自立支援法**」［現・障害者の日常生活及び社会生活を総合的に支援するための法律（以下，障害者総合支援法）］が成立し，障害者はリハビリテーションサービスの消費者として位置づけられた。

　以上のように，障害者のリハビリテーションが定着していく変遷において，障害者が全人的な復権を果たしていく主体者として考慮されるようになっていくなかで，精神障害者のリハビリテーションも影響を受けている。精神科リハビリテーションについて，欧米諸国では病院リハビリテーションから地域でのトータルリハビリテーションに発展してきたが，イギリスにおける1941年以降の障害者リハビリテーション施策のもとに，精神障害者に対する職業リハビリテーションに始まり，アメリカにおいても前述したように，1943年には，「職業リハビリテーション法」を改正して精神障害者も対象に加えている。

　また，イギリスの**ジョーンズ**（Jones, M.）の病院の開放化と「**治療共同体**」（therapeutic community）の実践により，治療的な環境の改善が不可欠であると指摘され，従来型の精神科病院の縮小と廃止の方向性が示されるようになった。アメリカにおいても，デイケアやデイホスピタルなどの治療形態などの活動や，1948年に始まった退院患者とボランティアで組織化された**ファウンテンハウス**の**クラブハウス**運動の活動もあった。

　そして，1950年代以降，欧米諸国の「病院から地域へ」という流れは，脱施設化と地域リハビリテーションの確立の方向性を強化していくことになる。その代表的な流れとして，1962年のイギリスの病院計画では，精神科病床の縮小を想定した内容が議会に提出され，1971年には，今後15年以内に単科精神科病院が閉鎖され，120床程度の地域総合病院精神科に委ねられるという政府責任者の見通しが示され，アメリカにおいても1963年，ケネディ大統領の「**精神疾患及び精神遅滞に関する大統領特別教書**」，いわゆる**ケネディ教書**が発表され，大規模な精神科病院の解体と地域精神衛生センターの整備による「脱施設化」が推進されるようになった。イタリアでは，トリエステから始まった精神科病院の廃止の運動が全国的に拡大されていくなど，脱施設

化と地域リハビリテーションの活動は世界的な現象となった。

　一方で，わが国の精神科リハビリテーションは大きく遅れを取ることになる。戦後，1952（昭和27）年頃から，一部の精神科病院において作業療法・レクリエーション療法・生活指導など，後に「生活療法」と呼ばれる取り組みが試みられるようになり，1960年代以降，先駆的な病院において外勤作業，ナイトホスピタルや中間施設のナイトケア，デイケアなどが開始されている。1970年代になると，1970（昭和45）年の「やどかりの里」をはじめとする共同住居などの民間活動とともに，1971（昭和46）年の川崎市社会復帰医療センター，1972（昭和47）年の世田谷リハビリテーションなど社会復帰施設が整備され始めているが，その当時は精神科病床が増加しているという状況にあった。

　1974（昭和49）年にようやく，**精神科デイケア**と**作業療法**の診療報酬が点数化され，1982（昭和57）年に「**通院患者リハビリテーション事業**」という形態で職業リハビリテーションとしての**職親制度**が国の制度として始まった。そして，1987（昭和62）年に「精神衛生法」が「精神保健法」に改正されたときに，法の目的に精神障害者の社会復帰の促進と人権の擁護が謳われ，精神障害者は疾病と障害が共存しているという障害概念が施策に反映されることとなり，精神障害者は医療とともに社会復帰訓練（リハビリテーション）が不可欠であるということが具体的な政策として進められる画期的な変化であったといえる[48]。

　そして，1993（平成5）年に「心身障害者対策基本法」が「障害者基本法」に改正されたときに，法の対象に身体障害者と知的障害者に加えて精神障害者が含まれることとなった。

　しかし「障害者基本法」は理念法であり，2005（平成17）年に「**障害者自立支援法**」**（現・障害者総合支援法）**が成立したときから，3障害（身体・知的・精神）を対象にした具体的な地域で暮らすことや働くことにつながる政策が始まったのである。したがって，わが国の精神科リハビリテーションの変化の経過は，精神科病院内の作業療法や外勤作業などの院内リハビリテーションから始まり，精神科デイケアや地域生活技能訓練法（SST）などについても，精神科治療における診療報酬の枠の中に存在していたが，2005（平成17）年以降になって3障害（身体・知的・精神）に共通した地域リハビリテーション施策を活用できるようになったのである。

② リハビリテーションの分野

　障害とその回復を目的として，目標別に区分して「分野」に即して考えるリハビリテーションについて次に示す。

1 医学的リハビリテーション

　医学的リハビリテーションについては，狭義の治療的な接近とは異なり，代償的な

アプローチを補完するものとして考えられている。WHO によれば、「医学的リハビリテーションは、個人の身体的機能と心理的な能力、または補償的な機能を伸ばすことを目的として、自立を獲得し、積極的な人生を営めるようにする医学的なケアのプロセスである」としている。

　精神科領域では、病院内のリハビリテーションのほとんどが含まれている。医学的リハビリテーションには、治療と再発防止のプログラムが含まれており、症状の改善、服薬指導、心理教育、再発防止が介入目的となる。医学的リハビリテーションは、作業療法、レクリエーション療法、生活療法などが中心である。現在では、入院者の集団精神療法や入院生活技能訓練（SST）が1994年より診療報酬の対象となり、各々の病院で取り組んでいる。それ以外では、院外の作業療法（外勤作業）、ナイトホスピタル、デイ病棟（入院患者を対象としたデイケア）、デイホスピタル、患者自治会、病院家族会、家族教室、退院者を対象としたデイケアなどが実施されている。しかし、退院に向けた住居の確保などは社会的リハビリテーションとなる。外勤作業は職業的リハビリテーションともいえる。

② 教育的リハビリテーション

　教育的リハビリテーションは、学校教育や療育というより、社会教育あるいは生活教育的な側面や、病気の理解を促し協力者を養成する「家族教育」や「障害受容過程での学習」「服薬指導」などに主眼が置かれる。精神科領域では、家族心理教育に加え、認知行動療法としての SST（social skills traning, 社会生活技能訓練）や作業療法、健康管理教育などが含まれる。

③ 職業的リハビリテーション

　職業的リハビリテーションは、「障害者が就業の場を確保し、かつ、それを継続することができるようにするための職業サービスとしての、職業指導、職業訓練、職業紹介を提供する」ことである。他の障害と同じように考えられ、作業訓練、外勤作業、就労前訓練、職場開拓、職場定着のための訓練指導などがある。

　精神障害者の職業リハビリテーションは、国レベルでは、公共職業安定所（ハローワーク）や障害者職業センターにおける職業指導、職業評価、職業準備支援としての職業リハビリテーション、職業適応指導などが個別に実施されている。地域レベルでは、障害者就業・生活支援センターなどの支援や、求職活動、職場定着に関する相談支援、職場訪問による職場における適応や定着支援、就労継続支援などが行われている。なお、職場適応援助者（ジョブコーチ）による支援もさまざまな形態で行われている。

4 社会的リハビリテーション

　社会的リハビリテーションは他の分野と比較して対象の範囲が広く，「障害者の人権の普遍性と障害者の生活に及ぼすニーズの特殊性の両面を踏まえて，社会の健全な構成員として名実共に社会に統合されるノーマライゼーションの実現という社会づくり」を目指すものである。精神科リハビリテーションでは，地域におけるリハビリテーションのすべてが精神障害者にとって必要不可欠なものである。そのリハビリテーションの内容は生活者としての視点を重視した環境改善・改革的アプローチであり，生活全般にわたる経済的保障からレクリエーションまでを網羅する。現時点では，精神障害者に対する社会生活の維持と充足，社会的偏見の除去から，社会資源の確保や欠格条項の撤廃も含んだ活動が期待されている。

　1986年に国際リハビリテーション協会（Rehabilitation International；RI）が採択した定義では，「社会的リハビリテーションとは，障害者が社会生活力を高めることを目的としたプロセスである」としている。この社会生活力とは，「さまざまな社会状況の中で，障害者が自らのニーズを満たし，一人ひとりにとって可能な最大限の豊かな社会参加を実現する権利を行使する力であり，社会的な側面から機会均等化を実現させるものである」としている。ここでは，社会的リハビリテーションの定義の前提として，**機会均等化**の重要性をあげており，この機会均等を「社会の一般的なシステムや，物理的・文化的環境，住宅と交通，社会保健サービス，教育と労働の機会，スポーツやレクリエーションの施設などを含む文化・社会的生活をすべての人々に利用可能にすること」と説明している[49]。

3 精神科リハビリテーションの原則

　リハビリテーションの基本原則は，リハビリテーションの「**全人的復権**」の理念を表すものであるとともに，リハビリテーションの実施計画の設定やアプローチにわたる指針を与えるものであり，**佐々木敏明**は，リハビリテーションの基本原則として次のような原則があるとしている。①障害を予防もしくは軽減するために起こりうる障害を予測して，可能な限り早期に適切な介入をする（**早期介入**）。②トータルリハビリテーションとして，さまざまなアプローチを同時的・継続的に組み合わせて展開する（**多面的・多次元的な展開**）。③医学的，職業的，教育的，社会的なさまざまな分野の職種・立場の人々が有機的な連携のうえにかかわっている（**医学，職業，教育，社会的分野の連携**）。④障害者当事者の生活やニーズは，リハビリテーションの進行によって変化していくことから，その経過に沿って計画の評価と修正をしていく柔軟性が求められる（**計画遂行の柔軟性**）[50]。

　精神科リハビリテーションにおいても，そのリハビリテーションの実践がリハビリテーションの理念と目的にかなうものであることだけでなく，精神科リハビリテーションの指針を示すものでなくてはならない。ここでは，アメリカのボストン大学の

アンソニー（Anthony, W. A.）らが提唱した精神科リハビリテーションの基本原則を紹介する。

　アンソニーは，精神科リハビリテーションの役割を次のように定義している。「長期にわたり精神障害を抱える人が専門家による最小限の介入で，その機能を回復するのを助け，自分の選んだ環境で落ち着き，自分の生活に満足することである」[51]。この役割を達成するためのプロセスとして，本人の技能開発や環境面での支援の開発が含まれている。その内容は，当事者がよりよい方向に変わることを助け，その生活，学習あるいは仕事の環境が変わるように助けるのが精神科リハビリテーションである。

　精神科リハビリテーションの対象は，精神障害のあること，つまり精神疾患のために一定の機能や役割を果たす能力の限定されている人たちである。精神分裂病などの精神疾患の多くは，治療的な努力にもかかわらず長期化した経過にあり，それまでの生活機能を維持することが困難となり，精神科リハビリテーションにより改善が必要な人たちである。

　さらに，精神障害者の障害は bio-psycho-social（生物的・心理的・社会的）なもので，対象者の個別的な理解の下に，治療とリハビリテーションがお互いに補いながら，相前後する形態で同時に進めていくものである。精神障害者は疾病と障害が共存しているからこそ，疾病に対する治療と障害に対するリハビリテーションが並行的に進められなければならない。

　アンソニーらが示した，精神科リハビリテーションの基本原則について**表1-1**に示す。

表1-1 ▶ 精神科リハビリテーションの基本原則

> 1. 精神科リハビリテーションの最大の焦点は，精神障害を抱えた人の能力を改善することである。
> 2. 当時者から見た場合，精神科リハビリテーションのメリットは必要とする環境における自らの行動が改善されることである。
> 3. 精神科リハビリテーションは，さまざまなテクニックを駆使するという意味で臨機応変である。
> 4. 精神科リハビリテーションの焦点は，精神障害を抱えた人の職業上の予後を改善することである。
> 5. 希望は，精神科リハビリテーションの構成要素として不可欠である。
> 6. 熟慮したうえで当事者の依存度を増やすことが究極的には自立につながることがある。
> 7. 当事者のリハビリテーションには，本人を参加させることが望ましい。
> 8. 当時者の技能開発と環境的支援開発が，精神科リハビリテーションの二大介入である。
> 9. 長期の薬物療法はリハビリテーション介入の要素として必要条件になることが多いが，十分条件ではない。

④ 地域における精神科リハビリテーションの現状と課題

　精神障害者の社会復帰対策は，まさに精神科病院からの退院者の「社会の受け皿」としての役割を期待されており，生活の訓練の場として，就労の機会と訓練の場として，住居の場としてなど，さまざまな対策が実施されているものの，現行の対策はあまりにも遅れていると言わざるを得ない。いわゆる「社会的な入院」とされている多くの精神障害者は退院可能であり，地域の社会復帰対策の不備のために長期の入院生活を余儀なく過ごしていることになる。

　精神障害者の社会復帰を促進するためには，社会復帰施設をはじめとする地域における社会資源の状況や地域のニーズを考慮したうえで，地域の実状に応じてきめ細かな対応が必要である。そして地域が主導となって，精神障害者が地域で安心して暮らせる「生活」の基盤づくりを目的として，精神障害者を孤立させない人間関係と生活支援を体系化する必要がある。

　精神障害者にとって「社会参加」の意味は，仲間の存在に励まされ，人の世話になる立場から自分の力で一人立ちするという大転換であり，社会の中で自分の果たす役割があるという「役割期待」を達成する喜びが確保されることである。そして，何もしないでいる生活からの脱出を実現し，自分の生活を自己で決定し，自分が責任を取るという市民と同様の日常生活を営むという「ノーマライゼーションを実現」することである。

　地域住民と精神障害者が共に地域で暮していくとともに，暮らしやすい地域を作っていくことは，まさに「ノーマライゼーション」の実現を目指すことである。病いや生活のしづらさをもちながらも，地域で暮らす「生活者」としての自己実現を達成していくためには，さまざまな関係者の生活支援のための努力があることと，生活を送っていくうえでの「生活の知恵」を学び合うことが必要である。そして，福祉事務所や保健所，市町村，社会復帰施設などのフォーマルな連携だけでなく，地域住民やボランティアなどのインフォーマルな人たちの協力も求められる。

　これからのノーマライゼーションの実現に向けた第一歩は，当事者と地域住民をいかに結びつけていくのかという視点に立って，共に暮らす地域づくり，街づくりを目指すことにある。その働きは，当事者と地域住民を結びつけていく仲介者的機能と，生活者として市民の権利を侵害されないように援助する権利擁護機能がある。

C ● 自立生活

　自立に対する考え方は，時代と共に変化している。
　自立とは，自分の生活のあり方を自分で選択し，自分の責任で自己決定することにより，自らの生活課題に自らの能力で挑戦し，取り組んでいくことが可能になり，そ

のことが QOL を充実させて，自分らしい生き方を追求することである。これには，必要に応じて周囲の支援を受け，適切な依存をしながら，生活の主体者として自己実現できることを含んでいる。

　自立生活を確立していく当事者の運動として，アメリカの**ロバーツ**（Roberts, E.）らの**自立生活運動**（independent living movement，**IL 運動**）があった。ロバーツは1962年にカルフォルニア大学のバークレー校に重度の全身性障害をもつ学生として入学し，12人の重度身体障害者と共に，大学構内および地域社会のアクセシビリティを求める障害学生の運動組織を結成し，1972年に障害者の権利を擁護する運動体であると同時に，障害者当事者自身が自立生活支援サービスを供給する主体である事業体としての性格を併せもつ「**自立生活センター**」（Center for Independent Living；**CIL**）を設立している。その後，この運動は全世界に広がっている。

　明治維新以降の「自立支援」の考え方の変遷について時代的背景とともに検討する。

　19世紀後半〜20世紀初頭にかけての社会的ダーウィニズムは，ダーウィンの進化論を取り入れた**スペンサー**（Spencer, H.）らの社会進化論で，とりわけ，選択原理と生存競争の概念を人間社会に適用して，社会の発展を説明し制御しようとする社会理論である。社会には高次の生活への進化の過程があり，低次な社会階層の人々は放置しておけば淘汰される。それゆえに社会福祉による支援（扶助を与えること）は，社会福祉援助に依存的になってしまうので，自然に反することであるという思想である。明治政府は，1871（明治４）年の「廃藩置県」により，府県を中心にする中央集権的な権力を成立させ，欧米先進国を目標とした国家体制の近代化の構築を目指して「富国強兵・殖産興業」政策を進めた。そして，封建的な身分制度を廃止し，国民が「自立」の精神をもつことを期待した一方で，社会的ダーウィニズムの考えと同様に，人々への社会福祉の援助は「自立」を妨げると考えていた。

　岩崎晋也は，「自立」の考えがわが国に根づいていく過程において，戦前においては，西洋の個人主義や自由主義を忌避して，家族や村落共同体への帰属を前提として「自立」が解釈されたと述べている。そして，第二次世界大戦後のわが国の「自立」の考え方は，1950（昭和25）年の「生活保護法」にある「自立を助長」という表現にみられるように，西洋の個人主義や自由主義を取り入れた，個としての主体性の確立が強調されるようになったと述べている。一方で，障害者当事者やそれを支援する状況のなかで，新しい「自立」観を具体化する動きがあり，それは糸賀一雄らの生産に従事することに直結した「自立」観の問題性を批判し，発達保障の観点から知的障害をもつ者の主体性を回復することの主張や，昭和40年代の脳性麻痺などの全身性障害の分野における施設や家族から共同体創設の試みが行われ，それらが「青い芝の会」の運動につながり，親や施設の管理からの「独立」（independence）という意味での主張があると述べている[52]。

　折しも，国際的には1960年代からのノーマライゼーション思想の広がりと，前述したアメリカのロバーツらの当事者による自立生活運動の影響や，国連総会での1975年の「障害者の権利宣言」の採択などを背景として，1981年を「国際障害者年」と定め，「完全参加と平等」をテーマにして国際行動を起こすことを決めている。この「国際障害者年」と1983年からの「国連・障害者の十年」を受けて，日本政府の「自立」の考えは1984年の「身体障害者福祉法」の改正で身体障害者の社会経済活動への参加が謳われ，障害者が主体的に「自己決定する自立」や自己責任の自立が考慮されるようになり，児童福祉領域の「児童の意見表明権」などにもみられるように，「自立」は自己決定や自律も含む広い概念となっている。2004（平成16）年の「障害者基本法」の改正時に，障害者や家族の「自立の義務」は削除され，「自立」は義務ではなく，生活の主体者として自らが確保していくものであるとなった。

　しかし，近年のわが国の社会福祉の動向は，「社会福祉基礎構造改革」以降，社会保障費の抑制政策と横並びに，「自助・共助・公助」の視点を厚生労働省の側から発言されることが続いている。「自助と互助が大切でその上に共助があり，公助が最後に期待されるものである」と説明しているように，「自立」が経済的職業的な自活や身辺自立を指して，他者や社会に依存することなく自立するという考え方が強調されるようになっている。このことは，自己決定と自己責任が強調されるなかで，それに基づいた生活の維持を自らの手で進めることを表している。

　2005（平成17）年に成立した「障害者自立支援法」は，3障害（身体・知的・精神）を対象に法定化されたが，「自立した日常生活および社会生活が営めるよう」とされているものの，障害者の「自立」の内容については何も示されなかった。2012（平成24）年に改正され，「障害者の日常生活及び社会生活を総合的に支援するための法律」（障害者総合支援法）として施行された。この法の第1条の2（基本理念）で，障害者の「社会参加の機会が確保されること（中略），地域社会において他の人々と共生することを妨げられないこと（中略）日常生活又は社会生活を営む上で障壁となるような社会における事物，制度，慣行，観念その他一切のものの除去に資すること」を謳っている。

　しかし，最近の障害者施策から判断すると，2018（平成30）年4月から「障害者総合支援法」による就労系サービスにおける賃金・工賃は，一般就労への定着実績や工賃実績等に応じた報酬体系となっている。就労移行支援は一般就労への定着率が高いほど，就労継続支援A型は労働時間が長いほど高く評価し，就労継続支援B型の基本報酬は平均工賃月額により報酬額が設定されているが，その根拠は示されていない。社会的役割を担うために社会参加を志向する機会が求められていることは理解できるが，明らかに「就労」と「労働の成果」に重点が置かれていることがわかる。このことは，福祉サービスの抑制に直結した「自立支援」であり，「自立」は就労による「自活」ということなのであろう。

「自立」と「依存」は対峙する概念ではない。孤立するのではなく，家族・友人・仲間・地域住民との適切な関係を維持しつつ，地域環境，そして社会福祉制度や支援等に依存しつつ，自己決定が保障された生活の維持が「自立」ということである。

D ● 社会的包摂（ソーシャル・インクルージョン）

　インクルージョンとは，「包み込む・包含・包摂」といった意味があり，1980年代以降，アメリカの障害児教育領域における統合（インテグレーション）教育への批判からすべての子どもを包み込む教育（インクルーシブな教育）が注目され，そこから発展した考え方である。**社会的包摂**（ソーシャルインクルージョン）の対峙語が**社会的排除**（ソーシャルエクスクルージョン）である。社会的排除を生まない状況を創造することが，社会的包摂であるともいえる。

　社会的排除（ソーシャルエクスクルージョン）という概念は，1980年代のフランスやイギリスなどのヨーロッパ・EU諸国において，経済成長と福祉国家の恩恵が届かない社会から排除の対象になっている人々の問題として，従来の「貧困」に代わって用いられている。社会的排除への対応として，1998年にフランスで「反排除法」が制定され，翌1999年にはイギリスの内閣府に社会的排除対策室が設置された。また欧州委員会（European Commission；EC）は2000年のリスボン欧州理事会において「貧困と社会的排除に抗するナショナルアクションプラン」（National Action Plans for Social Inclusion）を設定することを加盟国に義務づけた[53]。

　これらのことは，第二次世界大戦後の福祉国家構想が一定の成果を生み，社会福祉サービスの充実と経済的な成長発展を望んできた国々にとって，グローバル社会の実現と同時に進んできた格差社会の到来により，社会から排除される人々への新しい取り組みが求められてきている状況があることになる。言い換えると，「今日の貧困問題と社会的排除では，貧困という課題では共通しているが，社会的排除の場合は単なる物資の給付だけでは課題解決とならない。ポストモダン社会における貧困と社会的排除は，機会そのものを奪われていることとしてとらえなければならない。新しい貧困においては非正規雇用の若年層，ワーキングプア，ネットカフェ難民，薬物依存，障害者の就労，単身家族や多子家族における子どもの貧困，ホームレス，ニューカマーと呼ばれる外国籍住民の孤立など，失業・低収入と劣悪な住宅環境での暮らしなど根本的な家庭生活の激変が起きている。これらの新たな人権課題においては，暴力・殺人・孤独死に至る可能性を内包しており，彼らの日々の暮らしは人間の尊厳を脅かすものになっている」ということになる[54]。

> 　**社会的包摂**（ソーシャルインクルージョン）は，「格差社会の中で社会参加する機会さえ奪われている人々に対して，就労の機会（雇用），教育を受けるこ

と，住居の確保，地域での暮らしを支えていく福祉サービスや医療サービスを享受できる環境を準備していくこと，つまり社会参加できる条件を改善していく過程（プロセス）」である。そして，地域住民は，共に暮らす人として「支え合う」「つながり合う」という意識で共生していくことが求められる。

わが国では2000（平成12）年に厚生労働省が「社会的な援護を要する人々に対する社会福祉のあり方に関する検討会」報告書において初めて社会的排除および社会的包摂の語が用いられた。

2012（平成24）年の内閣官房社会的包摂推進室「社会的排除にいたるプロセス—若年ケース・スタディから見る排除の過程」報告では，若年ホームレス，若年生活保護受給者，若年薬物・アルコール依存症者などの多くが幼少期からさまざまな生活困難を抱え，社会的排除となる可能性を高くする潜在リスクが重複し，社会的排除に至ったプロセスも類似していることを明らかにした。それぞれの問題は独自の社会問題というより社会的排除という1つの社会問題としてとらえることができる[55]。

障害福祉の領域においては「障害があっても地域で暮らし，そこにあるさまざまな社会資源を利用しながら，1人の地域住民としてその地域で包み込まれて生活ができるような共生社会」がインクルージョンの理念といえる。障害者の権利に関する条約（障害者権利条約）第19条「自立した生活及び地域社会への包容（インクルージョン）」が重要な検討事項の一つであった。この第19条は，「障害者には非障害者と平等に地域社会で生活し，参加する権利があること，締約国政府はそのために必要な措置をとらなければならないこと，その措置はどこで誰とどのように生活するかの選択を可能とし，地域生活のために必要とされる介護を含む社会的サービスを提供すること」などが含まれている。障害者自立支援法に代わり2013（平成25）年に施行された障害者総合支援法では，可能なかぎり身近な場所で日常生活や社会生活を送り支援が受けられること，どこで誰と住もうか自ら決定できること，他の人々と共生することを妨げられないこと，そのために障壁となるものが除去されるような支援を受けられることが明記された。このように現在では，当初の障害児教育に限らず，障害児者福祉領域においてインクルージョンは重要な理念の根幹をなしているのである[56]。

以上のことを考慮すると，単なるノーマライゼーションの理念の普及といった意識的なレベルから，社会的格差ゆえに社会から排除されている人々に対する，すべての領域における国の政策的なレベルでの実現と地方自治体の地域福祉計画の推進や民間組織による起業，ボランティア活動の展開などが伴わなければ，ソーシャルインクルージョンの実現はかなわないであろう。

E ● 機会均等化

　障害者の社会的統合（ソーシャルインテグレーション）を進めていくうえで，障害者の社会参加のための機会均等は保障されなければならない。「**機会均等**」はすべての人々に対して権利や待遇を平等に与えることと理解されている。Ⅰに述べた「**法の下の平等**」にあるように，現代社会において，誰に対しても競争の出発点の条件を等しくすることである。

　「機会均等」は，一般に機会，資格，権利など形式的処遇における等しい取り扱いを求める「機会の平等」を指す。法の下の平等は，日本国憲法の第14条で「すべて国民は，法の下に平等であつて，人種，信条，性別，社会的身分又は門地により，政治的，経済的又は社会的関係において，差別されない」と規定している**平等の保障**である。1948年の「世界人権宣言」や1966年の「国際人権規約」である社会権的人権（A規約）と自由権的人権（B規約）を差別なく享受することを平等に保障している。法の下の平等は，当然，障害のある人たちにも例外なく当てはめられる。2012（平成24）年に「**障害者虐待の防止，障害者の養護者に対する支援等に関する法律**」（**障害者虐待防止法**）が，2016（平成28）年に「**障害を理由とする差別の解消の推進に関する法律**」（**障害者差別解消法**）が施行され，どちらの法律にも虐待の防止と差別の禁止が謳われているが，厳しい罰則規定は設けられていない。

　国連総会は，1993年12月に「**障害者の機会均等化に関する基準規則**」を採択した。この規則が採択された背景に，1983年からの国連・障害者の十年（1992年まで）の中途より，障害者差別撤廃条約の成立を図ったものの，その障害者差別撤廃条約の成立が難航したために，国際的な合意としてこの基準規則を決議したということである。この基準規則は，世界人権宣言，児童の権利に関する条約（子どもの権利条約），女子差別撤廃条約などがその政治的・道義的な基盤となっている。基準規則の内容は，障害者の平等な社会参加の前提条件教育，就労，所得保障，医療，リハビリテーション，家庭生活，文化，レクリエーション，スポーツ，宗教活動などの132項目にわたって，障害者の機会均等化のために取り組むべき事柄について具体的に示唆している。そして，国連に加盟している国々に対して，その実施状況について国連に報告することを規定している[57]。

　障害者にとって，社会参加を阻んでいるのは，社会の側が機会均等化されていないことであり，障害者差別としての社会的障壁の存在である。

F ● エンパワメント

　エンパワメントの実践は，個人，家族，集団や地域が，発揮するパワーを制御するものを取り除いて，自らの内部からパワーを発展させることを目指している[58]。

　「エンパワメント」という言葉は，17世紀に「公的な権威や法律的な権限を与えること」という意味で使われた。このことは，「権限を委譲する，自由裁量を与える」ということを意味している。広範に「エンパワメント」が使われるようになったのは，第二次世界大戦後に，アメリカ合衆国における1950年代から60年代にかけての公民権運動や，1970年代のフェミニズム運動のなかで使用されるようになってからである。エンパワメントは，「社会的に差別や搾取を受けていたり，自らをコントロールする力を奪われた人々が，そのコントロールを取り戻すプロセス」を意味するようになってきた[59]。

　エンパワメントの概念の開発と思想に大きく影響を与えたのは，ブラジルの教育学者であるフレイレ（Freire, P.）である。フレイレは『被抑圧者の教育学』に述べているように，ブラジルの貧困地域における識字運動を展開して，被抑圧者に対する学習と教育（対話）により，自らの置かれている状況を自覚して主体的に変革していく過程を「意識化」することと主張した。そして，抑圧者も含めた相互変容の意味について言及している[60]。

　エンパワメントがソーシャルワークの領域で使用されたのは，1976年にソロモン（Solomon, B. B.）が，『黒人のエンパワメント—抑圧された地域社会におけるソーシャルワーク』（Black Empowerment : Social Work in Oppressed Communities）を著してからである。ソロモンは，南カリフォルニア大学ソーシャルワーク大学院における実践を基に研究を進め，黒人問題に対応するソーシャルワーク実践の視点と指針を示す基本的な枠組みを発展させようとした。パワーレスは，抑圧されている環境の中で否定的評価を受け，パワーの欠如状態になり，効果的に情緒，技能，知識，物的資源を活用していくことができなくなる状態であるとし，その状況に立って，パワーの欠如状態を減らしていくこと，つまりパワーを増強していくことを基本にソーシャルワークのあり方を示した[61]。

　エンパワメントは，基本的には社会的に搾取されたり，差別されたりしてパワーレスになった人々や，マイノリティグループへの支援から始まったもので，支援の目的はその人たちがパワーを獲得していくプロセスを重要なものとして考える。専門職は，当事者（利用者）の人々が主体的に自らの生活課題に取り組んでいくことが可能になるように，そして自己決定能力を高めていくこと，潜在的な力を肯定的に評価できること，社会を変革していく目標をもつことに，パートナー（伴走者）としてかかわっていくことが求められる。ソーシャルワークにおいて，エンパワメントアプローチは，「利用者，利用者集団，コミュニティなどが力（パワー）を自覚して行動できるような援助を行うことである。利用者などの主体性，人権等が脅かされている状態において，心理的，社会的に支援する過程」をいう[62]。

　また，環境とのよりよい相互作用を主体的に増進させ，生活環境の改善と向上につながっていく方法であるともいえる。次にエンパワメントアプローチにおける，ソー

シャルワーカーのクライエントにかかわる方法について黒木保博が述べている内容を整理する[63]。

①クライエントと対等な関係

　ソーシャルワーカーは，クライエントの人としての尊厳を大切にし，個別性を重視した態度が求められる。そして，クライエント自身の問題解決能力を信頼していることを伝え，クライエントと対等な関係（パートナー）を構築し，問題解決はクライエント固有の解決方法を探し出すように支援する。

②必要な情報の提供

　クライエントに対して，問題解決のための必要な情報（クライエントの権利や入手できる社会資源など）を提供し，対象能力を増進するための技法を伝えることにより，クライエントの問題対処能力を促進するための自己効力感を増進する。

③グループ意識を高め，仲間との連帯感を増す

　クライエントと同じ境遇に置かれている仲間やグループを組織化していくことにより，仲間との話し合いや連帯感を増進させ，個人とグループのパワーを増加させていく。

④問題解決のための状況分析

　クライエントの置かれている社会的・構造的な状況の分析を行い，問題解決の可能になる方向と活動状況を把握して，クライエントと話し合うことによって，クライエントの隠れているパワーを発見していく。そして，その後の生活改善の方向を見つけ合う。

⑤新しい社会資源の発見と社会変革を目指す

　ソーシャルワーカーは，クライエントとともに十分な社会福祉・医療サービスを受けているのか，十分な社会資源が活用されているのかを検討し，新しい社会資源が必要になれば，共に必要な社会資源を創造していく活動を実践していき，社会状況の変革を目指すことに努める。

　エンパワメント実践において，3つのレベルでパワーを生起するといわれており，クライエントのエンパワメントを可能にするために個人的・対人関係的・環境的な3つのレベルに焦点を合わせる必要がある。エンパワメント実践は，ソーシャルワーカーがその3つの複合的なレベルに介入していくことを理解する意味で，システム論や生態学的なモデルを受け継いでいる[64]。

　1980年代に入って，エンパワメントアプローチは，社会的に抑圧されている人々である，女性，障害のある人，高齢者，エイズ患者などパワーの欠如している人に対応するアプローチとして研究と実践が開発されてきた。そして，1990年代になるとラップ（Rapp, C.A.）やサリービー（Saleebey, D.）らによって提唱されてきたストレングス視点と関連しながら，その視点を組み込んで，精神障害者の地域支援の領域において，人間尊重，平等，社会正義，人権の擁護，人間の潜在性への信頼などの価値基

準を基盤にした当事者主体のソーシャルワークとして発展・定着してきた。

G ● リカバリー

リカバリー（a road to recovery）の意味は、「取り戻す・回復する」ということであるが、病気が治癒することを指すという概念ではなく、経済の再生、自分自身を回復させ、家族との別れから立ち直るなどの前向きなもので、医学的な症状の変化に焦点を当てるのではない。また、たとえ病による限界があっても、満足し、希望をもち、社会に貢献できる生活を営むこと、つまり、病気や障害を抱えながらも地域で社会生活を営み、自分の人生を歩むという、障害者の存在を尊重する「生活者中心の概念」が大切である。そして、どうしたら生活の困難を乗り越えて、自らの希望を達成できるかが重要であり、専門家はその達成を支援することに集中する。

リカバリーの考え方が広がってきた背景として、アメリカの精神保健福祉改革の3つの思想的な起源があると田中英樹は指摘している。

第一は、アメリカの AA（Alcoholics Anonymous）のセルフヘルプ運動にあるとし、アルコール依存からのリカバリーにおける「回復」は、日々積み重ねる「過程」であり、自分たちは「リカバリーの最中にある」ことを強調している。その後、リカバリー概念は、セルフヘルプ運動の領域では1973年のオレゴン州で始まった「**ピープルファースト**」運動や精神障害者当事者のセルフヘルプグループが主に推進している。

第二の思想的な背景は、「1963年のケネディ教書以降、地域精神保健福祉体制が順調に整備されていく予定であったが、ベトナム戦争などを背景として予算的な措置が十分に進められない状況の中で、長期の隔離収容、長期の薬物の服薬による副作用、社会的偏見、スティグマ、地域支援体制の不備、貧困、孤立、ホームレス化など疾病や障害により失ったものを、自らが取り戻していくことを意味する」ものとして、精神障害者当事者の自叙伝的な報告や手記があったとしている。それは、市民として当たり前の自らの生活を自己決定できる権利（住む場所、仕事、教育を受ける、友人と過ごすなど）を求めて、「脱施設化時代の後遺症として蒔かれたビジョン」としてリカバリーが起こったとしている。

第三の思想的な起原として、精神障害者に対する地域統合に向けた精神障害リハビリテーションの改革に向けた目標概念として登場している。脱施設化の当初の失敗を受けて、地域でのサポートシステムの拡充が進まない状況にあって、戦後の精神障害者リハビリテーションにとって、ADL 概念以降、1950年代からのノーマライゼーション思想、自立生活運動、生活の質（QOL）の概念、バリアフリーが登場し、それを越えるパラダイムの転換として、リカバリー概念は1990年代以降の地域統合に向けた新たな目標として登場したとする[65]。

リカバリーの考え方により，その実践を行ってきたのは，アメリカ合衆国のカリフォルニア州ロングビーチ市で，ロサンゼルス郡精神保健協会が運営している「ビレッジ統合サービス団体」（The Village Integrated Service Agency）である。ビレッジの目的は，①重い精神の病を持つ成人が地域で生活し，人と交流し，働くために，自分自身の強み・力を認められるように支援し，教えること，②一人ひとりが自分の目標を達成できるように，制度全体にわたる改善を刺激し，変化を促進すること，としている[66]。

　そして，レーガン（Regan, M.）は，リカバリーの考えの要素として，①関係性，②希望をもつこと，③エンパワメント，④セルフケアの実現，⑤生活のなかの有意義な役割が考えられるが，リカバリーは，精神障害者の回復のプロセスとして考えられ，螺旋的なプロセスをたどるもので，直線的な発展をたどるわけではないとしている[67]。次にこの要素の内容について説明する。

　支援の「関係性」は，当事者の主体性を尊重していくことであり，一方的な支援関係ではない。

　「希望をもつ」ということは，医療も福祉も地域で行われるもので，診断名ではなく人を理解すること，当事者を「生活者」として対象化すること，共に苦しみや悲しみを共感し体験する仲間の存在は重要で，病気の兆候・症状に対するアセスメントからは，将来のリカバリーをイメージできないとしている。専門家は，人間的な心温まる出来事や，信頼関係を大切にして，支援関係の壁を乗り越えることと当事者のリカバリーの可能性を信じることが大切であると主張する。

　「エンパワメント」は，概念として情報へのアクセス・選択能力・自己主張・自尊心などがある。自分自身の生きていくうえでの障壁を乗り越えていくことであり，そのエンパワメントを促進するためには，病気を治療することから人の生活支援をすることへの視点の変化として，精神障害者を事例としてではなく人としてみることが求められる。そして，彼らの目標達成のために専門家が必要とされ，彼らが生きていくうえでの役に立つ情報を教示することや選択肢を提供する必要がある。エンパワメントの実行のための人的資源・環境的資源を整備するとともに，ピアサポートの活用が重要である。

　「セルフケアの実現」はストレスを避けるのではなく，リスク（危険）をサポートするという考え方である。今まではストレスは再発や再入院の原因になるという理屈により，できるだけストレスを避けることを考えてきた。しかし，ストレスを避けることは，再発を減らす以上にリカバリー効果を減らしてしまうという考えである。生きていくうえでストレスや環境の変化に遭遇することは誰でも避けることはできないとし，ストレスを避けて何もしない自閉的な生活をすることは，意欲の低下，刺激の欠如，低い期待感，活動しない状態になり，望みがないことは（陰性）症状を悪化させるとしている。当事者が，人生や生活のなかで，経験すること，失敗することから

学ぶことをサポートすることが専門家の役割であるとしている。

「生活のなかの有意義な役割」は，自分の安心できる居場所をもつこと，新しい役割を探す・もつことであり，雇用サービスも治療計画の一つとして考え，仕事をもつことの大切さを主張する。また，家族の中で，家庭人として普通の役割をもつこと，家族との絆を取り戻すことや絆を取り戻したい気持ちを大切にしていくことが求められる。そして，人を愛することが当たり前であり，恋愛や性についても同様に考えられなくてはならない。「成長したい」「変わりたい」「癒やされたい」という気持ちを大切にした，生きがいのある生活が送れるようになることが，「生活のなかの有意義な役割」を保証することである。

H ● ストレングス

ストレングスは，（強み・勢い・長所）と理解される。新しいケースマネジメントモデルであるストレングスモデルは，1982年にカンザス大学で発足した研究プロジェクトを中心として，ラップやサリービーらによって提唱されてきた。利用者と地域社会が有する問題対処能力の潜在する力（能力や資源や機会）を評価し，積極的に活用しようとすることがストレングスモデルである。1920年代より発展してきたソーシャルワークは，個人と環境のもつ問題点や病理，欠陥などのマイナス面に焦点を当てて，問題を個人的な課題として実践されてきた。そこで，問題に焦点を当てることが問い直され，替わって問題に覆われ見えなくなっていたストレングスが新たに注目された[68]。

ラップらはストレングスモデルの6原則について次のように説明している[69]。

原則1：精神障害者はリカバリーし，生活を改善し高めることができる。

原則2：焦点は欠陥でなく個人のストレングスである。

原則3：地域を資源のオアシスとしてとらえる。

原則4：クライエントこそが支援過程の監督者である。

原則5：ケースマネジャーとクライエントの関係性が根本であり本質である。

原則6：われわれの仕事の主要な場所は地域である。

ストレングスとは，人間は困難でショッキングな人生経験を軽視したり，苦悩を無視したりせず，このような試練を教訓にし，耐えていく能力である復元力を基本にしているということとしている。ストレングスは，すべての人と環境に内在し，個人では，その人に備わっている能力，知識，自信，関心，願望，希望などと培ってきた経験知，潜在性である。また，環境はその人の行動力の源として，家族や友人を含む人材・社会関係，機会，社会サービス，社会資源などの地域資源がストレングスモデルにとって重要であると着目して，それらを認識すること，発展させることを目指していくことである。重要な視点は，「地域は資源のオアシス」としてとらえることであ

る。そして，クライエントの問題の特定ではなく解決志向であること，欠陥や病理の特定ではなく「長所・強み」を見ること，問題の解決よりはコンピテンスを促進させることである。クライエントが経験し，対処し，成長していくことを目指したい。

ソーシャルワーカーとクライエントとの関係は，支援過程において「パートナーシップ」によって協働作業を進めていく関係である。精神保健福祉の現場において，ストレングス視点に着目して，当事者のストレングス（強み）を強調することは大切なことである。しかし，専門職が「この人の強みを探しましょう」と安易に本人不在のままで支援を進めていくことが散見される。「強み」を言語化するだけではなく，本人が参加し，本人が自らに気づいて，自己決定できるように丁寧にかかわりを重ねていく必要がある。

クライエントを理解するということは，本人の人生に軸を置いて，本人に寄り添い，本人と信頼関係を創造しつつ，本人の思いや希望を受け止めて，その地域生活の実現のためにかかわりをもつことである。そのときに，本人の抱えている生活環境や病気の経験，振り回されている疾患からの影響というマイナス部分についても，そのマイナス部分を本人がどのように受け止めているのかも含めて，客観的な視点から本人と十分に話し合うことが大切になる。そのうえで，本人や地域環境のもっているストレングスを共に探索していくソーシャルワーカーとクライエントとの協働の姿勢が求められることになる。

I ● レジリエンス

レジリエンスとは，回復力，元の形に戻る復元力，快活，弾力，反発力という意味である。大切な人との死別や戦争，災害，犯罪被害，虐待などに直面して，喪失体験により，悲嘆にくれて立ち止まってしまうとか，心的外傷後ストレス障害（post-traumatic stress disorder；PTSD）になる場合などがある。その場合に，今までの精神医学，心理学やソーシャルワークでは，個人や家族，地域のもっている問題点，ストレスに焦点を当てていたが，レジエリエンスモデルは，反発する力や回復力，希望を失わずに生きていこうとする復元力に焦点を当てるものである。

ボナーノ（Bonanno, G. A.）は，爆弾，テロといった多くの市民に対する計画的な残虐行為においても，広島や長崎の原爆被爆後の状況下にあっても，急性の情動ストレスを経験したのちには，ユーモアや生きていこうとするレジリエンスがあったという。ボナーノは，レジリエンスについて，「極度の不利な状況に直面しても，正常な平衡状態を維持することができる能力」と定義している[70]。

田中英樹は，「レジリエンスが，生態・環境学で自然破壊にもかかわらず逞しく再生する自然の強さを説明する重要な概念としても使われ，心理学では強烈なストレスや困難な状況に耐え，負けない『心のしなやかさ』という意味でも用いられている。

そして，わが国では虐待に負けない子どもの回復過程などでも説明されている」[71]，そして，リカバリーやストレングス視点の基盤を補強する視点としてレジリエンスがあると述べ，さらに，精神医学やソーシャルワークにおける個体としての脆弱性（バルネラビリティ，vulnerability）に焦点を当てて不適応状態の原因としてのクライエントのもつ弱さを診断し修正する支援としての行為は，ある意味で「レジリエンス」の対極にあると述べている[72]。

　ソーシャルワークの分野でもレジリエンスの概念は，ストレングスモデルの理論形成において注目されてきた。これからは，クライエントの強み・長所としてとらえられる事柄が，その人の人生の中でどのような意味をもっているのかを考慮しなければならない。障害をもつことや精神疾患の罹患体験が大きな喪失感を伴っているならば，ソーシャルワーカーはその喪失感を受容することになる。そして，そこからどのように前向きに生きようとしているのかという「生きる姿勢」に着目し，クライエントの生きる力を信頼し，共に歩む姿勢で，そのレジリエンスを強化して支援することが求められている。

J ● 多様性

　広辞苑では，多様を「いろいろ異なるもの，異なるものの様」としている[73]。幅広く性質の異なる群が存在することであり，いろいろな種類や傾向があるという意味をもっている。この多様性について，ここでは多様な文化への対応，障害者への支援，LGBT（lesbian, gay, bisexual, transgender）への視点などについて検討する。

　ユネスコ（国際連合教育科学文化機関）総会は，2005年に「文化多様性条約」を採択しており，2017年末時点で146カ国が批准しているが，日本やアメリカは批准していない。「文化多様性条約」では，締約国が文化多様性に関する政策を実施する権利を有することが確認されている。1980年代より国際的な状況は，グローバリゼーションなどにより，特定の文化や地域のもつ問題解決のための発想の喪失などのデメリットが憂慮されることから，文化多様性・地域多様性などの概念が用いられている。また，価値観の多様性などの概念が用いられることもある。

　1948年の国連総会で採択された「世界人権宣言」では，「すべての人は生まれながらにして自由であり，尊厳と権利について平等である」と，人間の基本的人権の尊重が強調されている。そして，1966年に「世界人権宣言に基づく自由な人間という理想は，あらゆる市民的，政治的権利と，経済的，社会的，文化的権利を享有できる状態が作られて初めて達成する」ということを前文に掲げた国際人権規約が国連総会で採択された。何人も自由であり平等であるとし，すべての人種差別，障害者差別，性的差別をなくしていく思想が「文化多様性条約」の底辺にあり，マイノリティの存在を保障する姿勢が堅持されている。

「平等」の思想には，多様な人間が多様性をもって存在し，社会参加していくための「機会の平等」，そして「所得の平等」だけでなく，「潜在的な能力の発揮の平等」が求められる。多様な生を認める社会は，誰にも社会参加していく機会を保障していくための社会サービスが提供されるとともに，画一的な同一性を強いられることは許されてはならない。そのことは，さまざまな思想・宗教・哲学・民族・人種に関係なく，「平等」という価値観で多様性に満ちたまま，個人が個人として尊重されて生きていくことが保障される必要がある。しかし，昨今では国と国の関係だけでなく，一国の中においても「格差」の解消ということが大きな課題になっている。わが国においては，多くの人種や国籍の個人に対する多文化をもつ人々へのかかわりは，今後の課題であるが，ソーシャルワークの領域においてもコミュニケーションギャップやドメスティックバイオレンス，国際結婚の離婚，南米移住労働者の子どもの教育問題など在住外国人の多様化と複雑化などへの対応が求められるようになっている。

　また，LGBTは，性の多様性と性のアイデンティティからなる文化を強調するものであり，LGBTならびにインターセックスの人権を求めたモントリオール宣言（2006年に採択）以降，国連などの国際機関において性的指向や性同一性にまつわる人権問題を扱う公文書でこの言葉は用いられている。歴史的には，1970年代に主にgay（ゲイ）が法的権利獲得や差別撤廃などを求めて活動を始めて以降，LGBTの人々に対する深刻な暴力や差別・偏見やスティグマが問題視されてこなかったことが背景にある。わが国においては，欧米のように宗教的な背景に根差した弾圧の歴史はないが，マスメディアの取り扱いや就職活動などの社会参加における差別は存在し，同性婚は認められてこなかった。性的指向（sexual orientation）や性自認（gender identity）などの性のあり方は多様であり，これらに関する差別や偏見を解消し，誰もが自分らしく安心して過ごすことができる社会環境の整備に取り組むことが課題である[74]。

　この項で，もっとも主張しておきたい多様性を阻む要因としての課題は，障害者の社会参加に関することである。わが国の障害者や家族の置かれている状況は，障害者固有の存在と人としての価値を尊重されてきた社会状況になかった。ノーマライゼーションの項で述べたように，障害者が，地域の一員として，安心して自分らしい暮らしができるよう，医療，障害福祉・介護，社会参加，住まい，地域の助け合い，教育が確保された「共生社会」の実現のためには，地域社会と市民の側が，障害者の人権や生活ニーズの実現に努めることがノーマライゼーションの思想である。障害者の抱えている障害の内容は，個人レベルの障害とその障害の影響による社会での生きにくさの課題があるが，それ以上に大きな課題であるのは「社会の障壁」としての障害である。社会の偏見と差別だけでなく，社会参加していく機会が奪われていること，十分な社会サービスの提供が保障されていないということである。「多様な人々が共に暮らす社会」を実現することが，障害のある人もそうでない人も，同様の社会で共生

して暮らすことである。障害者を特殊化して，異質な存在として処遇する社会は，すべての人々にとっても，決して安心して暮らせる社会ではない。「異なるものが異なるものとして，共に生きることを探求する」という包容力があり，お互いを認め合う社会は差別がない社会である。

引用文献

1) 天野宗和：優生思想. 社団法人日本精神保健福祉士協会，日本精神保健福祉学会監，精神保健福祉用語辞典，中央法規出版，2004，p.512.
2) 石渡和実：Q&A 障害者問題の基礎知識. 明石書店，1997，pp.98-99.
3) 呉 秀三，樫田五郎：精神病者私宅監置ノ実況及ビ其統計的観察. 創造出版，2002，p.138.
4) 菊池江美子：社会防衛. 社会福祉辞典編集委員会編，社会福祉辞典，大月書店，2002，p.245.
5) 浅野弘毅：精神医療運動史；精神医療から精神保健福祉へ. 批評社，2018，pp.152-153.
6) 佐々木敏明：精神保健福祉の歴史と理念. 精神保健福祉士養成セミナー編集委員会編，精神保健福祉の理論と相談援助の展開Ⅰ，精神保健福祉士養成セミナー④，第6版，へるす出版，2017，p.79.
7) 浅野弘毅：前掲書5). p.153.
8) 池原毅和：基本的人権. 社団法人日本精神保健福祉士協会，日本精神保健福祉学会監，精神保健福祉用語辞典，中央法規出版，2004. p.93
9) 柏木 昭：ソーシャル・インクルージョン. 新版・精神保健福祉士養成セミナー編集委員会編，精神保健福祉の理論と相談援助の展開，改訂 新版・精神保健福祉士養成セミナー④，へるす出版，2012，pp.20-21.
10) 日本ソーシャルワーカー連盟：ソーシャルワーク専門職のグローバル定義. 2014.
http://jfsw.org/definition/global_definition/
11) 日本ソーシャルワーカー連盟：ソーシャルワーカーの倫理綱領.
http://jfsw.org/code-of-ethics/
12) 伊藤文人：社会正義. 日本社会福祉学会事典編集委員会編，社会福祉学事典，丸善出版，2014，pp.28-29.
13) 石渡和実：前掲書2). p.96.
14) 石渡和実：前掲書2). p.97.
15) 鴨井慶雄：子ども・障害のある人から見た明治150年；平和・自由・人権を. クリエイツかもがわ，2019，p.19.
16) 柏木 昭：障害者福祉の理念と意義. 精神保健福祉士養成セミナー編集委員会編，精神保健福祉論，精神保健福祉士養成セミナー④，へるす出版，1998，pp.2-3.
17) 熊本日日新聞編：検証・ハンセン病史. 河出書房新社，2004，pp.325-328.
18) 佐藤久夫，小澤 温：障害者福祉の世界. 改訂版，有斐閣，2003，pp.71-72.
19) 鴨井慶雄：前掲書15). pp.61-62.
20) 石渡和実：前掲書2). pp.98-99.
21) 柏木 昭：障害者福祉の理念. 精神保健福祉士養成セミナー編集委員会編，精神保健福祉論，改訂第3版 精神保健福祉士養成セミナー増補新版④，へるす出版，2008，p.5.
22) 石渡和実：前掲書2). pp.122-123.
23) 柏木 昭：前掲書16). 1998，p.9.
24) 柏木 昭：前掲書16). 1998，p.11.
25) 小澤 温：障害者福祉の歴史的展開. 小澤 温，大島 巌編著，障害者に対する支援と障害者自立支援制度，MINERVA 社会福祉士養成テキストブック⑫，ミネルヴァ書房，2010，p.59.
26) 社会福祉事業等の在り方に関する検討会：社会福祉の基礎構造改革について（主要な論点）. 1997.
http://www.ipss.go.jp/publication/j/shiryou/no.13/data/shiryou/souron/28.pdf
27) 厚生労働省精神保健福祉対策本部：精神保健福祉の改革に向けた今後の対策の方向（精神保健福祉対策本部中間報告）. 2003.
https://www.mhlw.go.jp/topics/2003/05/tp0515-1.html
28) 厚生労働省精神保健福祉対策本部：精神保健医療福祉の改革ビジョン（概要）. 2004.
https://www.mhlw.go.jp/topics/2004/09/dl/tp0902-1a.pdf
29) 荒田 寛：障害者自立支援法時代の精神保健福祉の現状と課題. 柏木 昭，荒田 寛，佐々木敏明編，これからの精神保健福祉；精神保健福祉士ガイドブック，第4版，へるす出版，2009，pp.18-32.
30) 花村春樹訳著：「ノーマリゼーションの父」N・E・バンク-ミケルセン；その生涯と思想. ミネルヴァ書房，1994，pp.76-81.
31) 花村春樹訳著：前掲書. pp.155-157.

32）柏木　昭：ノーマライゼーションの概念. 精神保健福祉士養成セミナー編集員会編，精神保健福祉論，精神保健福祉士養成セミナー④，へるす出版，1998，p.13.

33）ベンクト・ニィリエ著，ハンソン友子訳：再考・ノーマライゼーションの原理―その広がりと現代的意義. 現代書館，2008，p.13.

34）ベンクト・ニィリエ著，ハンソン友子訳：前掲書. pp.13-20.

35）ベンクト・ニィリエ著，ハンソン友子訳：前掲書. pp.117-146.

36）佐々木敏明：ノーマライゼーション概念の変遷. 精神保健福祉士養成セミナー編集員会編，精神保健福祉論，精神保健福祉士養成セミナー④，へるす出版，1998，pp.86-88.

37）ベンクト・ニィリエ著，ハンソン友子訳：前掲書33）. pp.147-150.

38）河東田博：ノーマライゼーションの原理とは何か；人権と共生の原理の探求. 現代書館，2009，pp.83-86.

39）河東田博：前掲書. pp.86-87.

40）佐々木敏明：前掲書36）. p.86.

41）W. ウルフェンスバーガー著，冨安芳和訳：ソーシャルロールバロリゼーション入門；ノーマリゼーションの心髄. 学苑社，1995，pp.76-79.

42）石渡和実：Q & A障害者問題の基礎知識. 明石書店，1997，pp.76-86.

43）佐々木敏明：前掲書36）. p.87.

44）佐々木敏明：前掲書36）. pp.87-88.

45）市瀬幸平：イギリス社会福祉運動史；ボランティア活動の源流. 川島書店，2004，p.251.

46）佐々木敏明：前掲書36）. p.88.

47）佐々木敏明：リハビリテーションの概念. 精神保健福祉士養成セミナー編集員会編，精神保健福祉の理論と相談援助の展開Ⅱ；精神保健福祉におけるリハビリテーション，精神保健福祉士養成セミナー⑤，第6版，へるす出版，2017，pp.1-6.

48）佐々木敏明：前掲書. pp.9-13.

49）篠原由利子：社会的リハビリテーション. 精神保健福祉士養成セミナー編集員会編，精神保健福祉の理論と相談援助の展開Ⅱ；精神保健福祉におけるリハビリテーション，精神保健福祉士養成セミナー⑤，第6版，へるす出版，2017，p.35.

50）佐々木敏明：前掲書47）. p.9.

51）W. アンソニー，M. コーエン，M. ファルカス著，高橋　亨，浅井邦彦，高橋真美子訳：精神科リハビリテーション. マイン，1993，p.75.

52）岩崎晋也：自立支援. 日本社会福祉学会事典編集員会編，社会福祉学事典，丸善出版，2014，pp.24-27.

53）眞野則子：社会的排除. 一般社団法人日本精神保健福祉学会編，精神保健福祉学の重要な概念・用語の表記のあり方に関する調査研究（平成29年度報告書），2018，p.109.

54）藤原正子：社会的包摂. 精神保健福祉士養成セミナー編集委員会編，精神保健福祉の相談援助の基盤［基礎］［専門］，精神保健福祉養成セミナー③，第6版，へるす出版，2017，p.70.

55）眞野則子：前掲書53）. p.109.

56）三木良子：インクルージョン. 一般社団法人日本精神保健福祉学会編，精神保健福祉学の重要な概念・用語の表記のあり方に関する調査研究（平成29年度報告書），2018，p.109.

57）田中邦夫：障害者の機会均等化に関する標準規則. 日本精神保健福祉士協会・日本精神保健福祉学会編，精神保健福祉用語辞典，中央法規出版，2004，p.251.

58）L. M. グティエーレス，R. J. パーソンズ，E. O. コックス編著，小松源助監訳：ソーシャルワーク実践におけるエンパワメント；その理論と実際の論考集. 相川書房，2000，p.4.

59）久木田純，渡辺文雄編：現代のエスプリ（No. 376）. 至文堂，1998，pp.10-11.

60）パウロ・フレイレ著，小沢有作，楠原　明，他訳：被抑圧者の教育学. 亜紀書房，1979，pp.15-253.

61）小田兼三，杉本敏夫，久田則夫，編著：エンパワメント実践の理論と技法. 中央法規出版，1999，pp.6-8.

62）田中英樹：エンパワメント. 一般社団法人日本精神保健福祉学会編，精神保健福祉学の重要な概念・用語の表記のあり方に関する調査研究（平成29年度報告書），2018，p.60.

63）黒木保博：エンパワメントの介入方法. 精神保健福祉士養成セミナー編集員会編，精神保健福祉援助技術総論，改訂精神保健福祉養成セミナー⑤，へるす出版，2001，pp.102-103.

64）L. M. グティエーレス，R. J. パーソンズ，E. O. コックス編著，小松源助監訳：前掲書58）. pp.10-11.

65）田中英樹：精神障害者支援の思想と戦略；QOL から HOL へ. 金剛出版，2019，pp.33-37.

66）マーク・レーガン著，前田ケイ監訳：ビレッジから学ぶリカバリーへの道；精神の病から立ち直ることを支援する. 金剛出版，2005，pp.17-19.

67）マーク・レーガン著，前田ケイ監訳：前掲書. pp.32-95.

68）田中英樹：ストレングス. 一般社団法人日本精神保健福祉学会編，精神保健福祉学の重要な概念・用語の表記のあり方に関する調査研究（平成29年度報告書），2018，p.134-135.

69）チャールズ・A・ラップ，リチャード・J・ゴスチャ著，田中英樹監訳：ストレングスモデル［第3版］；リカバリー志向の精神保健福祉サービス. 金剛出版，2014，pp.68-81.

70）ジョージ・A・ボナーノ著，高橋祥友監訳：リジリエンス；喪失と悲嘆についての新たな視点. 金剛出

版，2013，pp.77-87.

71）田中英樹：前掲書65），pp.41-43.

72）田中英樹：前掲書65），p.43.

73）新村　出編：広辞苑第六版，岩波書店，2008，p.1762.

74）荒田　寛：LGBT．一般社団法人日本精神保健福祉学会編，精神保健福祉学の重要な概念・用語の表記の
あり方に関する調査研究（平成29年度報告書），2018，p.38.

第 **2** 章

「障害」と「障害者」の概念

この章で学ぶこと

（Ⅰ）精神障害の障害特性；「障害」と「障害者」

（Ⅱ）国際生活機能分類（ICF）と「障害」の概念

（Ⅲ）制度における「精神障害者」の定義

I 精神障害の障害特性；「障害」と「障害者」

A ● 精神障害者である前にひとりの人間である

「私たち精神障害者は，精神障害者である前にひとりの人間である」

（精神障害者人権宣言　第1項）[1][2]

　精神障害者は，精神障害者である前にひとりの人間（生活者）である。本章の「障害」と「障害者」の概念を学ぶにあたり，この一節は基調となる。精神保健福祉士が学ぶ「社会的復権」も「ごく当たり前の生活」も，この精神障害者人権宣言の理解と重なるものである。

　この一節は，2004年9月3日に，NPO法人全国精神障害者団体連合会全国大会（福岡大会）において，「精神障害者人権宣言」（表2-1）[1][2]として，精神障害者の人々から大会宣言された8項の宣言の中で，冒頭にあたる言葉である。

　宣言文は，その宣言に刻まれた言葉を裏返すときに，その言葉が求められた社会的

表2-1 ▶ 精神障害者人権宣言

第1項	私たち精神障害者は，精神障害者であるまえにひとりの人間である。
第2項	私たち精神障害者は精神科病院を含むすべての医療機関から，充分なインフォームド・コンセントに基づいた適切な治療を受ける権利がある。
第3項	精神障害者は，障害にわたり安心して地域で暮らせるよう，老後にいたるまでの地域生活に必要かつ充分な社会保障を受ける権利がある。
第4項	精神障害者においても，自分の個性と能力を生かした仕事を選ぶ自由と権利が等しく保障されなければならない。合理性，妥当性なく，これが妨げられることがあってはならない。
第5項	精神障害者の人権擁護および平等な医療と福祉の実現のため，精神保健福祉法の改正作業には，複数の精神障害者の対等な立場での参加が認められるべきである。
第6項	私たち精神障害者に対して行われているいかなる人権侵害も，憲法にうたわれている基本的人権の尊重にてらして改善されなければならない。
第7項	医療，社会福祉，また一般的な社会生活における私たち精神障害に対する一切の差別は，法律によって禁止されなければならない。
第8項	私たち精神障害者は，自己決定と自己責任に基づいて発言し，行動する自立した市民である。

資料　全国精神障害者家族会連合会：ぜんかれん，No.454, 2004, pp.52-53, 八尋光秀＆精神科ユーザーたち：障害は心にはないよ社会にあるんだ；精神科ユーザーの未来をひらこう．解放出版社，2007, 92-93.

背景や歴史性をみることができる。つまり，これらの言葉は今日の私たちの社会を映し出し，その歴史段階における到達点を示しているといえる。精神障害者という属性によって，「ひとりの人」として生きるうえでの「障壁」が存在することを，この宣言は指摘しているのである。

　この宣言は，アメリカの知的障害者が1973年に「わたしたちは障害者である前に人間である」と宣言した，**ピープルファースト運動**に由来している。それから30年を経た日本で，精神障害者ら自身によって「ピープルファースト」と宣言しなければならない状況があった。近年では，2020年に医療法人財団兵庫錦秀会神出病院で，精神科看護師による入院患者虐待事件が発覚し，人としての尊厳を蹂躙した行為について全国報道がなされている。医療福祉従事者等，支援職員による障害者虐待事件は，毎年報告されて枚挙にいとまがなく，精神障害者人権宣言の希求はいまだ実現されてはいない。

　精神障害者の理解のために，まず「障害者である前にひとりの人間である」と宣言されてきた社会的背景に目を向けることが，理解の起点となるのである。

Ⓑ・「障害」とは；「障害」の医学モデルと社会モデル

　「**精神障害**」とは医学的な概念である。WHO（世界保健機関）による**国際疾病分類第6版（ICD-6）**で示された "mental disorders" の訳語である。日常生活に何らかの支障をきたすとき，それが個人の心身機能等に「障害」があるという理由でとらえる考え方を，「**障害の医学モデル**」といい，医学や障害者リハビリテーションの長い歴史のなかで基底となっている考え方である。一方で，社会的障壁が存在することによって人は「障害者」となるという考え方を「**障害の社会モデル**」といい，障害学に基づく「**障害者の権利に関する条約**」（**障害者権利条約**）の基底となっている考え方である。

　国連総会で採択された「**障害者の権利宣言**」（1975年）では，「先天的か否かにかかわらず，身体的又は精神的能力の不全のために，通常の個人又は社会生活に必要なことを確保することが，自分自身では完全にまたは部分的にできない人」を「障害者」と定義し，その人々の諸権利を宣言したが，これは前述した障害の医学モデルに依拠した障害者の定義である。

　一方，「障害者権利条約」（2006年）では，「障害が発展する概念であることを認め，また，障害が，機能障害を有する者とこれらの者に対する態度及び環境による障壁との間の相互作用であって，これらの者が他の者との平等を基礎として社会に完全かつ効果的に参加することを妨げるものによって生ずる」（日本政府公定訳　前文）[3]とし，「障害の医学モデル」で強調された機能障害と，「障害の社会モデル」で強調された社会的障壁の，「相互作用」として障害を定義している。そして，障害者権利条約

で示されているように、「障害」は「発展する概念」であるという認識が重要である。

　わが国において「障害者」という文言は、「障害者」「障がい者」「障碍者」など、選択的に使用され、法制度上では「障害者」、サービス提供時等においては「障がい者」、障害当事者として自称する際には「障碍者」「障害者」など、その文脈においてさまざまな使用がある。「害」や「碍」には、邪魔や妨げといった意味がある。個人が「害」であるかのような否定的なニュアンスを避け、「障がい者（個人に機能障害等はあるが、社会的に害や妨げとなる存在ではないという意味）」のひらがな表記を主張することがある。一方で、ひらがな表記にするのは、そもそも「障害」は個人の側（個体）にあるという「障害の医学モデル」に基づいていると指摘し、障害は個人の外（社会）にあるという「障害の社会モデル」に基づいて、「障害者」の表記が選択されることもある（「害」をひらがな表記としても、それは表層的な変更で、根本的な障害者への否定的認識が変わらないという考え）。さらに、「碍」には壁の意味もあることから、「社会にある障壁によって生活に不自由が生じている」というニュアンスによって、「障碍者（社会的障壁に直面している主体という意味）」の表記が選択されることもあり、当事者団体から表記変更が求められている。「障害」をめぐる議論は継続しており、精神保健福祉士はこのような背景を理解し、意図的に言葉を選択することが必要とされている。

C ● 「障害者」；生活者の多面性の中にある一面

　精神保健福祉士が支援活動を展開しようとするときに向かい合う精神障害者とは、第一に「ひとりの人間」である。それは、個性を問わない集団としての「人間＝人」（human）という意味ではない。それは、ただひとりの歴史的存在である「ひとりの人間＝個人（individual）」である。現行憲法で保障されているのは、「個人（individual）の尊厳」であり、「人（human）の尊厳」ではない。

　一方で、公的支援制度における多様な活動は、対象を特定して資源提供するために、また不適切な提供を避けるために、「高齢者」「○○患者」など、特定された集団にカテゴライズして行われる。精神科患者というカテゴリーは、主に医療制度を利用する主体としての名称であり、精神障害者という名称は、主に保健福祉労働関連の制度等を利用する主体としての名称となる。したがって、「障害者」という概念は、社会資源を利用する主体が明確になるために必要とされる概念でもある。

　このように、カテゴライズは合理的で適切な社会活動を推し進める。しかし、例えば「入院患者」や「障害福祉サービス利用者」という一面性での関係性が、長期的な入院生活や入所施設での生活など日常となったとき、そのカテゴリーの中で、個人の多面性は埋没しかねない。本来生活者の一面である「障害者」というカテゴリーは、時にその個人の存在そのものを規定する社会的スティグマとなり、それに伴う抑圧的

な関係性の発生が個人のパワーレスネスを生み出すのである。障害者の権利宣言が必要とされたのは、このような社会的障壁を解体するためであった。

ソーシャルワーカーである精神保健福祉士は、支援活動の展開場面で「精神科患者」「精神障害者」という一面と出会いながら、その人がもつ生活者としての全体性を見出し、生活にかかわり、支援する。精神保健福祉士は、「精神障害者」というカテゴリーの人と出会うのではなく、ひとりの個性ある生活者として出会おうとする。

谷中輝雄の提唱した「ごく当たり前の生活」を本人と共に見出してゆくかかわりは、「障害者」というカテゴリーを外してかかわりを始めることであり、さらに本人を理解するために「生活のしづらさ」という「障害」を理解するかかわりに展開する。

精神保健福祉士には、価値実践の専門職として「精神障害者」による人権宣言の希求をまず念頭に置き、ソーシャルワーカーとして社会的障壁に働きかける自覚をもち、専門知として機能障害の理解を深めることが求められる。

D • 疾患と障害の併存

精神疾患の診断を受ける人の数は、その診断基準の変化や受診率の向上からも増加傾向にある。生活者自身が精神疾患に直面するだけでなく、自身の家族、友人、同僚、隣人などが直面することを鑑みれば、私たちの生活において精神疾患は普遍的なものであり、直接的、間接的に誰もが経験するものであるといえる。生活者は、精神疾患の症状と出会い、さらに症状に起因する障害や、社会的背景に起因する障壁と出会う。これらはいずれも生活上の困難（生きづらさ）であり、ソーシャルワーカーである精神保健福祉士は、さまざまな文脈からもたらされた生活上の困難にかかわり、生活を支えてゆく。

精神障害の特性の一つは、「**疾患と障害の併存**」である。日本精神障害者リハビリテーション学会の初代会長を務めた**蜂矢英彦**は「疾病と障害の併存」という考え方を示し、精神病患者が「精神障害者」としてリハビリテーションや福祉の対象となることを強調した。

精神疾患の発症に伴い、活発な妄想や感情の起伏などの陽性症状や、感情の平板化や活動意欲の減退などの陰性症状が出現する。疾患の発症を契機として、認知障害などの機能障害、さらには日常生活上の動作に支障をきたす能力障害が生じる。疾患と障害の併存とは、疾患の治癒と障害の残存といった連続性でとらえるよりも、疾患の再発や安定といった症状の起伏と、生活上の「障害」の起伏が併存していることを意味する。精神保健福祉士は、療養とリハビリテーション、生活環境の調整や社会啓発など、個人と地域社会の連携を図りながらかかわりを展開していく。

II 　国際生活機能分類（ICF）と「障害」の概念

　「障害」とは何か。「障害」の概念をめぐっては，基本的人権である人間の健康を増進する，国連の一専門機関であるWHOを舞台として，医学等に基づいて概念整理が重ねられてきたが，他方で国連総会を舞台として採択された障害者の権利宣言や障害者権利条約の影響を受けながら，障害当事者の参加によってその概念整理は精査されてきた。ここでは，国際障害分類（International Classification of Impairments, Disabilities and Handicaps；ICIDH），国際生活機能分類（International Classification of Functioning, Disability and Health；ICF）で整理された「障害」の概念に加え，その議論に影響を与えた障害学における「障害」の概念を取り上げたい。

A ● 国際障害分類（ICIDH）の障害構造モデル

　WHOは，すでに国際疾病分類（International Statistical Classification of Diseases and Related Health Problems；ICD）を用いた疾病分類を行っており，それらの疾病の諸帰結を把握する「障害」の分類が必要とされ，分類基準が検討された[4]。

　「障害」という用語は，治療対象の「疾患」とは異なる概念として，治癒できず固定化された機能不全部位への意味づけとして広く用いられ，「障害」を有した生活をいかに支えるかという観点で，残存機能を高めるリハビリテーションが発展した。しかし，医療や福祉，労働，教育など，それぞれの領域で同じ概念が用いられていたわけではなく，リハビリテーションや社会保障の効果測定を行うためには，共通理解となる「障害」の概念化が必要とされていたのである。

　WHOは，1980年にICIDHを発表し，障害構造のモデル（図2-1）を示した。この新たな概念は，翌1981年に国連総会が採択した「障害者に関する世界行動計画」の基本理念にも取り入れられている。

　ICIDHでは，「疾病」と「疾病の結果」である「障害」をまず分離し，「障害」を「機能障害（impairments）・能力障害（disabilities）・社会的不利（handicaps）」の3階層に分けて理解する「障害構造論」が提唱された[5]。

　精神疾患の診断を受けるきっかけは人それぞれあり，多様な兆候が生活のなかで出現し，その兆候が生活上の困難となって経験される。例えば，統合失調症にみられる幻聴の症状によって，他者が自身を侮辱している肉声を感じ取り，それによって不安をかきたてられ，人間不信に陥って自らコミュニケーションを遮断するに至るなどで

図2-1 ◆ 国際障害分類（ICIDH）

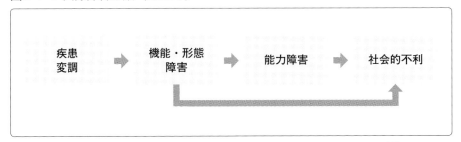

疾患
変調　→　機能・形態
障害　→　能力障害　→　社会的不利

資料　WHO, 1980.

ある。さらに，周囲への恐れが自己防衛につながり，本人にとっては自身の身を守る手段として身辺や自宅を守るつもりの手立てが，周囲の人々からは（その人の暮らすコミュニティの文化から著しく逸脱して）奇異に見えるとき，そのコミュニティに暮らす人々から回避され，排除されることが発生することもある。これは，疾患を契機に時系列に「障害」が生じる ICIDH の「**障害構造モデル**」であり，前述した「医学モデル」による障害のとらえ方である。

ICIDH の「障害構造モデル」では，例えば「統合失調症（疾患変調）によって，物事を認識する感覚に支障（機能障害）が生じ，それまでできていた他者との会話が成り立たなくなる（能力障害）とき，そのような状況が続いた結果，仕事の折り合いがつかず孤立し退職せざるを得なくなる（社会的不利）ということが生じる」といった時系列の整理によって「障害」をとらえる。

疾患・変調を要因として生じる3つのレベルの障害という概念は，直線図で明瞭であったが，批判や修正案・対案など，多くの議論をもたらした。代表的な批判は，「障害」の整理が時系列的であるという点である。矢印が左から右へと一直線に向かうように，病気になれば機能・形態障害をもたらし，それが能力障害をもたらし，その結果として「社会参加を阻害する」という考え方は悲観的だという，いわゆる「運命論批判」があった。さらに，マイナス面だけでなくプラス面を見ることや，環境因子，社会的不利に関する分類項目がわずかであることなどが指摘され，ICIDH は障害概念の多様なとらえ方を議論する叩き台となった。

Ｂ ● 国際生活機能分類（ICF）の生活機能分類モデル

WHO は改定作業を重ね，障害当事者が不参加であるという指摘に応じて改定作業に障害当事者を加え，2001年に ICF を総会で採択した。

WHO が示す見解としての「ICF」は，今日代表的な見解とされている。一方で，2006年に国連総会において採択された「**障害者権利条約**」においても，「障害」は「形成途上の概念」と記されており，その概念をめぐる研究は重ね続けられている。

ICF では，障害を「生物－心理－社会（bio-psycho-social；BPS）モデル」で認識する。ICF モデル（**図2-2**）は，人が生きることの全体を示す言葉として「生活機能」（functioning）という包括概念を用いた。概念図上部の「生活機能」には，「心身機能・構造」（body functions and structure），「活動」（activity），「参加」（participation）の 3 つのレベルが含まれる。そして，概念図下部にある「環境因子」（environmental factors）と「個人因子」（individual factors）は，「生活機能」に影響を与える「背景因子」（contextual factor）とされる。

　例えば，幻聴（心身機能の変調）があり，仕事に集中できない（活動の変調）といった支障が生じていて，労働条件と折り合いがつかない状況（参加の制約）に至り，社会とのつながりを失った人を想定するとしよう。ICF では，それぞれの要因が関連し合って健康状況に変調をきたしているとして，精神障害を有するととらえる。環境因子への働きかけは，促進因子（生活にプラスに働く）にも，阻害因子（生活機能にマイナスに働く）にもなる。

　大きな転換は，例えば ICIDH では「心身に機能障害がある人の生活は，健康ではない」と整理されてしまうような，運命論的な直線モデルを覆す点である。ICF において「健康状態」は，3 つの「生活機能」と 2 つの「背景因子」の相互作用によって成立するものであって，たとえ「心身に機能障害がある人」であっても，最適な医療，使いやすい福祉用具，自宅から職場までの経路がバリアフリー，合理的配慮のある職場，といった「環境因子」や，自身のリスク管理能力，高い労働意欲，豊富な人

図2-2 ◆ 国際生活機能分類（ICF）

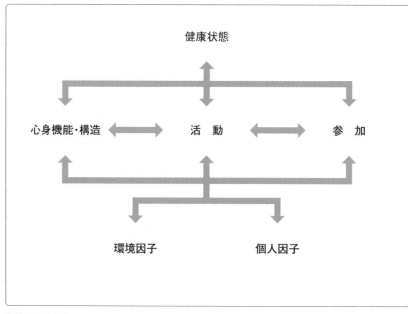

資料　WHO, 2001.

生経験といった「個人因子」が機能することによって，その相互作用から健康状態は生まれると考える。

　ICF は，生活機能分類モデルの視点をもつことで，「障害」という状況を，ある個人と環境との関係としてとらえた。それは「障害」という状況にある人の生活を支えるための焦点が，社会システム論の観点を踏まえ，個人の諸症状のみならず，家庭や地域社会，（国際社会を含む）社会状況の変動に至るまで，幅広い射程となることを示したといえる。そのような概念整理を通して，「障害」を個人の問題に矮小化せず，社会課題として位置づけるという姿勢を，国際的に明確に示したのであった。

C ● 障害学

　当事者運動や社会運動からの流れを組む障害学が示す「ディスアビリティ（disability：障害）」は，ICF のみならず，障害者権利条約における「社会モデル」など，多くの社会的影響を与えてきた見解となっている。

　障害の存在をめぐっては，多くの議論が重ねられてきた。それは単純化していえば，「個人の側」にあるものなのか，「社会の側」にあるものなのかといった，両極の間で試みられてきた根本的な議論である。障害学は，「障害は社会的に構築される」という立場に立って「障害」を認識する。これを「障害の社会モデル」という。

　前述の ICIDH 初版では，「社会的不利」に分類された項目は「その他」を除くと 6 項目であり，「機能・形態障害」「能力障害」に分類されていた項目がそれぞれ200を超える数と比べれば，ごくわずかなものだった。そして，ここで提唱された「社会的不利」は，「『障害が社会的に構築されている』という社会モデルの認識があったからではなく，インペアメントが日常生活動作と社会生活という 2 つの次元で発現する様子をとらえようとした」ものであった[5]。明瞭に言えば，ICIDH は，「機能障害が社会的不利の原因となる」という認識なのであった。

　ICIDH において障害を形成する環境因子や社会的要因についての認識が欠如している点については，DPI（Disabled Peoples' International：障害者インターナショナル）と「国際障害分類ケベック委員会」が指摘した。1981年に DPI の第 1 回大会が開催され，ICIDH 初版における「障害」の定義が問題とされた。そして，「個人の機能損傷としてのインペアメント（impairment）」と「社会的障壁としてのディスアビリティ（disability：障害）」という「ディスアビリティの社会モデル」に基づく定義が，DPI の定義として国際障害分類に対抗して制定された[6]。これらの流れは，後に ICIDH が ICF へと改定されていく経過に，大きな影響を与えた。

　障害学には，大きく「イギリス障害学」と「アメリカ障害学」の 2 つの潮流があり，やや単純化して表現すれば，前者はマルクス主義の流れを受け，後者は資本主義の流れを受けたものとして分けることができる。

D ● イギリス障害学

　イギリスでは1980年代に当事者団体の連合組織として英国障害者協議会が結成され，研究と運動が協力して政策に影響を及ぼすなかで，障害学が障害者を無力化する社会システムについての社会的分析を行うとともに，ディスアビリティ(disability：障害)を解消するための制度・政策研究を活発に行ってきた[7]。

　イギリス障害学の社会モデルは，ディスアビリティ(disability：障害)を社会制度に起因する「障害物」としてとらえる（**図2-3**）。そして，個人の属性としての「障害」は，「インペアメント（impairment：機能損傷)」と呼んで区別する。

　杉野昭博は，イギリス障害学における「障害者（disabled people)」とは，社会的障壁によって機会を奪われた人として意味するとしている。「個人を障害化／無能力化（disablement）するものが社会のディスアビリティ(disability)であり，障害者（disabled people)とは，社会のディスアビリティによって『無力化された人々』という意味として用いられる。これを意訳するならば，『障害者』とは『社会的障害物によって能力を発揮する機会を奪われた人々』となる。このようなイギリス障害学の用語法が日本でも浸透すれば，『障害』を『障がい』と書き換える意味はなくなるだろう」[8]。

　イギリス障害学の特徴は，個別援助を中心としたリハビリテーション学とは異なり，社会構造の中にある社会的障壁の除去を中心とする点にある。堀正嗣は「イギリスでは資本主義社会という経済構造が impairment のある人の『障害 disability ＝無力さ』を生み出しているととらえられている」[9] と述べている。

図2-3 ◆ イギリス障害学における「障害」(disability)

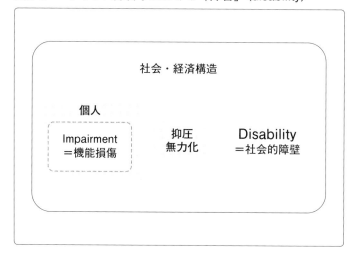

E ● アメリカ障害学

　これに対して，アメリカ障害学の社会モデルの特徴は，多数派社会では少数派の障害者に対する差別・偏見が存在し，社会からのそのような否定的認識がディスアビリティ(disability：障害) を生み出しているというものである (**図2-4**)。したがって，そのような差別・偏見の除去を中心とするソーシャルアクションやエンパワメントに，介入の力点が置かれる。それは，公民権運動に象徴される，アメリカ社会におけるマイノリティの権利獲得運動の歴史性と呼応する。

　堀は，「アメリカでは，『障害 disability ＝否定的社会的表象』であり，社会的相互作用の中で生成変化している否定的表象によって排除や隔離がもたらされているととらえられている」[9] と指摘する。

　このように，アメリカ障害学では，人々の否定的認識がもたらす障壁の社会モデル (観念論的社会モデル) であり，ADA 法 (Americans with Disabilities Act of 1990：障害を持つアメリカ人法) のような差別禁止法がその手立てとなってきた。杉野は，「差別禁止法が制定されずに，職場や業務上での障害者への配慮が義務づけられていない社会で，インフォーマルな場面での配慮がどれだけ期待できるだろうか」[10] と指摘し，差別禁止法が存在することによって人々の否定的認識に変化が生じ，ディスアビリティ(disability：障害) が減少することを示唆している。

　堀は障害学を「人間としての障害者の障害者尊重の立場から，学際的に障害およびその関連の諸問題を研究する学問であり，障害者の視点 (立場) をもって既成の諸学問を洗い直すものである」とし，「『障害者の差別・抑圧・権利侵害からの解放』とい

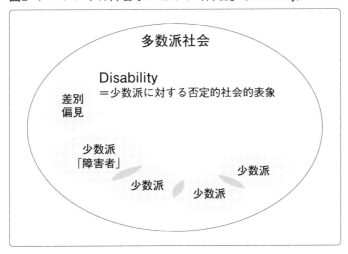

図2-4 ◆ アメリカ障害学における「障害」(disability)

う立場からの『既存の諸学問の洗い直し』こそが障害学の本質である」[11] と述べている。

　さらに堀は，グッドレー（Goodley, D.）がイギリス障害学を「社会的障壁アプローチ」，アメリカ・カナダの障害学を「マイノリティアプローチ」と整理したことをあげて，イギリス障害学は社会の構造的変化を志向するのに対し，アメリカ障害学は相互作用における観点的変化や民主主義の徹底（＝公民権獲得）を志向すると指摘している[12]。したがって障害者は，イギリス障害学では「社会によって抑圧／障害化された人＝ disabled people」，アメリカ障害学では，「社会においてマイノリティに位置づけられた障害者＝ people with disabilities」として，それぞれ異なる意味づけがなされているのである。

 ## Ⅲ　制度における「精神障害者」の定義

　「障害」「障害者」の定義は，制度ごとに異なっている。権利獲得を求める当事者運動や，人権・権利宣言，権利条約の採択など，障害概念の歴史的変遷や国内外の状況の影響を受け，人々の尊厳を目指す社会運動の波が社会を変革するなかで，制度上の定義は移り変わってきた。前述のとおり，「障害者の権利宣言」（1975年）の影響と「障害者権利条約」（2006年）の採択は，象徴的な転機となっている。その起点ともいえる「人権に関する世界宣言」（世界人権宣言）が及ぼした影響は小さくない。二度の世界大戦によって，大量かつ多様で深刻な人権蹂躙が世界各地で発生し，その反省に基づいて人類は人権保障の世界を求め，国連総会は 1948 年に世界人権宣言を採択した。世界人権宣言には，法的拘束能力はない。しかし，国連によって新たに採択される多様な国際人権条約等はこの宣言の精神を踏襲し，多様な歴史性や社会情勢の下で，多様な属性にある人々が直面する具体的課題に対応すべく，その属性に応じた権利条約を一つひとつ採択してきた。加えて，アフリカ系アメリカ人公民権運動が，抑圧された当事者が自ら権利獲得する当事者運動の起点となり，障害当事者による運動へと続いていった。これらの流れを背景として，「障害者」をめぐる定義は，当事者不在の定義付けへの批判を経て，当事者参画の議論を重ねつつ，その整合性を図るための議論が続いている。

　一方で，第二次世界大戦後の日本では，基本的人権の尊重を謳う日本国憲法の下で，旧優生保護法が新たに成立し，優生思想による「不良な子孫の出生を防止する」という主旨をもった制度に基づいて，「障害者」を対象とした断種という人権侵害が続いてきた。それは専門知による「障害者」という定義が，生活者の人生にとって諸刃の剣ともなり得ることを表している。精神保健福祉士は制度で「定義される側」の

人々と共に，その制度を批判的に見つめる視点も併せもち，生活者への抑圧が生じる事態に気づき，時にはその声を社会化していく行動が必要とされている。

A ● 障害者基本法

「障害者基本法」における「障害」「障害者」の定義（1993年）
第2条
この法律において，「障害者」とは，身体障害，知的障害，又は精神障害（以下「障害」と総称する。）があるため，長期にわたり日常生活又は社会生活に相当な制限を受ける者をいう。

1970年に成立した「心身障害者対策基本法」の改正として，障害者基本法は1993年に成立している。1981年の国際障害者年に謳われた「完全参加と平等」の理念の実現は，当時の社会において決して容易な道のりではなかった。「障害者に関する世界行動計画」が国連総会で決議され，「国連・障害者の十年」（1983～1992年）の宣言の下，わが国でも多くの取り組みが試みられた。その象徴が障害者基本法の成立である。

　これまで「精神病者」とされていた人々が，初めて「精神障害者」として，身体障害者や知的障害者に並んで「障害者」に加えられたことは，「精神病者」が障害者施策の対象となるということを意味し，画期的な出来事であった。

「障害者基本法」における「障害」「障害者」の定義（2011年改正）
第2条
この法律において，次の各号に掲げる用語の意義は，それぞれ当該各号に定めるところによる。
第2条第1号
障害者　身体障害，知的障害，精神障害（発達障害を含む。）その他の心身の機能の障害（以下「障害」と総称する。）がある者であつて，障害及び社会的障壁により継続的に日常生活又は社会生活に相当な制限を受ける状態にあるものをいう。
第2条第2号
社会的障壁　障害がある者にとつて日常生活又は社会生活を営む上で障壁となるような社会における事物，制度，慣行，観念その他一切のものをいう。

後述する「障害者権利条約」（2006年成立）によって「社会的障壁」の概念が示された影響は大きい。2011年に「障がい者制度改革推進本部」は改正法案を決定し，国会で成立し同年公布された。改正法は，条約に基づいて「社会的障壁」を明確に示し，障害者のとらえ方や，目指すべき共生社会の実現を新たに規定した。なお，「障害者虐待の防止，障害者の養護者に対する支援等に関する法律」（障害者虐待防止法）（2011年成立），「障害を理由とする差別の解消の推進に関する法律」（障害者差別解消法）（2013年成立）における「障害」「障害者」の定義は，この障害者基本法の定義を前提にしている。

B ● 障害者権利条約

「障害者の権利に関する条約」（障害者権利条約）（2006年）における「障害」「障害者」の定義
前文
障害が発展する概念であることを認め，また，障害が，機能障害を有する者とこれらの者に対する態度及び環境による障壁との間の相互作用であって，これらの者が他の者との平等を基礎として社会に完全かつ効果的に参加することを妨げるものによって生ずる
第1条
障害者には，長期的な身体的，精神的，知的又は感覚的な機能障害であって，様々な障壁との相互作用により他の者との平等を基礎として社会に完全かつ効果的に参加することを妨げ得るものを有する者を含む

　権利条約は，日本国内において日本国憲法に次ぐ上位の法体系であり，条約を批准するためには，すべての国内法を条約と矛盾しないものに再整備することが求められる。

　障害者権利条約は，世界人権宣言の精神に基づいて 2006 年に 21 世紀最初の国際人権条約として採択された。日本政府は 2007 年 9 月に条約に署名し，国内法の整備が続けられるなか，2014 年 1 月に障害者権利条約を批准した。

　障害者権利条約は，2002 年の第 1 回特別委員会から 2006 年の第 8 回特別委員会まで 5 年間の議論が重ねられた。障害の定義をめぐっては，障害当事者が参画したプロセスのなかで，定義に該当しない障害が排除される懸念からの「不要論」や，障害が多様な解釈がなされる危惧からの「必要論」など，各国の内実を背景に多様な意見が出された。

　最終案では ICF の概念枠組みを用いたこの表現により，障害の「医学モデル」へ

の批判や「社会モデル」への支持などを踏まえて，参加制約に重点を置いたことをはじめ，多様な機能障害を含むものとして整理された。

障害者権利条約草案の作成過程では，「障害は人権問題である」（Disability is a human rights issue）や "Nothing about us without us !"（私たち抜きに，私たちのことを決めないで）という標語が共通認識となり，日本での国内法整備の議論においてもその価値は踏襲されている。

障害者権利条約は，障害や障害者を可視化し，障害者が生活を営むうえで妨げとなる社会的障壁を取り除くことにより，障害者の機会均等が確保されることを理念とした。アメリカ障害学を牽引したゾラ（Zola, I. K.）が，障害は人間の普遍的特徴であるとして，障害と非障害の不可分な連続性や，人の潜在的な障害者性などから「障害の普遍性」として提唱した理念が，ICFや障害者権利条約の障害者観に影響を与えている。そして，障害者権利条約では，普遍的存在として障害者をとらえるとともに，その尊厳を尊重し，対等な立場で人間らしい生活を営み，主体的に参加するという「障害の社会モデル」が重視された。

障害者権利条約は締結国に対し，身体の自由，拷問の禁止，表現の自由等の自由権的権利および教育，労働等の社会的権利等について，締約国がとるべき措置を法的義務として規定している。この点が重要であり，そこに条約の基本的意義があるといえよう。とくに「合理的配慮」（reasonable accommodation）は，それまでの国際人権条約にはみられず，障害者権利条約において導入されることになった新しい概念である。また，障害者権利条約は，「障害者が他の者との平等を基礎として全ての人権及び基本的自由を享有し，又は行使することを確保するための必要かつ適当な変更及び調整であって，特定の場合において必要とされるものであり，かつ，均衡を失した又は過度の負担を課さないもの」（第2条）というように，社会的障壁を可視化する基盤として位置づけ，障害者差別解消法等の法規に影響を与えている。

C ● 障害者総合支援法

「障害者の日常生活及び社会生活を総合的に支援するための法律」（障害者総合支援法）（2012年）における「障害者」の定義

第4条

この法律において「障害者」とは，身体障害者福祉法第4条に規定する身体障害者，知的障害者福祉法にいう知的障害者のうち18歳以上である者及び精神保健及び精神障害者福祉に関する法律第5条に規定する精神障害者（発達障害者支援法（平成16年法律第167号）第2条第2項に規定する発達障害者を含み，知的障害者福祉法にいう知的障害者を除く。以下「精神障害者」という。）のうち18歳以上

である者並びに治療方法が確立していない疾病その他の特殊の疾病であって政令で定めるものによる障害の程度が厚生労働大臣が定める程度である者であって18歳以上であるものをいう。

　「障害者自立支援法」（2005年成立）は，2012年の大幅な改正に伴い，名称が「障害者の日常生活及び社会生活を総合的に支援するための法律」（障害者総合支援法）と変更された。2011年7月に改正された障害者基本法を踏まえて，「自立」という表現に代わって「基本的人権を享有する個人としての尊厳」と明記されている。
　障害者総合支援法における「障害者」の定義は，障害者基本法における規程の援用である。

D ● 精神保健福祉法

「精神保健及び精神障害者福祉に関する法律」（精神保健福祉法）（1995年）における「障害」「障害者」の定義
第5条
この法律で「精神障害者」とは，統合失調症，精神作用物質による急性中毒又はその依存症，知的障害，精神病質その他の精神疾患を有する者をいう。

　戦前の「精神病者監護法」と「精神病院法」が廃止され，1950年に「精神衛生法」が成立し，その「精神衛生法」が1988年の法改正により「精神保健法」となり，1995年の改正により現行の「精神保健及び精神障害者福祉に関する法律」（精神保健福祉法）へと名称変更された。
　精神保健福祉法には，障害者総合支援法にある「18歳以上である者」といった区分はない。また，身体障害者福祉法にある「手帳の交付を受けた者」との規定もない。他方で，精神保健福祉法では「知的障害を有する者」も「精神障害者」に含まれている。
　なお，1960年に制定された「精神薄弱者福祉法」（現，知的障害者福祉法）においては，知的障害の定義等はない。

E ● 医療観察法

「心神喪失等の状態で重大な他害行為を行った者の医療及び観察等に関する法律」（医療観察法）（2003年）における「障害」「障害者」の定義

第1条

この法律は，心神喪失等の状態で重大な他害行為（他人に害を及ぼす行為をいう。以下同じ。）を行った者に対し，その適切な処遇を決定するための手続等を定めることにより，継続的かつ適切な医療並びにその確保のために必要な観察及び指導を行うことによって，その病状の改善及びこれに伴う同様の行為の再発の防止を図り，もってその社会復帰を促進することを目的とする。

第2条第3項

この法律において「対象者」とは，次の各号のいずれかに該当する者をいう。

第2条第3項第1号

公訴を提起しない処分において，対象行為を行ったこと及び刑法第39条第1項に規定する者（以下「心神喪失者」という。）又は同条第2項に規定する者（以下「心神耗弱者」という。）であることが認められた者

第2条第3項第2号

対象行為について，刑法第39条第1項の規定により無罪の確定裁判を受けた者又は同条第2項の規定により刑を減軽する旨の確定裁判（懲役又は禁錮の刑を言い渡し，その刑の全部の執行猶予の言渡しをしない裁判であって，執行すべき刑期があるものを除く。）を受けた者

医療観察法では，「障害」や「障害者」の定義はなく，同法の「対象者」が定義されている。同法は，「心神喪失等の状態で重大な他害行為を行った者」を対象としている。その「重大な他害行為」については，同法第2条第2号「対象行為」に示された殺人，放火，強盗，強姦，強制わいせつ（以上，未遂を含む），傷害（軽微なものは除く）といった刑法上の行為があたる。

「対象者」とは，同法第2条第3項に定められた，「心神喪失者」「心神耗弱者」であることが認められた者，対象行為について「無罪確定裁判」「減刑確定裁判」を受けた者となる。

医療観察法鑑定がなされ，疾病性，治療反応性，社会復帰要因の3要素について検討がなされる。

F ● 障害者雇用促進法

「障害者の雇用の促進等に関する法律」（障害者雇用促進法）（2013年改正）における「障害」「障害者」の定義

第2条第1号

障害者　身体障害，知的障害，精神障害（発達障害を含む。第6号において同

じ。）その他の心身の機能の障害（以下「障害」と総称する。）があるため，長期にわたり，職業生活に相当の制限を受け，又は職業生活を営むことが著しく困難な者をいう。

第２条第６号
精神障害者　障害者のうち，精神障害がある者であつて厚生労働省令で定めるものをいう。

1960年に成立した「身体障害者雇用促進法」が1987年に改正され，名称が「障害者の雇用の促進等に関する法律」（障害者雇用促進法）となった。2006年の法改正において，精神障害者保健福祉手帳を所持する「精神障害者」である労働者および短時間労働者も適用対象となり，2013年の法改正時に現在の定義となった。

法改正により「精神障害者」は，「障害者のうち，精神障害がある者であつて厚生労働省令で定めるもの」とされたが，この「厚生労働省令で定めるもの」とは，「精神保健福祉法の定めにより精神障害者保健福祉手帳を交付されている者」，または「統合失調症，躁鬱病またはてんかんにかかっている者」で「症状が安定し就労が可能な状態にある者」のことをいう。

G ● 発達障害者支援法

「発達障害者支援法」（2004）における「障害」「障害者」の定義
第２条第１項
この法律において「発達障害」とは，自閉症，アスペルガー症候群その他の広汎性発達障害，学習障害，注意欠陥多動性障害その他これに類する脳機能の障害であってその症状が通常低年齢において発現するものとして政令で定めるものをいう。
第２条第２項
この法律において「発達障害者」とは，発達障害を有するために日常生活又は社会生活に制限を受ける者をいい，「発達障害児」とは，発達障害者のうち18歳未満のものをいう。

2004年に成立した発達障害者支援法は，障害者基本法や障害者総合支援法の改正時に反映されている。

そして，障害者権利条約が2014年に日本で批准されたことに伴い，2016年の発達障害者支援法の改正時には，「社会的障壁」という概念が強く反映されている。

「発達障害者支援法」（2016年改正）における「障害」「障害者」の定義

第2条第1項

この法律において「発達障害」とは，自閉症，アスペルガー症候群その他の広汎性発達障害，学習障害，注意欠陥多動性障害その他これに類する脳機能の障害であってその症状が通常低年齢において発現するものとして政令で定めるものをいう。

第2条第2項

この法律において「発達障害者」とは，発達障害がある者であって発達障害及び社会的障壁により日常生活又は社会生活に制限を受けるものをいい，「発達障害児」とは，発達障害者のうち18歳未満のものをいう。

第2条第3項

この法律において「社会的障壁」とは，発達障害がある者にとって日常生活又は社会生活を営む上で障壁となるような社会における事物，制度，慣行，観念その他一切のものをいう。

引用文献

1) 全国精神障害者家族会連合会：ぜんかれん，No.454，2004.
2) 八尋光秀＆精神科ユーザーたち：障害は心にはないよ社会にあるんだ；精神科ユーザーの未来をひらこう．解放出版社，2007.
3) 外務省：障害者の権利に関する条約．2014.
   https://www.mofa.go.jp/mofaj/fp/hr_ha/page22_000899.html
4) 佐藤久夫：障害の構造．蜂矢英彦，岡上和雄監，精神障害リハビリテーション学，金剛出版，2000，p.41.
5) 杉野昭博：障害学；理論形成と射程．東京大学出版会，2007，p.51.
6) 杉野昭博：前掲書5)，p.52.
7) 堀　正嗣：共生の障害学の地平．堀　正嗣編著，共生の障害学；排除と隔離を超えて，明石書店，2012，p.259.
8) 杉野昭博：前掲書5)，p.6.
9) 堀　正嗣：前掲書7)，p.261.
10) 杉野昭博：前掲書5)，p.9.
11) 堀　正嗣：前掲書7)，p.257.
12) 堀　正嗣：前掲書7)，p.262.

参考文献

1) 上田　敏：ICF（国際生活機能分類）の理解と活用；人が「生きること」「生きることの困難（障害）」をどうとらえるか．きょうされん，2005.
2) 川島　聡：国際人権法における障害者差別禁止．松本健男，横田耕一，江橋　崇，他編，これからの人権保障；高野眞澄先生退職記念，有信堂高文社，2007.
3) 障害者差別解消法解説編集委員会編著：概説　障害者差別解消法．法律文化社，2014.
4) 玉村公二彦：差別の禁止．松井亮輔，川島　聡編，概説　障害者権利条約，法律文化社，2010.

第 **3** 章

社会的排除と
社会的障壁

公益社団法人日本精神保健福祉士協会は，活動の目的を「精神保健福祉と精神障害者の社会的復権と権利擁護」と掲げている。また社会的復権に関して，その意味合いをめぐりまさに議論が重ねられているところである。

　社会的復権と権利擁護をめぐって，その総体をまとめるわけではないが，少なくとも精神障害者に対する負のまなざし，法制の不備の問題，過去，そして現在に至る処遇の矛盾点がその復権を妨げていることに誤りはない。

　本章では，負の遺産とされるわが国の精神障害者処遇，いまだ残されている諸課題を整理する。現代の問題は過去の積み重ねによって存在していること，社会の様相の変化に伴って新たな課題も生じていることについて学びを深めていきたい。

I　社会的障壁とは

　社会的障壁は，しばしば**バリア**という表現が用いられる[1]。人々の生活上の不便さ，活動をする際の障壁となることを指す。一般的に多数派の論理によって作られた社会では，少数派とされる人々，社会的弱者とされる人々に配慮がなされていないために起こる現象と呼ぶことができる。また社会的障壁とは，個人の問題ではなく社会の側に個人の生きにくさがあるという意味で用いられる。これらの障壁は，行政や市民などによって社会参加を妨げられた状態に追い込むという特徴があるといえよう。今日「社会的障壁とは本人の問題ではなく社会の問題である」とされている。

　社会的障壁は，物理的，制度的，文化・情報面，意識上の4つがあるとされる。例えば物理的な障壁は，身体障害を有する人たちにとっての狭い道路，急勾配の歩道，建物の段差，車椅子などに座ったままでは届かない位置にモノが置かれているような場合のことをいう。

　制度的な障壁には，文字どおり社会に存在するルールや制度によって，障害をもつ人々が生活上の制限を強いられ，機会の均等を奪われる場合などがあげられる。例えば障害などを理由に就職や進学が制限される，免許が付与されない場合などの事象が起こることである。視覚障害をもち，盲導犬を利用する人が入店を拒否されるなどもその一つである。

　文化・情報面での障壁とは，必要な情報が平等に提供されず，文化や情報を入手できない場合のことをいい，聴覚障害のある人が手話通訳のない講演会で内容の理解に及ばないとか音声のみによるガイダンス，知的障害等をもつ人にとっての難解な文書や解説などがあげられる。精神障害者に関しては，入院者をはじめ，知り合いや情報源がないなど社会的に孤立を強いられている人々がこれにあたる。

　意識上の障壁とは，社会の側の偏見や差別，あるいは無関心などによって障害のあ

る人を受け入れようとしないことをいう。精神障害者や知的障害者に対して，何をするかわからない人として忌避する，その姿を奇異な目で見る，反対に強い同情心によって気の毒な人であると判断する場合を指し，ごく普通に暮らすことを著しく妨げることをいう。とくに精神障害者は歴史的に，制度上のバリア，意識上のバリアに著しく苦しめられた歴史をもつ。

　以上のような障壁を取り除き，障害のある人もない人も共にもつその諸権利を享受するためには，障壁の除去（**バリアフリー**）が必要となる。ハード面では，エレベーターの設置とボタンの位置の工夫，線路への転落を予防するためのホームドアの設置，点状・線状のブロックの設置，ピクトグラム（図記号）による表示，多機能トイレの設置，スロープの設置など，現にその対策が取られているものも存在する。

　では，精神障害者にとっての社会的障壁とはどのようなものがあげられるであろうか。その処遇の変遷を学びつつ考えていくこととしよう。

Ａ● 精神障害者に対する誤解

　精神障害者への誤解と無関心から「わからない人」「社会において危険な人」「判断力の低下が著しい人」「長時間にわたり生産活動を継続できない人」などがあげられる。あるいは後述するが，精神障害者が長きにわたって療養を要し，通常の生活を送ることが強く制限されてきたにもかかわらず，そのことに無関心であることなどをあげることができる。

　他巻でも述べられているとおり，ストレス脆弱性や生活環境の変化（とくに人生の節目において）に対処しにくいという特徴がある。また適切な治療や服薬，周囲の適切な配慮があれば症状をコントロールでき，社会生活を送ることができるということは，まだ一般的には理解に及んでいない。育てられ方に課題があるとする古典的な見方すら存在する。

Ｂ● 発達障害者への誤解と無関心

　発達障害の中には，**PDD（広汎性発達障害）**，**ASD（自閉症スペクトラム障害）**，**ADHD（注意欠陥多動性障害）**，**LD（学習障害）**などがある。音や物事に過敏な反応を示す，落ち着きがない，読み書きはできるが数学が極端に不得手といったバランスの弱さが行動として表れる。とくに他者とのコミュニケーションが苦手で日常生活や社会生活に支障をきたすことが少なくない。

　しかし発達障害もまた，障害としての規定がなされる前までは，親の育て方に課題があるとか，本人の性格の問題であるとの誤解が少なくなく，発達障害者が二次的な障害（他者からの評価や叱責によって自己肯定感が極端に下がる）に苦しむ場合も少

なくなかった。

 Ⅱ # 精神障害者にとっての社会的障壁

A ● 精神障害者と社会的排除

　精神障害者にとっての社会的障壁を記述する前に，その処遇は長い間，社会的排除の対象として扱われてきたことにふれておく必要がある。先にあげた4つのバリアのうち，とくに制度的，意識上のバリアは深刻である。

　また社会的排除は古く遠い問題ではなく，今日なお社会の中で根強く見受けられる現象であり，精神障害をもつ人およびその家族に相当のダメージを与えていることを知っておく必要がある。

1 社会的排除としての差別と偏見

　アメリカの社会心理学者である**オールポート**（Allport, G. W.）は，根拠のない好き嫌いの感情を偏見と呼ぶ，と述べ，そのうち嫌いな感情を否定的偏見としている。この否定的偏見感情が段階的に強い段階に移行するにつれ，差別行動もエスカレートしていくと述べている（**表3-1**）。

　中川喜代子はナチスドイツが第二次世界大戦時，近隣に住むユダヤ人らを「回避」するようになったのは，ヒトラーによるユダヤ人への「誹謗」をきっかけとし，やがてユダヤ系教会堂（シナゴーグ）の焼き討ちや，白昼ユダヤ人を襲うといった「身体的攻撃」行為を当然のことだと思わせる法の制定を容易に導き出し，最終的にはアウシュビッツのガス室へと連鎖した[2]，という例を紹介している。

　われわれの態度形成は幼少時から今日までの教育や，他者から取り入れた情報に左右される。また情報を十分に理解しないでカテゴリー化してしまうステレオタイプといわれる特徴をもっている。関係性ではなく，属性で理解しようとする傾向である。

　長らく日本では，事件報道の際，容疑者について精神科入通院歴が付されてきた。多くの精神障害者は歴史的に隔離収容されてきたことから個別のかかわりは少なくステレオタイプ化され，容易に「こわい人々」とカテゴリー化されてきた経緯がある。これによってより一層社会から排除されてきたのは言うまでもない。

B ● 社会的排除の歴史的経緯

　精神障害者をめぐる社会的排除はどのような形で現れていたのか。ここでは諸外国

表3-1 ▶ 偏見による差別行動の５段階（G. W. オールポート）

第１段階　誹　謗
陰口など，自分たちの嫌悪感情を話し合う →偏見による「他者に対して言葉にする差別行動」
第２段階　回　避
近づかず避ける，声をかけずに集まる →偏見による「消極的な差別行動」
第３段階　隔　離
意識的・能動的に拒絶する，社会・集団から分離・隔絶・追放する →偏見による「積極的な差別行動」
第４段階　身体的攻撃
脅迫的行為，いやがらせ，殴る・蹴るなどの暴力行動 →偏見による「暴力的な差別行動」
第５段階　絶滅（ジェノサイド）
集団リンチ，集団虐殺，大量殺りくなどの極度の暴力行動 →偏見による「生存を否定する極度に暴力的な差別行動」

資料　中川喜代子：偏見と差別のメカニズム，人権学習ブックレット．明石書店，1998, pp.26-28.

の過去の対応を振り返っておく。

1 魔女裁判（魔女狩り）

　ヨーロッパでは中世にあたる15〜17世紀を中心に「魔女裁判」が行われてきた。キリスト教社会の秩序や安寧を破壊する背徳者を「魔術を使う者」「魔女」と称し，裁判にかけ，処刑するというものである。とくにルネサンス時代，歴代の法王や貴族，文化人らによって推進されたとの説もある。国家が全国的に権威の網の目を張り巡らせる一環として実施された。

　まず容疑者として教会法に基づいて逮捕した，第三者からの密告や異端について世間の噂がある者などがその対象となった。逮捕・投獄された者の財産等の徹底的な調査を受けたのち，被告人の自白に基づいて，魔女であるかどうか，悪魔と知り合いになって何年経過したかを裁判官が尋ね，これが拷問へと発展していった。拷問具を見せ，手足の指を締めつけるなど，きわめて凄惨な方法で拷問を行い，自白を導き出した。自白を引き出せなかった場合は本格的拷問が行われ，自白した者は絞首刑や火刑にされた。

　魔女裁判というと女性を連想しがちであるが，ある国ではその対象は80％が男性であったとの事実もある。また，数十万の精神障害者も魔女裁判の対象となり殺害された。ジルボーグ（Zilboorg, G.）は「ほとんどすべての精神病者は魔女であるか，も

しくは魔法にかけられた者と考えられた」と記述している。ただし，魔女裁判の終焉をいつごろ迎えたのかは明確ではない。

この忌まわしい事実を思えば，日本の精神障害者は少なくとも地域で暮らしていた。やがて欧米では教会が精神障害者に保護と恵みを与える場所となっていく。

2 ピネルによる「人道的な治療」

1760年ごろから1830年ごろになるとイギリスをはじめとして，産業革命が始まった。ヨーロッパでは急速に人口が増加し，大規模な移民が行われるようになり，広範囲な経済成長とともに「啓蒙思想」が拡大するようになっていく。啓蒙思想は理性崇拝といわれ，それまでの偏見や迷信，信仰の押しつけはよくないこととされ，その少し前から台頭してきた現代科学を基礎として，18世紀には精神医学が独立した学問になったとされる。

こうした背景のなか，ピネル（Pinel, P.）は1793年，この啓蒙思想の影響を受けてピセートル病院に勤務する。ピセートル病院には30年以上にわたって鎖につながれた閉鎖病棟の患者や囚人がいた。それを目の当たりにした彼は，病院に対して，鎖につながれている患者を閉鎖病棟から解放し，その鎖を解くよう進言した。その結果，閉鎖病棟にいた精神病患者の解放が実現した（一説によれば，鎖を解き放ったのは元患者でその後看護人となった，ジャン＝ベティスト・ピュサンとされる）。

ピネルは「心的療法」と呼ばれる，精神病患者への人道的な医療を重んじた。患者の人権を重視する医療を展開しようとした代表者の一人とされている。その背景にはフランス革命（1789〜1799年）の自由と平等の精神が反映した[3]とモーラ（Mora, G.）は述べている。

またこの療法は，ピネルが移ったサルトリピエール病院でも実践され，モラルトリートメントの改革者とされているほか，イギリスのコノリー（Connolly, J.），ドイツのジーモン（Simon, H.）らの実践に大きな影響を与えている。

3 精神疾患を有する者の保護及びメンタルヘルスケア改善のための諸原則（1991年）

障害をもつ人の権利保障に関する国際連合（以下，国連）などの取り組みは，主として第二次世界大戦後から始まっている。1948年には「世界人権宣言」が国連総会において採択された。すべての人間，すべての国家が達成するべき基準として位置づけられており，誰もが分け隔てられることなくその人権を享受すべきである，と宣言している。

1966年には「国際人権規約」が採択されている。これは先の世界人権宣言をより具体化し，A規約として社会権，B規約として自由権のそれぞれの保障を謳っており，法的な拘束力を有するとされている。わが国は1979（昭和54）年に批准している。

また国連は1971年に「知的障害者の権利宣言」を，1975年には「障害者の権利宣言」を採択した。この宣言は発展途上国に十分浸透しなかったことから，1981年を「国際障害者年」とし，1983～1992年を「国連・障害者の十年」と名づけ世界的キャンペーンを展開した。

　こうした動きのなか，国連は1991年12月，「精神疾患を有する者の保護及びメンタルヘルスケア改善のための諸原則」を採択した。序文では，「精神疾患を有する者の治療に対する国際的な関心が，近年，増大してきている。国際連合は長年にわたって，その人権がしばしば制限される障害者の保護に関心を払ってきた。精神疾患を有する者は，特に傷つきやすく，特別な保護を必要としている。国際人権規約に則ってこうした者の権利を明確に定義し，確立することが肝要である」との考え方が示され，諸原則は，9つからなる序文と，25の原則によって構成されている（巻末資料1参照）。各原則はさらに細分化された説明がなされている。日本の精神保健・医療・福祉がどれだけこれらの原則を遵守しているかについて点検が必要となるであろう。

　精神保健福祉士は精神障害者の権利擁護に資する立場から，本原則とわが国の精神保健福祉サービスとの格差について敏感である必要があると考えられる。

Ⅲ　日本の精神保健福祉施策の展開と影響を与えた出来事

A　近代以前

　かつて日本における精神障害者は「憑き物」がついたとされ，その対応はもっぱら「加持祈祷」に委ねられてきた。少なくとも国家としての対応策として大宝律令（701年）以外は皆無と言ってよい。記録上では1074（延久4）年ごろより，京都岩倉村の大雲寺で滝修行が行われ，全国各地から精神障害者およびその家族が集まってきたとされるが，精神障害者本人を置いて夜逃げする家族も少なくなかった。もっぱらその世話は家族に任されてきたことによる。

　家族に看護の能力がなくなった場合には，浮浪者として寺社や神社で一日を過ごす者も少なくなかったとされている。

　いわゆる「狂気」に関する最古の文献は医学書ではなく，「大宝律令」（701年）にあるとされる。法的には税が免除され，看護を受ける者として，刑が軽減されるなどの措置がとられていた。平安時代になると疾患として扱われ，宗教的治療としての加持祈祷，滝修行などが行われるようになっていく。大雲寺は後三条天皇の皇女佳子内親王の挙動がおかしくなった際，境内の霊泉を飲ませたところ回復したとの言い伝えにより，全国から精神障害者とその家族が訪れるようになっていった（なお明治～昭

和初期までに設立された精神科病院は江戸時代に民間療法が実施されていた神社から派生したところも少なくない[4]）。

　わが国の精神障害者施策は，精神病者監護法に始まるが，明治維新によってそれまでの封建的階級制は崩壊し，東京を中心に多くの難民が生じた。生活困窮者，孤児，行路病人などの中には治安を害する者も少なくなかった，とのことから救貧所や養育院が作られ，精神障害者もそこに収容された。先の「入檻制度」が準用され，親族の連名と医師の診断書を警察分署に願い出るという新たな手続きを経ることによって入所許可を得ていた。

　院内では施錠された部屋に収容され，精神障害者は「救助人」と呼ばれた看護知識のまったくない素人の男性によって世話を受けていた。世話といっても監視と食事を与えることが主な内容である。そして自由を拘束するために足かせや手かせが用いられた[5]。

　それ以前より「路上の狂癲人の取扱いに関する行政警察規則」[1875（明治 8）年]，「精神病者取扱心得」[1894（明治27）年] など，道府県単位での精神障害者に関する取り扱いが定められていた。行政警察規則第18条では，「路上狂癲人あれば穏やかに介抱し，暴動する者は取押え，その地の戸長に引き渡すべし」とあり，1878（明治11）年の「改訂東京警視庁布達癲人取扱心得」では，「癲人監護のため，私宅にて鎖固せんとする者はその事由を詳記し，最縁親族二名以上連署の上医師の診断書を添え，所轄警察署へ願出許可受くべきこと」とされていた[6]。

　このように明治時代には精神障害者は警察庁がその対応の管轄であり，また親族に監督等の責任を負わせるといった対応が取られてきた。公に鎖固（さしかた；厳重に警戒する），制縛（せいばく；圧迫や制限を加えて行動の自由を束縛する）といった方法を肯定していたことがわかる。

　明治期に入ると癲病治療所（現在の精神科病院）が建設されていくこととなる。前述の民間療法を実施してきた神社のほかに「拘禁的設備を有する病院的施設」も作られていった。精神病者監護法が制定されるまでの間，14病院が作られ（うち10が私立）たが，呉秀三をして「治療看護上の処置ははなはだ不完全にして，患者に三食を給するをばその主務とせるものの如く，これを圧制し，これに桎梏（しっこく）を施し，極端に言えば動物の飼育にも似たるものありたり」[7] と言わしめたほど劣悪な環境下にあった。

　ただし，多くの精神障害者は経済的困窮や世間体などから，医療を利用することは少なく，許可なく座敷牢などで暮らしていた事実がある。

B • 明治〜大正期

1883（明治16）〜1895（明治28）年にかけて**相馬事件**が起こる。旧中村藩（旧相馬藩）主である相馬誠胤が精神病の徴候を示したとして，父親に監禁され，精神科病院に入院させられた。藩士の一人，錦織剛清が不法監禁であるとしてこれを告訴し，相馬家もそれに応戦した。誠胤が急逝すると剛清はこれを毒殺であると主張したが，そうではなかったという一連の出来事である。これらは「お家騒動」「スキャンダル」として報道・出版されるに至り，欧米の新聞にも取り上げられる結果となった。しかし同時に日本の不法監禁制度が諸外国で問題として扱われるところとなり，明治政府は急遽1900（明治33）年，精神病者監護法を制定した。

なお近代日本となって以降，わが国の精神保健福祉施策は，諸外国からの批判や戦後のわが国の経済的発展優先の流れのなかで展開されていくことがわかる。

C • 精神病者監護法〜精神障害者の排除と隔離〜

西欧では近代国家の成立とともに，多くの公立病院が建設され，精神障害者もそこに収容されるようになってきた。明治に入り日本に西洋医学が取り入れられるようになると，わが国にも医療機関が建てられるようになっていく。少数ながら精神科病院も作られていった。

このような状況のなかで精神病者監護法は制定される。**山下格**[8]は本法には2つの意味で日本的な特徴をもった法律であるという。1つは，家族の中の代表者に患者の面倒をみることを義務づけた点である。これを監護義務者と呼ぶ。なおこの考え方は，呼称こそ変わったものの，のちに登場する歴代の精神障害者に関する法律にも引き継がれている。

2つ目は先に述べたとおり，外圧などにより明治政府が急遽作り上げた法律である，という点にある。その中心的な課題は「精神病者の『不法監禁』」にあり，家人の届け出と医師の診察，警察を経由して地方高官（現在の都道府県知事，政令市の市長）の許可を得ることによって「合法的に私宅監置ができる」とした点にある。これによりかえって私宅監置は増加していくこととなった。昭和以降の話ではあるが，山下の経験談が以下のとおり示されている。

> 「襖を開けると隠し階段があって，中二階の薄暗い部屋に青白い顔の女性がずっと座っていた。太い格子の奥から，髭面の男の激しい独語が家中に響いていた。
> 世話をしている主婦に『たいへんですね』と声をかけると，必ずポロリと涙を

Ⅲ　日本の精神保健福祉施策の展開と影響を与えた出来事　　87

こぼした。しかし入院をすすめても気がすすまぬ様子であった。お金と体面と義理と，どうせ治らないという諦めなど複雑な様子が読み取れた」[8]。

　医療機関が増加しつつある時期においてすら，精神障害者本人および家族はこのような状況下で日々を送らざるを得なかったことを思えば，医学的な進歩がまだまだであったとはいえ，その尊厳をはなはだ傷つけていたことは容易に想像できるであろう。

　こうした状況下，東京帝国大学教授であった呉秀三は，1902（明治35）年，東京府立巣鴨病院における手革（てがわ），足革（あしかわ）などの身体拘束具の使用を禁止し，また日本における初めての精神衛生団体であり，慈善事業を実施する「精神病者慈善救治会」を組織した。また私宅監置の実態調査を行い，1918（大正7）年に樫田五郎と共に「精神病者私宅監置ノ実況及ビ其統計的観察」を著した。この中で呉は，「我邦十何万ノ精神病者ハ実ニ此病ヲ受ケタルノ不幸ノ外ニ，此邦ニ生マレタルノ不幸ヲ重ヌルト云フベシ」と，政府に対してその凄惨な状況を批判した。

D ● 精神病院法～進まなかった医療整備体制～

　呉らの批判を受けた帝国会議は，1919（大正8）年，公的責任として精神病院を設置することを謳った精神病院法を公布した。この法律には2つの問題と1つの課題があった。1つは「代用精神病院」として民間精神病院の設置を認めたこと，1つは，「設置することができる」とする努力規定にとどまったことである。

　この時代，国家予算は軍事費に割かれていたことから，病院建設に回されなかったことが大きな要因であるとされている。代用精神病院の認可によって1941（昭和16）年には病床は24,000床まで増加したものの，戦争に伴う餓死者が急増し，終戦時には4,000床までに減少した。1つの課題とは，精神病院法は精神病者監護法と2本立てであったことから，現実には私宅監置患者の減少にはつながらなかった点である。

　以上のように，明治政府は「富国強兵」「殖産興業」を旗印に国家体制の近代化を急いできた。精神障害者の処遇は家制度を利用した監護，社会の治安に重点が置かれてきた。そしてこの体制はその後の日本の精神医療に引き継がれていくこととなる。

　なお同年代の1908年，アメリカのビアーズ（Beers, C. W.）は，自らの精神科病院での悲惨な環境と虐待の入院体験をもとにマサチューセッツ州知事に書簡を宛てるなどして[9]，精神障害者の人権擁護を主張する『わが魂にあうまで』（A Mind That Find Itself）を記した。その後コネチカット州精神衛生協会を発足させ，マイヤー（Meyer, A.）などの協力を得ながら全国精神衛生委員会を組織し，その活動は全米に広がっていった。

その後日本は，1925（大正14）年に国民主権の政治を願う者に対して「**治安維持法**」が制定され，思想の自由も制限されるなど，国家の国民に対する権利の侵害は戦争の激しさを増すにつれて増加していった。1930年代以降は世界大戦への道をひた走り，1940（昭和15）年に「**国民優生法**」を定め，兵士となる子どもを増やすことを目的とし，遺伝性疾患を有する人に限り本人の同意なしに断種手術を受けさせることができることとした（なお本法律は1948［昭和23］年に廃止されたが，翌年から1996［平成8］年まで「**優生保護法**」として残っていく。遺伝病患者，精神障害者，ハンセン病，知的障害者などを対象に本人の同意のない不妊手術を可能にしてきた）。「悪質ナル遺伝性疾患ノ素質ヲ有スル者ノ増加ヲ防止スルト共ニ健全ナル素質ヲ有スル者ノ増加ヲ図リ以テ国民素質ノ向上ヲ期スルコトヲ目的トス」とし，その第6条では，公益上とくに必要ありとされる場合には本人・家族の同意なく優生手術が行えると規定した。これによって，1941〜1943（昭和18）年の3年間で，遺伝性精神病306人をはじめ，遺伝性精神薄弱94人，遺伝性病的性格11人，遺伝性身体疾患20人，遺伝性奇形4人，合計435人が優生手術を実施されたという記録が残っている[10]。

E ● 終戦後〜1980年代

1 精神衛生法〜精神障害者の医療と保護〜

第二次世界大戦は国民生活に甚大な影響を及ぼした。これは精神医療においても例外ではなく，戦前は約24,000床であった病床数は4,000床へと激減した。病院自体の戦災もさることながら，入院患者の死因の多くは栄養障害（餓死）によるものであったとされる。

GHQ（連合国軍最高司令官総司令部）の指導下，日本の精神衛生法制も大きな転換を迎えることとなった。これまで精神障害者処遇は警察庁の管轄であったが，以降厚生省（現・厚生労働省）へと移行した。精神病者監護法および精神病院法は廃止される。戦後の混乱期に誕生した「**身体障害者福祉法**」「**児童福祉法**」「**生活保護法**」の制定後，1950（昭和25）年に精神障害者の医療および保護を目的とした「**精神衛生法**」が誕生した。

精神衛生法は，その目的を「精神障害者の医療と保護，その発生の予防」とし，前2法の廃止のほかに指定法定外施設への収容禁止（精神科病院以外への入院を禁止する）とした。その特徴として，第一に本法において，入院時における本人の「意思」はその決定に反映されることはなかった。精神衛生法に規定される入院形態は，①後見人，配偶者，親権者，または四親等以内の扶養義務者（家庭裁判所から選任審判を受けた者）が保護義務者となり，その入院同意により成立する「**同意入院**」，②自傷他害のおそれのある者が，2名以上の精神衛生鑑定医の診察一致により都道府県知事

の命令で入院となる「措置入院」，この２形態が主たる入院であり，全入院の90数％を占めていた。自傷他害のおそれのある精神障害者の措置入院制度の創設，保護義務者の同意による同意入院制度，また診断が確定するまでの間入院させる仮入院制度が設けられている。医療および保護を目的として医療機関への入院を規定したことに大きな意味はあったが，患者本人の意思はまったく反映されず，すべてが強制入院であったことは，今日のインフォームドコンセントの概念がまったく含まれていなかっただけでなく，のちの精神医療や患者処遇に大きな影響を及ぼすこととなる。

次に法第38条に規定された「行動制限」の規定のあいまいさがあげられる。精神病院の長は，入院中または仮入院中の者につき，その医療または保護に欠くことのできない限度において，その行動について必要な制限を行うことができるとする条文には，明確な基準が示されていない。これがのちに拡大解釈され，のちに述べるように精神病院内において多くの人権侵害問題を生じせしめた。

また精神障害者の医療および保護を法の目的とした，としつつも保護義務者には「精神障害者を監督し治療を受けさせる義務」「財産上の利益を保護する義務」「医師への診断協力」「受療における意思に従う義務」が課せられていた。さらにいえば，退院する患者を引き取り，退院後の保護については病院管理者の指示に従うとの規定があり，医療の対象とはされたものの，家族の監督責任という観点からすれば，精神病者監護法とさほど変わる点はなかったといえる。実質私宅監置の場が病院に変わり患者の世話をするという収容主義に変化したというのが妥当な考え方である。

一方，1950年代にはクロルプロマジン，レセルピンといった向精神薬が登場し，それまでの精神病院の処遇を内科的な手法で可能にしたことから，精神障害者の医療の必要性がそれまで以上に強調されることとなった。精神科領域における医療の一般化と表現してもよい。

> 薬物療法の効果はとくに精神病院の看護者にとって目覚ましく，不潔，破衣患者がへり，不穏，興奮患者がおとなしくなった。感情鈍麻，無為，自閉患者に動きが出てきたのである。患者との間に意思疎通ができるようになり，精神病院の雰囲気が一変した[11]。

ただし，まだこの時代は医療を受ける体制は十分ではなく，1954（昭和29）年に実施された精神衛生実態調査では，「在宅のまま放置されている精神障害者の問題は，深刻にして一刻も猶予できない社会問題となっている」「しかるに最近における精神医学の画期的な進歩は十分な医療と指導を加えることにより，そのような精神障害者

の相当数に対して，治療を期待することが出来るようになり，ひいては多数の社会復帰をも期待できるようになってきた」とその目的を述べている。

　しかしながら，このような大きな期待について，1963（昭和38）年当時の精神病床数は13.6万床（人口一万対14.2床）と考えられている水準にはほぼ達していたと岡上和雄らは述べている[12]。だが当時，精神障害者は130万人（推定），うち入院を要する者は35万人との結果が示されており，現実には，精神病床は10分の1にも満たないとの結果が示された。昭和30年代以降，国庫補助と医療金融公庫といった政策導入によって毎年1～2万床の精神病床の増床が行われてきた。

　このように，かつての私宅監置との比較においては医療が精神障害者の救済に果たした役割は大きかったものの，1965（昭和40）年には17.3万床，1975（昭和50）年には27.3万床，さらに1985（昭和60）年には33.4万床と精神科病床数は増加の一途をたどり，**精神病院建設ブーム**と呼ばれることとなった。その85％は民間精神科であったことも付け加えておく。

　さらに1960（昭和35）年，医療金融公庫法が施行され，精神病院建設および改築に対する低利長期融資が開始された。諸外国と比較してわが国の精神病床数が格段に少ないためというのが一般的な理解とされているが，医療金融公庫の開設と，高度経済成長期の過剰設備による構造不況の時期（1950年代後半）とが一致することから，財政投融資により有効需要の拡大を図る政策の一環として誕生したともいえる。この法律の施行により，全精神科病床数は，1974（昭和49）年に27万3,000床と3.2倍となり，うち私立精神病院の占める比率は85％となった。

　次に1961（昭和36）年（衛発第729号）および1963年（衛発第393号）の精神衛生法一部改正があげられる。この2つの改正は，いずれも措置入院の強化に関するものであり，いわゆる「**経済措置**」に関する規定である。前者は，保護義務者等が入院それ自体には賛成しているが経済的理由から措置入院を希望する場合，原則として所得の低い階層に属する者を優先する，とした通知である。またこの年，措置入院者の医療費国家負担率は10分の5から10分の8に引き上げられた。後者は，措置症状のある者（とくに生活保護法で入院している者）はすべて措置入院とすること，一般人の措置通報（第23条）および訪問指導（第42条）の強化により精神障害者の事件発生の事前防止を期す，とした。これにより措置入院者数は激増する。1960年の措置率は12.3％（措置患者数11,688名）であったが，翌1961年には28.2％（同30,012名）となり，1964（昭和39）年には37.5％（同62,190名）にまで上昇した。

　病院ラッシュにより新築された病床を早く満床にするため，強引な患者集めと安易な措置入院が進行したという指摘もある。また**仙波恒雄**と**矢野徹**は，精神科医の立場から，この年に「自傷他害のおそれ」のある患者が急に発生したのではなく，社会的，経済的理由によるものである[13]と述べている。

またこのことは，地域社会から精神障害者が徐々に姿を消したということを意味する。事件報道等を通じて，精神障害者は何をするかわからぬ人，怖い人という属性によるイメージが多くの国民の意識として定着していったことは容易に推察できる。

また1958年には精神科病院を「**特殊病院**」と位置づけ，一般病院と比して，医師は3分の1，看護師は3分の1でよいとする**精神科特例**が認められたことも民間病院が急増した一因とされている。

一方，1950年代中途に開発された**向精神薬**によって，病院の開放化，作業療法の導入，リクリエーション療法も取り入れられ，入院患者の中に回復をみる者も増加していく。精神医療関係者がイニシアティブをとり，その社会復帰に取り組むべく精神衛生法を全面的に改正する動きが出始めるようになっていった。また入院患者の発受に関する親書の閲覧，その他の行動制限は憲法違反にあたるとして，人権侵害防止および保障の確保などを法務委員会が厚生大臣に要請するなどの活動が始動する。

ただし，1963年の第2回全国精神衛生実態調査では，入院が必要な精神障害者は28万人いるにもかかわらず，入院者はその半数にあたる14万人程度であり，治療や生活指導を受けないで在宅生活を送っている者がいることが明らかとなり，一方で社会復帰活動を整備する必要性の高まりから，精神衛生法を一部改正する準備に入っていくこととなった。全国精神障害者家族会連合会が発足するなどして，精神障害者の社会復帰やアフターケア，権利擁護などの幕開けを迎える時期が到来するはずであった。しかし本答申は採用されず，法改正には至らなかった。

翻ってアメリカにおいては，1963年，ケネディ大統領（Kennedy, J. F.）によって「**精神疾患及び知的障害者に関する大統領特別教書**」（**ケネディ教書**）が発表され，大規模精神病院の解体と総合地域精神衛生センターを整備した「脱施設化」が推進されることとなった。わが国の精神障害者対策が入院医療の推進へと歩みを進めていくことを思うと，すでにアメリカでは脱施設化へと舵を切っていたことがわかる。また終戦後まもなく1948年に国連は，「**世界人権宣言**」を採択し，その前文では「人類社会のすべての構成員の固有の尊厳と平等で譲ることのできない権利とを承認することは，世界における自由，正義及び平和の基礎である」とし，その第3条には「すべて人は，生命，自由及び身体の安全に対する権利を有する」と規定していた。

② **精神衛生法一部改正（1965年）**

精神障害者の社会復帰に向けた法改正が期待されるなか，1964年，ライシャワー駐日大使が精神病院での治療歴をもつ少年に右腿を刺されるという，いわゆる**ライシャワー事件**が起こる。かたや向精神薬の導入によって精神病の状態から回復する人々が登場するようになっていく。地域精神衛生を展開すべきだと主張する専門家や家族会などの団体も登場し始めた。厚生大臣の諮問機関である精神衛生審議会は「精神病院に不法監禁されていることを知ったものは誰でも国または都道府県にその旨を通知で

きる」「国，都道府県はその事実を究明して真否を正す」「現行法規定のほかに精神障害者作業療法施設，精神障害者生活指導施設等が必要である」などと答申した。

　この事件はその矢先の出来事であり，精神衛生法の改正に大きな影響を与えた。当時の朝日新聞は「精神障害者野放し状態なくせ」「19歳の異常少年逮捕」(1964年3月4日)，「隔離の方法，研究が必要」(1964年3月25日) と報じ，産経新聞，東京新聞，毎日新聞，読売新聞各紙も「野放し」という表現を用いて一斉に報じた。

　しかし警察庁は厚生省（現・厚生労働省）に，通報の強化・緊急措置入院の創設を申し入れ，採用されることとなる。これによって「地域の第一線機関」と位置づけられた保健所は，一方で退院した精神障害者の家族の相談に応じ，社会復帰学級などを展開するかたわら，措置入院等の通報を受け対応するという（相反するともいえる）役割を担うこととなった。なお保健所等を指導するための技術的中核機関として各都道府県に精神衛生センター(現・精神保健福祉センター) が設置されることとなった。

　ただし，保護義務者制度（強制入院制度），親書の制限（行動制限の基準のなさ）といった入院にかかわる制度は変わることはなかった。本改正では，精神障害者の社会復帰活動が期待されていたにもかかわらず，結局のところ精神障害者を入院させ，社会の安寧を維持しようとする精神障害者への「社会的排除」がより加速されたというのが正確なところである。明治以降，産業社会を中心に発展してきたわが国にとって，①社会の秩序を乱す者，②労働生産能力の低い者は，社会的排除の対象として，精神病院に隔離されるという図式が継続してきたといえる。

　また，身内に精神障害者を抱える家族にとって，その存在をひた隠しにせざるを得ず，十分な社会復帰対策や社会資源も皆無に近かったことも相まって，入院継続を望む家族や社会的孤立のなかに置かれた例も少なくはなかった。発症経過年齢が長くなるにつれて患者の社会適応を示す諸指標の値が一様に低下しているという調査結果があり，家族の苦労も増大していることを示している。もっとも多く訴えられている悩みは「将来の見通しが立たない不安」「病気が回復しても働ける職場や訓練の場がない」というものであった[14]。

　1965年に500余名の参加者を得て結成された全国精神障害者家族会連合会は，ライシャワー事件を契機に精神衛生法改正作業が始まるという当時の動きのなかで，「真の精神科医療確立を目指して，40カ所の病院家族会，数カ所の地域家族会が緊急結集し，結成された団体」[15] であり，1967（昭和42）年には財団法人化を果たしている。しかし後でふれるように精神医療全体が揺れる時期になると，医療の消費者である家族会が精神病院問題に口出しすることについて，それまで家族会を支援してきた多くの精神病院長らも慎重になり[16]，運動は停滞していった。

③ クラーク勧告

精神衛生法改正の3年後，1968（昭和43）年，WHOから派遣されたクラーク（Clark, D. H.）は15の精神病院を視察し，次のような勧告を日本政府に行った（**クラーク勧告**）。「非常に多くの病棟が必要以上に閉鎖されていた。束縛方法として保護室，個室，安全区画があまりにも頻繁に使用されていた。明らかに長期間独房に閉じ込められていた患者が少なくなかった」[17]「5年以上の在院者の多数は25歳から35歳の若い人々であった」「普通に寿命を全うするとなればこれらの患者はあと30年間も在院する可能性がある」そして収容施設とは別のハーフウェイハウス，ホステル，保護工場などを設置する必要がある。

以上のようにクラークは，日本政府に対して指摘と報告と改善の勧告を行ったが，この10年後の1977（昭和52）年に再訪した彼は，精神病院の在院者数が10年前には18万人であったものが20万人に増加し，病院数が900であったものが1,400に増加していることを懸念し，日本がかつての勧告を実行していないことについて遺憾の意を表した。結果的に日本政府はこのクラーク勧告を受け入れなかった。またその後，改正精神衛生法は，精神保健法の改正を待つまで改正されることはなかった。

精神衛生法はつまり，①治療構造としての入院・収容主義の重視，②地域内での社会復帰活動の軽視，③入院患者に対する人権擁護欠落という骨格を保持したまま，であった。また関連施策にも多くの課題を抱えていたといえ，精神障害者はきわめて深刻な人権蹂躙と社会的排除のなかに置かれていた。

戦後「家制度」は解体されたものの，結局のところ精神障害者の治療および社会復帰は扶養家族に任せ，またそれへの国の支援体制は，通院医療公費負担制度以外はほぼ皆無であったことを思えば，家族の負担が過重であったことは想像に難くない。しかしながら，地域精神医療の概念導入と専門家の良識，他の障害分野の自立生活活動との協調等により，精神障害者に関する新たな動きが生じ始めた時期といえるのは確かである。ちょうどこのころ，地域共同作業所や生活療法・作業療法を採り入れる医療機関において，技術ボランティアの導入，専門職のボランティア活動が散見されるようになってきた。地域精神保健の推進に向けて，作業療法・デイケア点数化（1974年），保健所における「**精神障害者社会復帰相談指導事業**」（1975年），「**通院患者リハビリテーション事業**」[1982（昭和57）年]も開始されるようになった。

④ 多発する病院不祥事（1960後半〜）

精神衛生法下の入院処遇のありようは，精神科若手医師，朝日新聞記者の大熊一夫らによって告発されることとなる。この前々年，大阪府・栗岡病院事件（1968年），前年に大阪府・安田病院事件[1969（昭和44）年]でのリンチ殺人事件などが明るみ

に出た。大熊は偽アルコール依存症患者として精神科病院に潜入し，院内で実施される診察の実態，院内環境の劣悪さと日常的な暴力，患者に診療行為をさせる，病院管理者の搾取，作業療法と称した使役などを目の当たりにし，退院後朝日新聞夕刊にシリーズとして発表した。

　国は1970（昭和45）年に「精神病院の運営管理に対する指導監督の徹底について」（衛発第170号）を都道府県知事に通知した。しかし，京都府・十全会双岡病院の患者虐待事件（1970年），福岡県・中村病院のリンチ殺人事件〔1971（昭和46）年〕など，精神病院内における不祥事が次々と発覚することとなる。

　この間，国は精神病院の運営管理にかかわる行政監察による改善勧告，精神病院の運営管理の指導監督にかかわる厚生省通知，精神衛生に関する勧告などを出してきたが，事態の改善にどの程度つながったかは不明である。むしろ抜本的な法改正がなされなかったことが不可解であると考えられる。

5 社会復帰活動の萌芽

　福祉モデルが皆無に等しい1970年代は同時に，家族会や少数の専門職，病院スタッフらによって病院以外に共同住居や共同作業所が開設されていった。このことは画期的といえる。院外作業（入院中の者で病状が安定し，昼間は職場に通い夜は病院で過ごす）に参加していた精神障害者に住まい（共同住居）の確保と生活の場を提供する活動が進められていった。①茨城県の大原神経科病院〔1966（昭和41）年〕，②任意団体で設置された福島県のむつみ寮，③あさかの里，谷中輝雄らによる④やどかりの里などはその嚆矢とされる[18]。なかでもやどかりの里の呼びかけによって，1975年，全国交流集会が実施されている。

　施設利用や一般企業で働くことが困難な重度の障害者の働く場や生活の場としてスタートし，やがて精神障害者についても活動の場として位置づけられていく。これらは保健所で実施されてきた社会復帰学級のいわゆる卒業者が活用することが多かった。その少し以前よりいわゆる「本人の会」，今日のセルフヘルプグループも全国で活動が開始されるようになっていく。

　ただしこの時代は経済活動中心のなかで，日中家の中に閉じこもっている精神障害者に対して周囲の目は厳しかった。通院中の精神障害者の中には，日中に行くあてもなく，多くの人々が出勤する時間を見計らって家を出て，昼間は百貨店の休憩スペースで時間を過ごし，夕方自宅に戻ってくるという生活を送る人も少なくなかった。

　共同住居や共同作業所の存在はいずれもその後の社会復帰対策の基礎として大きな存在ではあるが，補助金の対象とはならず，私費の投入によって運営されてきた。これらのことからも国が障害者の社会的復権に対して消極的であったことがみてとれる。

6 いわゆる保安処分について

　わが国では，実際に罪を犯した者への処罰だけでなく，事件を未然に防ぐために抑止力や防止策を図ることを刑法に盛り込むとする，いわゆる保安処分の考え方が根強く存在している（この意味で保安処分と刑罰とは異なる）。「将来犯罪を起こす危険性がある者」を犯罪予見として，再犯の予防を目的に治療や改善しようとする考え方をすることを指す。正確には刑法とは異なる立場をとるものであるが，1920年代，1940年代，1960年代，1970年代の改正刑法草案では，精神障害者の治療処分などが答申され，たびたび触法精神障害者の処遇について取り扱われている。

　浅野弘毅[19]の整理によると，1926（大正15）年に臨時法制審議会は「刑法改正ノ綱領」を発表し，「保安処分トシテ労働嫌忌者，酒精中毒者，精神障碍者等ニ関スル規定ヲ設クルコト」と述べ，保安処分の新設が謳われた。「改正刑法仮案」の各則は1940年にできあがり，「監護処分」「矯正処分」「労作処分」「予防処分」の4処分からなる保安処分が盛り込まれた。

　1956（昭和31）年に法務省内に設けられた刑法改正準備会は，1961年に「改正刑法準備草案」をまとめ，その後，法制審議会の刑事法特別部会が1972（昭和47）年に「改正刑法草案」を公表し，保安処分として「治療処分」（精神障害により心神喪失または心神耗弱にある者が禁固以上の刑にあたる行為をした場合，治療および看護を加えないと将来再び禁固以上の刑にあたる行為をするおそれがあると認められた場合，特殊な施設に収容する），「禁絶処分」（過度の飲酒または麻薬，覚せい剤その他の薬物を使用する習癖のある者が禁固以上の刑にあたる行為をした場合，将来再び禁固以上の刑にあたる行為をする恐れがある者を特殊な施設に収容する）の2種類を規定している。

　ライシャワー事件での新聞報道にとどまらず，事件概要と併せて報道等では「なお，犯人には精神科入通院歴があった」と付け加えられることが日常的であり，それが世の中の考え方につながったと予測できる。それだけでなく，加害者の人権は強調されるものの，被害者の人権にはまったく配慮がなされていないなどの考え方ももち出される。刑法第39条による心身喪失者・心神耗弱者の犯罪行為は罰しない，軽減するとあり，裁判の結果によっては不起訴処分となる（ただし現在は医療観察法により医療の対象となる者もいる）。

　しかしながら，触法精神障害者による犯罪予見，この考え方は人権侵害にあたり，犯罪予備軍であるとの前提で拘禁する（予防拘禁）ことに対して，日本弁護士連合会（以下，日弁連），日本精神神経学会，当事者たちからはこの案が浮上するたびに反対意見が述べられている。また1960年代の草案では精神障害者以外に保安処分問題は語られることはなかった。1981（昭和56）年には，対象とする罪種を放火・殺人・傷

害・強姦・強制わいせつ・強盗に限定し，国立病院に入院させる「法務省刑事局案」が出された。ただし過去のいずれの保安処分案も日弁連や精神医療福祉関係者らの強い反対に遭い，採用されるには至らなかった。

F 精神保健法の誕生 〜入院者の人権擁護と社会復帰の促進〜

1 宇都宮病院事件

精神衛生法時代に一部精神科病院で発生していた不祥事は当然のごとく暴露されることとなった。氷山の一角と行ってもよい。この**宇都宮病院事件**の発覚によってわが国は法改正を余儀なくされた。この事件は栃木県宇都宮市に存する報徳会宇都宮病院において，看護職員らの暴行により，1984（昭和59）年3月，患者2名の死亡をきっかけとして発覚した事件である。その後無資格者による診療，患者への日常的な虐待，作業療法と称する病院長宅の清掃を行う使役など次々と問題が明らかとなった。

この事件に端を発し，国連の非政府組織（NGO）である国際法律家委員会（ICJ）および国際医療職専門委員会（ICPH）の合同調査団が前後3回にわたり訪日し，日本の精神医療状況を調査するとともに関係団体からの意見交換等を行っている。さらに国際人権連盟，障害者インターナショナルによって，「市民的及び政治的権利に関する国際規約」（B規約）に違反している，と激しく非難された。当初政府は，通信と面会のガイドラインを作成して精神病院の指導にあたったが，国連人権小委員会からも問題を指摘されるに及び，法改正を約束した。

1987（昭和62）年，「精神衛生法」は全面的に見直され，「**精神保健法**」が誕生した。本法は「入院中の患者の人権擁護」と「社会復帰の促進」を2つの柱とするが，以下に示すように，大半は指摘された部分の改正，つまりリーガルモデル導入による改編に力が注がれている。国連人権委員会らによって日本の精神保健，精神医療現場での人権蹂躙が取り上げられ，世界中から非難を受けた。

当初日本政府はその指摘はあたらないとしていたが，最終的に入院患者の人権擁護を中心に「任意入院」の創設，「入院時書面告知義務」「行動制限の基準」「退院請求と処遇改善請求を扱う『精神医療審査会』の創設」「精神保健指定医」などを定めた精神保健法が施行されるに至った。リーガルモデルと呼ばれる本法は，それまでの精神医療がインフォームドコンセントのない，外部との接触の制限と，あいまいな行動制限の規定，不服申し立て権をまったく認めないことを容認してきたことを露呈する結果となった。

これらの法改正の歴史は「精神病者監護法」「精神衛生法」そして「精神保健法」

のいずれも外圧からの影響を受けて制定されたことを忘れてはなるまい。そしてその歴史は国家による精神障害者の社会的排除に基づいて運用されてきたといっても過言ではない。なお国際障害者年は1981年，1983年〜1992年は国連・障害者の十年であったが，宇都宮病院事件はその最中に起きた出来事であった。

　なお精神保健法は，入院者の人権擁護のほかに社会復帰の促進を掲げており，精神障害者生活訓練施設（援護寮），精神障害者福祉ホーム，精神障害者通所授産施設などが法定化された。しかし主たる改正は精神科病院入院者の権利擁護に関する規定であった。

　その後の法改正では，「保護義務者」から「保護者」への名称変更，公衆浴場法などを含む欠格条項見直しを盛り込んだ一部改正が行われ，「精神保健及び精神障害者福祉に関する法律」（精神保健福祉法）が1995（平成7）年に制定されていく。

G ● 精神保健福祉法への改正〜入院制度の整備と地域移行

1 大和川病院事件ほか精神病院の不祥事

　精神保健法施行後も，一部の精神病院における不祥事や事故は相次いだ。1993（平成5）年，大和川病院事件（大阪府）が発覚した（大和川病院はもともと医療法人安田会として1963年に開設し，1969年に看護者による患者傷害致死事件を起こしている[20]。また1979年8月には再び看護者が患者に傷害致死事件を起こした）。

　1993年，大和川病院は3度目に当たる事件を起こした。もともと措置入院の指定病院でないにもかかわらず，警察署に保護された患者を医師の診察なしで強制的に病院の車に乗せ搬送する，搬送中に医師の診察なしで身体拘束を行い，保護室に隔離するなどの違法な搬送・入院措置が行われていた（読売新聞：1997年6月23日朝刊）[21]。入院後の生活に関しても，不適切な医療環境が露呈していたという。患者に対する通信や面会の制限，職員による患者への暴行，低賃金による患者の使役などが判明する。

　そのほか届出病床は420床であるにもかかわらず，550名が入院した事実，看護者数80名のうち半数が無資格者であることものちに明らかとなる。1993年2月に入院した患者が同月15日意識不明の重体に陥り，遺族の訴えで敗訴した。1997（平成9）年10月，診療報酬不正受給と詐欺罪により起訴され，廃院となった。

　なお精神保健法施行以降の病院不祥事は，同年の越川記念病院（神奈川県）における違法入院と入院患者の不審死，湊川病院（大阪府）での暴行傷害事件，1996年の栗田病院（長野県）の劣悪な療養環境の発覚など後を絶たなかった。

　仲アサヨ[21]は大和川事件の背景について次のように考察している。①「必要な行動制限」は医師によってなされるものであるが，診察自体もなく看護人などによって

懲罰的に行動制限が用いられている，ただ都道府県知事は必要があると認めるときは，精神病院管理者に退院させることを命ずることができるとしているが，面会や電話，信書の自由はなく，退院患者が行政に訴えても握りつぶされた経緯がある。②医師のモラルをはじめ，精神科医療全般に関連するものとして，医師数や看護師数の基準が低く規定された精神科特例の存在があげられる。③大和川事件は新聞紙上で公となる以前から内外の告発が続いていたにもかかわらず，行政がなかなか動かなかった。これは行政にとって都合のよい病院であったことにほかならない，と断罪している。そしてその根底には，精神障害者に対する差別や偏見があり，それが入院医療のなかで凝縮して現れたとも述べている。

1993年，障害者基本法の改正によって精神障害者もサービスを必要とする障害者であると規定され，その個別法として1995年，**精神保健及び精神障害者福祉に関する法律（精神保健福祉法）**が制定された。

1994（平成6）年には「**地域保健法**」が制定され，精神障害者についても，社会復帰施設のうち身近で利用頻度の高いサービスは市町村が保健所の協力の下に実施することが望ましい，とされた。1995年に制定された精神保健福祉法では，その前年に公衆衛生審議会精神保健福祉部会で検討が進められた「当面の精神保健対策について」の意見が取りまとめられ，①社会復帰対策の推進，②地域におけるより良い精神医療の確保，③緊急時にも適切な精神医療が受けられる体制の整備，④地域精神保健対策等の推進の4項目が提言されている。

相次ぐ精神病院の不祥事に対して，これら提言を踏まえながら，医療保護入院等を行う精神病院における常勤の指定医を置く義務，医療保護入院の際の告知義務の徹底が，精神障害者の地域移行推進などとともに盛り込まれた経緯がある[22]ことも忘れてはならないであろう。

H • 精神障害者に関連する事件

1 大阪教育大学附属池田小学校児童殺傷事件と医療観察法の制定

2001（平成13）年6月8日午前10時20分ごろ，大阪教育大学附属池田小学校に宅間守は凶器をもって侵入し，同校の児童を襲撃した。8名の児童が殺害され，13名の児童ならびに2名の教諭が傷害を負った事件である。その場で別の教諭らに取り押さえられ，現行犯逮捕された。世間を震撼させ，国民の怒りを呼び起こした本事件について各種報道は宅間が過去に精神分裂病（統合失調症）での入通院歴があることを伝えている。

精神鑑定の結果，パーソナル障害は認められるものの，責任能力を減免するような精神障害はないと事件の責任能力を認める結果が出た。「全国精神障害者家族会連合

会（全家連）は報道機関に対して，「精神病院の通院歴があったと報じられているが，その記述においては（中略）重大な疑義を感じざるを得ない」「記事や番組のなかで報道されている『男は精神病院に通院中で』という表現によって読者は，精神疾患が本事件の原因であり，動機であると理解されてしまう」「その結果精神障害者はみな危険という画一的イメージを助長してしまう」との文書を送付した。いわゆる報道被害への抗議である。また，①事件報道に際しては，事件背景や病状が明確でない段階で特定の病名，入通院歴を報道すべきではない，②法的責任能力の問題を精神障害に置き換えない，③本事件と触法精神障害者の処遇問題を安易に結びつけない，という3点を要望した。

　一般に本事件を契機に「**心神喪失等の状態で重大な他害行為を行った者の医療及び観察等に関する法律**」（**医療観察法**）が成立したと理解されている場合が多い。しかし実際には，1999（平成11）年に行われた精神保健福祉法の改正において，保護者の義務から自傷他害防止監督義務が外され，関係者から処遇困難者ならびに触法精神障害者の問題が議論されていたという背景がある。こうした流れのなかで本事件が後押しとなり，わずか2年後，2003（平成15）年に医療観察法が成立した。

　なおこの事件では，犯人の措置入院を含む精神科治療歴や過去の精神病診断歴がいち早く報道されたものの，のちに詐病であったことが明らかとなっている。いうまでもなく医学的正当性のある明確な判断根拠に裏づけられた精神病患者が措置入院の対象となるのであるが，今回の事件においては，犯行が精神疾患との因果関係が不明確であるにもかかわらず，精神疾患原因であるかのような印象を与える報道がなされた。当然ながら，精神疾患をもつ者は危険であるとの偏見をあおることにつながった。多くの精神疾患や障害を抱えている人々が精神的苦痛やショックを受けたことは容易に推察される。

② 相模原障害者施設殺傷事件（精神保健福祉法における措置入院の見直し）等

　2016（平成28）年7月26日未明，相模原市にあった県立知的障害者施設「津久井やまゆり園」において，元職員であった植松聖は，意思疎通のできない障害者を多数殺害する目的で同施設に侵入し，いずれも殺意をもって入所者19名を刃物で刺殺し，入所者と職員計26名に重軽傷を負わせた。なかには何度も刺された形跡のある利用者もいたという。植松は殺人などの罪で逮捕・起訴された。本事件は戦後最大の大量殺人事件であり，世の多くの人を震撼させた。植松は事件後自ら警察署に出頭したという。

　津久井やまゆり園は1964年に設置され，社会福祉法人かながわ共同会が運営してきた知的障害者施設であり，事件当時長期入所者は150名ほどであったという。

　逮捕されたのちの植松は「ナイフで刺したことは間違いない」「施設を辞めさせられて恨んでいた」と述べている。

植松容疑者は2016年2月まで津久井やまゆり園に勤務していた。2012（平成24）年より同施設の介護職員として勤務していたが，仕事に前向きで「明るく意欲がある」と評判がよかったとされている。介護業務を続けていく過程で，2016年2月中旬には同僚に対して「障害者は死んだほうがいい」と話すようになる。園長らがそれを正すと「ずっと車椅子に縛られて暮らすことが幸せなのか。周りを不幸にする。最近急にそう思うようになった」と説明したという。また2月15日，衆議院議長公邸を訪れ，議長に同様の内容を記した手紙を渡したいと申し入れ，警視庁は受け取った。

　2月19日をもって退職となるが，園は植松の発言から神奈川県警津久井署に相談をしたという。通報を受けた相模原市精神保健課の職員が2月19日，緊急措置入院の必要があると判断し，同月22日，2人の精神保健指定医の診断の下，薬物反応と精神症状の存在を認め，県内の精神科病院に措置入院となった。

　入院中は担当医師に「ヒトラーの思想が降りてきた」といい，勤務中から「障害者は生きていてもしょうがない。安楽死させたほうがよい」「障害者って生きていても無駄じゃないですか」と同僚に話していたことも明らかになった。措置入院の要件である「自傷他害のおそれ」は12日間で消失したとされ退院した。

　ただし事件を起こした逮捕拘留後も継続して，障害者は人の幸せを奪い不幸をばらまく存在，面倒な世話に追われる人はたくさんいる，命を無条件に救うことが人の幸せを増やすとは考えられないなどと訴えていた[23]。

　弁護側は植松被告が常用した大麻の影響を考慮して無罪，減刑を主張したが判決は完全な刑事責任能力を認め，死刑判決が出された。弁護人はまた控訴したが植松被告自身がこれを取り下げ死刑が確定した。

　本事件は，障害当事者に強い不安をもたらしただけでなく，優生思想への論争（後述），法的対応，さらには施設入所の是非などをめぐってその後大きな議論を呼び起こした。事件の数カ月前緊急措置入院となったこともあり，本事件後植松被告は鑑定留置されることとなった。その結果，捜査関係者により「殺害計画に沿って合理的に行動しており，心神喪失状態ではなかった」と判断された。すなわち，自己愛性パーソナリティ障害があったものの，動機の了解可能性や犯行の計画性，一貫性などから完全な刑事責任能力を問えるとの鑑定結果に基づき，横浜地方裁判所に起訴された。

　ここで問題となるのは，2月に園から通報を受けた警察官，精神保健課の職員の手続きによって精神科病院を受診し緊急措置入院となったという警察官通報についてである。植松の考え方は「病状」だったのか「思想」だったのか，もし後者であるとするなら措置入院が予防拘禁の危険性がある。本事件を契機に政府は措置入院制度の見直しを表明するとして「相模原市の障害者支援施設における事件の検証及び再発防止策検討チーム」が設置されることとなった。世論の中には，「もし12日で措置入院を

解除していなければこの事件は起きなかった」という，社会の誤った見方や誤解を生じさせている点もあげられる。

　2点目の問題点は，1960年代の知的障害者に対する収容施設施策の加速についてである。政府は「精神薄弱児対策基本要綱」を作成し，それに基づいて施設の建設を推し進めた。その要綱には「知的障害当事者への支援というよりも，扶養義務が課せられた家族への支援を意図したもので，知的障害児に関する施設の拡充強化という項目が示されたという[24]。また知的障害者の医療の精神病院の増床，および遺伝性の知的障害者に対する「優生促進」という障害児・者を収容し隔離するという優生思想的意図が含まれる項目が列挙されていた。こうしてとくに重度障害者の入所が進み，入所者の固定化が促進された。現在の脱施設化の批判対象としての入所施設への批判があげられた（しかし在宅で介護を続ける家族にとっては施設を必要とする人々が存在することも推察できる話である）。

　ただしこうした状況は，生活能力や就労能力が見込まれず，社会における価値がない人だとする一方的な見方をする人々が社会に蔓延する構造を作り出しているとも考えられる。

　おそらくこうした思想を背景として植松の犯行動機となった「障害者は生きていても意味がない」との信念は誕生していったのではないかと考えられる。

　また本事件は許されざる犯行であることもさることながら，匿名性のあるインターネット上で植松の犯行を支持する意見が少なからず見受けられた。社会の中に優生思想や障害者差別が根強く残っていることも明らかとなった。

　植松個人による事件として忘れ去られることがあってはならない事件ではあるものの，個々人が障害者に対する内なる思想を思い返してみることも重要であろう。なおNHKでは「19のいのち」と題した本事件に関するホームページを開設し，一般の人々から広く意見を求めており，一読に値すると思われる[25]。

　精神科病院における処遇についてもみておこう。2017年5月，一人のニュージーランド人の男性が大和病院（神奈川県）で亡くなった。入院形態は措置入院であったが，入院直後より手・足・胴体の身体拘束を受け続け，10日目に深部静脈血栓症（ロングフライト血栓症）により心停止，近医に救急搬送されたが低酸素脳症により死亡したというものである。精神保健福祉法第37条第1項の規定に基づく基準では，「身体的拘束は，（中略）代替方法が見出されるまでの間のやむを得ない処置として行われる行動の制限であり，できる限り早期に他の方法に切り替えるよう努めなければならない」と定めている。またその際の遵守事項として，原則として常時の臨床的観察を行うこと，医師は頻回に診察を行うことが明記されている。

　家族は訴訟を起こしていないためその後の経過の詳細はわからないが，本件は地元ニュージーランドの新聞の第一面に掲載された。また家族は，「ニュージーランドほ

か他の先進国の病院では以前より長期拘束の危険性を認識し，劇的に減少させ排除してきた」と日本の精神医療のありようを批判した。

　2020（令和4）年には神出病院（神戸市）で看護師による虐待事件が明るみに出た。患者を全裸にして水をかける，男性患者同士にむりやりキスをさせる，などといった虐待行為を複数の職員が行っていたという。たまたま加害者の一人が別件で逮捕された際，スマートフォン画像にそれらの行為を保存していたことがわかり，6人の職員が逮捕された（うち3人は実刑判決）というものである。

IV　日本の社会的障壁

A・欠格条項

　欠格条項とは，ある条件をもつ人に対してその資格を与えないと法令で定めていることをいう。例えば破産宣告を受けた者は会社の取締役になることはできない，などがそれにあたる。「障害者に係る欠格条項」とは，身体や精神障害があることを理由として資格や業の許可等を与えない規定のことをいう。すなわち，障害を理由として職業選択に制限が加えられることを意味する。

　欠格条項には「絶対的欠格条項」と「相対的欠格条項」の2つがあり，前者はある事由があると資格は必ず与えないとするものであり，後者はある事由があってもその程度により資格を与えるとするものである。

　精神障害を理由とする欠格条項はかつて数々存在し，例えば公衆浴場法では精神病者は入場することができない，地方条例では公園に立ち入ることができない，といった例があった。また，精神障害を有する人は調理師，理美容師，栄養士，診療放射線技師等になることができないなどの制限も課されてきた。すでにその業に就いていても精神病を患うことによって，免許の取り消しも認められてきた。これは前項において述べたとおり，精神障害者が社会通念上危険であり，無能力者であり，隔離収容の対象であったことと関連しているのは言うまでもない。これも法律上の社会的排除として位置づけられよう。

　1972年に制定された警備業法では，警備業を営む者について，精神病者またはアルコールなどの中毒者に対する資格制限が定められていた。1982年同法は改正され，一般の警備員にも資格制限が導入されている。1984年には風俗営業法にも資格制限が設けられた。さらに道路交通法では自動車運転免許の取得が絶対的に禁止されていたが，これらの理由は明確となっていなかった[26]。

　しかし精神障害者が経済的自立や社会貢献を果たすうえで，絶対的欠格条項は大き

な妨げである。例えば警備業などは対人コミュニケーションを苦手とする精神障害者にとって重要な収入源となり得たと考えられるが，その職に就けないことによって経済的自立を図ることが困難となる。したがって精神障害者（正確には精神科に入通院歴のある者）は障害を非開示として応募するか，就業を断念せざるを得なかった。やや話は逸れるが，履歴書記載をはじめ，非開示による極端なストレスや障害に配慮のない労働は容易に再発を招いたことも予測される。

　何より，明確な理由も示されないまま就けない職があるとの規定は日本国憲法第22条に定められる「何人も，公共の福祉に関しない限り，居住，移転及び職業選択の自由を有する」ことに反するといえる。ただし，この規程には消極目的規制なるものがあり，国民の生命や健康に対する危険を防止・除去・緩和するために課せられている。一方，積極目的規制も存在し，福祉国家の理念に基づいて経済の調和のとれた発展を確保するために社会的・経済的弱者を保護するためになされるものである。

　この消極目的規制に示される国民の生命や健康に対する危険を防止・除去・緩和するという項目から，精神障害者がそのような存在として見なされ続けてきたことが影響していると考えられる。

B ● 欠格条項の見直し

　1999年，障害者施策推進本部は，ノーマライゼーション思想の観点から，「障害者に係る欠格条項」は，障害者が資格等を取得して社会活動に参加し，社会的に自立する道を狭める阻害要因となっていることは否めない，との見解を示した[27]。また，「特に，それぞれの制度の制定時以降，障害に関する医療等の進歩や業務環境・社会環境等の変化には著しいものがある。（中略）現在の社会にふさわしい欠格条項のあり方に向けて見直すことが必要とされてきている」とその着手に向けた考えを示した[27]。これを受け，関係各省庁で管轄する63制度の障害を理由とした欠格・制限等について再検討することを決定した。

　この再検討では，基本的な考え方として，現在の医学や科学技術の進歩，諸外国の状況，社会環境の変化を踏まえ，制度の趣旨に照らしてその必要性を再検討したうえで，必要性の薄いものは廃止するとした。また対処の方針として，①欠格，制限等の対処の厳密な規定への改正，②絶対的欠格から相対的欠格への改正，③障害者を表す規定から障害者を特化しない規定への改正，④資格・免許等の回復規定の明確化，をあげた。

　この見直しに関しては，1998（平成10）年12月に中央障害者施策推進協議会から示された「障害者の欠格条項の見直しについて」を踏まえ障害者施策推進本部が決定し，2002（平成14）年，「障害者等に係る欠格事由の適正化等を図るための関係法律の整備に関する法律」を制定した。その後，各法の改正や条文の追加等によって欠格

条項そのものを撤廃した法律，絶対的欠格条項から相対的欠格条項に移行したもの，絶対的欠格条項のままであるものとそれぞれ存在する。

　巻末に示す表は，1999年当時の資格，業に関する欠格条項である（**資料２**）。また2016年，障害者欠格条項をなくす会がその後の法改正によって変化したものをまとめているので[28]，転載しておく（**資料３**）。

　障害者全般の欠格条項を示した。撤廃されたもの，絶対的欠格条項から相対的欠格条項へと変更となったものが時代とともに増加していることがわかる。このことは，先に述べたとおり，ノーマライゼーション思想や国際障害者年の影響，あるいは国連が2006年に採択し，わが国が2014年に批准した障害者権利条約，障害を理由とする差別の解消の推進に関する法律（障害者差別解消法）（2016年）などから影響を受けてきたと考えることはできる。

　しかしここで２点ふれておかなくてはならないことがある。１点目は，これほどの法改正の数だけ，それ以前に障害を抱えた人々に多くの制限が設けられていたことが示されているということである。職に就くこと，居住地を選択すること，そのほか行きたい場所に出向くなどの権利が保障されてこなかったということを示していることである。精神科デイケアや地域の事業所や作業所を利用していた障害者が，結局のところ，それ以上に自分が望む職業選択を法律が阻み（障壁となって），実現できなかったことを示している。

　確かに精神医療やリハビリテーションの進歩があったとはいえ，これほどの欠格条項の変更が可能であったなら，絶対的欠格条項にすべき根拠がどこにあったのだろうかという疑問は残る。2002年の法制定がなければ，各省庁が欠格条項を見直すことがなかった可能性は高い。

　２点目は，2001～2002年に大幅な欠格条項の改正が行われたが，その流れは緩やか，かつ制限が再浮上していることである。例えば近年，運転免許証の更新が難しくなってきていると聞く。免許試験場内にいる警察官が，薬手帳・病状・通院および入院歴・家族構成などを聞き，一定期間免許の使用ができなくなった事例もある（道路交通法第90条に基づく）。

　すべての職業を網羅することはできないが，このように実質的に欠格条項の対象となっているものはないか，先の障害者差別解消法の理念からも点検が必要であるように思われる。

C ● ハンセン病

　ハンセン病は「らい菌」に感染することで起こる病気である。「癩」の字をあてて「癩病」とも記述される。主として手足の末梢神経の麻痺を起こし，発汗がなくな

る，熱や痛みを感じにくくなるといった神経症状を表し，皮膚が侵されて手足の変形，皮膚には桃，紅，黄褐色の結節ができる。なかには，包帯だらけの姿となる人，他の感染症を併発して化膿により悪臭を放つ。咳やくしゃみによるらい菌の飛沫によって感染する病である。

大谷藤郎[29] によれば，やがて足が立たなくなったり，失ったりしてぶざまな手作りの箱車でゴトゴトと路上を這いまわって物乞いをし，やがて，親しき者にも疎まれて行く所がなくなり群がっては乞食集落の人となり，長い経過の後に死亡するなどのむごたらしい外見のために，前世宿縁の業病，天罰，家系は代々「黒い血筋」などと周囲から気味悪がられていたという。

　かつてらい病と呼ばれてきたこの疾患は，1873（明治6）年にらい菌を発見した医師，ハンセンの名前をとってハンセン病とも呼ばれる。1900年代のわが国では，他の菌（コレラやペスト）と同様に恐ろしい伝染病であると考えられ，1907（明治40）年には「癩予防ニ関スル件」が制定され，各地を放浪する患者の収容が始まった。1931（昭和6）年には「癩予防法」へと引き継がれ，国立療養所が各地に建設されて患者の強制収容が進められていった。このとき，「無らい県運動」も起きている。「無らい県運動」とは，すべての患者をハンセン病療養所に隔離し，在宅患者や浮浪患者をその都道府県から一人も出さないようにする官民一体の運動を指す。

　1953（昭和28）年に「らい予防法」と改正されているが，1947（昭和22）年にはその前年に開発された特効薬であるプロミンがわが国で使用されることとなった。またハンセン病はハンセン菌による感染症ではあるが，免疫学的に特異な感受性をもつ人のみが感染する（すなわち感染性はきわめて低い）ということも明らかとなっていく。

　しかし「らい予防法」では強制隔離の規定が存在し，退所規定が定められなかったという課題を抱えていた。つまり一度療養所に入所すると生涯そこから出ることはできないことを意味していた。なおハンセン病患者は1948年制定の旧優生保護法の対象でもあり，断種手術も頻繁に行われてきたという。

　つまり，戦前戦中戦後を通じてハンセン病は，不治の遺伝病として一生隔離すべきであるとするのが国策とされたわけである。川﨑愛はハンセン病患者への聞き取り，膨大な資料収集によって入所となった患者の経緯，療養所における入所者の生活実態，患者会の誕生などについてふれている。プロミンの使用にもかかわらず，1949（昭和24）年に350床の増床でスタートした計画は，1950年に1,900床，1951（昭和26）年に1,000床，1952（昭和27）年は1,500床，1953年に1,000床というスピードで推進され，5年間のうちに国立療養所全体で3,502床の新規患者を入所させた[30] と述べている。

　入所者の家族も近隣から差別や中傷の対象とされ続けてきた。入所の奨励をされる

と家族は部落から孤立させられたという。菊池恵楓園に入所した患者は1室36畳に18人が定員で，750名の患者に対して医師，看護師らが60名程度であった。入所者は朝から晩まで強制労働に従事し，後遺症が強くなった者，結核で亡くなる者もいたとされる。

　入所者たちも患者会を作り，入所生活の環境改善を求めるようになっていく。1947年に「全国患者連盟」結成が提唱され，1948年に「五療養所患者連盟」が発足した。その後，「全国らい患者協議会」も結成された。

　最終的に「らい予防法の廃止に関する法律」が制定されたのが1996年のことである。その後患者らから弁護士らへの相談によって国に賠償請求を提訴することとなった。これに応じた弁護士は145人に上ったという。

　1999年には，原告からの提訴があり，やがて大きな提訴に広がっていく。同年3月には東京，9月には岡山で同様の提訴があり，全国ハンセン病訴訟弁護団連絡会ができた。支援団体もでき，裁判では患者らの強制隔離の被害の実態やすさまじい人権侵害の様子も語られた。2001年5月，熊本地裁はほぼ全面的に原告側の主張を認める判決を言い渡した。同月，小泉首相（当時）は控訴の断念を表明している。

　また熊本地裁はハンセン病家族訴訟に対して，国家賠償責任を認めた。2019（令和元）年6月29日朝日新聞第1面では，ハンセン病患者に対する国の誤った隔離政策で差別を受け，家族の離散などを強いられたとして元患者の家族561人が損害賠償と謝罪を求めた集団訴訟で，熊本地裁は28日，国に総額3億7,675万円の支払いを命じたと伝えている。安倍首相は控訴をしない意向を発表し，原告に陳謝した。

　ハンセン病療養所は今なお全国に13カ所残っており，入所者の平均年齢は2020（令和2）年現在，86.3歳である。

D • 旧優生保護法，強制不妊手術

　優生学とは，人類の遺伝的素質の悪化を防ぎ改善を図ることを目的とする学問であり，1883年，イギリスの遺伝学者ゴルトン（Galton, F.）によって初めて提唱されたものである。

　その優生学を近代的な科学であるとして戦時中に国民優生法は作られ，旧優生保護法として1948年に施行された。とはいえ，国民優生法は「遺伝性疾患」をもつ者に限定して優生学的理由による不妊手術を認めたものであったが，本人の同意なしに不妊手術を行うことを認めてはいたものの実施されることはなかった。

　旧優生保護法の目的は，その第1条に「この法律は，優生学上の見地から不良な子孫の出生を防止するとともに，母性の生命健康を保護することを目的とする」の2つが示された。また第3条では，「医師は，（中略），本人の同意並びに配偶者（中略）があるときはその同意を得て，任意に，優生手術を行うことができる」とされ，さら

に第4条では「医師は，診断の結果，別表に掲げる疾患に罹つていることを確認した場合において，その者に対し，その疾患の遺伝を防止するため優生手術を行うことが公益上必要であると認めるときは，前条の同意を得なくとも，都道府県優生保護委員会に優生手術を行うことの適否に関する審査を申請することができる」と定められていた。つまり同委員会の審査を通過すれば，本人の意思とは無関係に断種手術を実施できるということを認めていた。

　旧優生保護法は，女性の生命健康の保護としつつも戦後のベビーブームによる人口管理政策という考えを背後にもちつつ，併せて優生政策とをセットにした法律であると考えられる。別項で述べたハンセン病患者にも戦前より人工中絶が行われていたが，旧優生保護法第3条では本法の対象となっている。1952年には，非遺伝性の精神病患者，精神障害者もその対象となっていた。

　戦後まもなくわが国は，第一次ベビーブームを迎え，人口を抑制する必要に迫られていた。このため人工妊娠中絶と避妊の指導を述べているが，むしろ優生政策（強制不妊手術）のほうが強調されてきた。言い換えれば，「子どもの数を減らすが健康な子どもだけが生まれるようにする」という目的である。優生保護法では，優生手術を「生殖腺を除去することなしに生殖を不能にする手術」と定めていたものの，規定外のX線照射や子宮摘出が女性障害者に対して実施されている。ただしこの違法行為は黙認され続けた。

　また優生手術の実施は国によってますます拍車がかかるようになっていく。優生手術の費用は全額国の負担とされ，厚生省（現・厚生労働省）は1949年，「やむを得ない場合は体を拘束したり，だましたりして手術を受けさせることも許される」とする局長通知を都道府県に出している。さらに1957（昭和32）年には「手術数が予算上の件数を下回っている」と指摘し，「都道府県によって件数が極めて不均衡」として一覧表を示し，「啓蒙活動とご努力により成績を向上せしめ得られる」などとした[31]。

　本法は1996年に母体保護法に改正され，優生思想に基づく差別的な規定を削除するに至ったが，この間，対象となった障害者数は少なくとも1万6,475人に上る。2018（平成30）年，宮城県の女性が憲法違反であるとして国に謝罪と慰謝料を求めて仙台地裁に提訴した。しかし請求は棄却された。民法上，20年以上経過した不法行為は権利が消滅するというのがその理由である。また2020年11月現在，全国で25名が同様に提訴をしている。

　米津知子[32]は優生手術に関して2つの示唆に富む発言をしている。1つは障害をもつ子が生まれることが否定されてしまった歴史は，障害のない人にも不安を与えているという点。健康な子どもを産んで育てるのは女性の責任であるという考え方は今も根深くある。子どもを産まない女性や子どもが障害をもった女性は少し低く評価されてしまう。そこに障害の不安が重なると，障害のない子を選んで産みなさいという

圧力になり，とくに女性を苦しめている。

　もう1つは，「障害をもつのは不幸」「障害者が子どもをもつはずがない」といった偏見が今も強いという点。国は旧優生保護法は間違っていたと認め，きちんと謝罪と補償をしてほしい。それを伝えていけば多くの人が，自分たちも間違ったことを長年受け止めてきてしまった，あのことは間違っていたのだとわかる人が増えてくるかもしれない。

　法制による社会的障壁は同時に，意識上のバリアに大きく影響を与えるものである。

E ● 保健体育の教科書等（精神障害者への理解に向けて）

　人権教育，メンタルヘルスに関する正しい理解は学校教育の中で扱われる必要がある。

　筆者が関与したことのある「精神保健福祉領域で活動するボランティア養成講座」の受講者の声でもっとも多かったのは，講座を受けるまで精神障害や精神障害者に関して学ぶ機会は皆無であったというものであった。精神障害者に対する偏った見方や無関心は，中高教育の中において正しく学ぶことを通じて軽減することが重要であるといえよう。

　1969年に定められた『中学校学習指導要領』[33] をみてみると，その第2章第7節「保健体育」の［保健分野］2-（6）に「精神の健康」の項目がある。ここでは，精神の発達と生活における適応障害や精神障害の概要について知らせ，健康な精神生活について理解させるとの記述が見受けられる。ここでは3つのポイントが示されており，ア）精神の発達─知能の発達と個人差，情緒や社会性の発達と男女差・個人差についての大要を知ること，イ）精神の障害─悪い習癖や非行などの適応障害ならびに精神病，神経症などの精神障害についての大要を知ること。また精神薄弱（ママ）についても知ること，ウ）健康な精神生活と心身相関─中学校生徒の欲求と行動の特性を知り，自分や他人をよく理解し，悩みや不安の解消を適切にし，生活に目標をもち，よい生活態度と習慣を身につけることの重要性について理解するとともに，精神の健康が身体の健康に深い関係があることを知り，健康な生活を送ることができるようになること，としている。

　ところが1977年の文部省告示にある精神の健康については，心身の発達について理解させる，と示されてはいるが，精神病，神経症などの理解の項目は削除されている。

　一方，『高等学校学習指導要領』に目を向けると，1970年には，第2章第5節「保健体育」において，保健-（2）に「精神の健康」と題して，精神機能，欲求と適応および精神障害について理解させるとして，「ウ）精神障害と健康な精神」におい

て，主な精神障害，心身相関，健康な精神生活の理解をあげている[34]。ところが1978（昭和53）年の『高等学校学習指導要領』で同じ項目をみると，心身の機能，健康と環境，職業と健康，集団の健康にふれているものの，精神障害の項目は削除されている[35]。その次の改訂においても中学校の指導要領では精神障害の理解に関する記述はなされていない。高等学校については，かろうじて，「（ウ）精神の健康」についてふれてあるのみである。つまり，学校教育の中では「精神疾患」および「精神障害」について学ぶ機会は皆無であったといえる。

　なお2022（令和４）年度，文部科学省は40年ぶりに高校保健体育の教科書に精神疾患に関して記述する旨の学習指導要領を出すこととした。このことは偏見の解消や精神科疾患の早期発見につながるかもしれないが，同時に，この40年間を生きた精神障害者には厳しい社会のまなざし（あるいは精神科疾患に対する無関心）が向けられていたという解釈も存在する。

F ● 人権侵害としての施設コンフリクト

　ここまで述べてきたように精神障害者は，歴史的にも制度上（例えば長期入院や欠格条項など）でも，そして地域住民や国民の多くからも「偏見や差別」「無知や無関心」などの社会的障壁にその生活を阻まれてきた。マスコミ報道による入通院歴の記述に基づく誤った見方の定着も精神障害者に対するステレオタイプを作り上げてきた。直接関係性を保つ機会が少なかったことと無関係ではなかったであろう。

　ここでは精神障害者が社会生活を送るうえで重要な存在である施設コンフリクトについてまとめておく。コンフリクトとは，一般に双方の間で「衝突」や「不一致」が起こり，互いが対立する状態のことを指す。このうちとくに「施設コンフリクト」とは，社会福祉施設を新しく建設しようとする際に地域住民や地域社会が強く反対することをいう。

　コンフリクトの原因は，「**本質的コンフリクト**」―意見や意思決定に関するものとして，判断の相違，意見の相違，解釈の相違から生ずる場合と，「**感情的コンフリクト**」―感情的なものとして，態度が気に入らない，感情的に受け入れられない，憎悪，などを根拠としたもの，といった２つが存在する。施設と地域住民の間に生ずるコンフリクトにより，障害者が地域で暮らす場，活動する場，集う場の建設が頓挫してしまったり，開設が遅れてしまったり，条件つきでの建設に至ったりした施設も少なくない。

　ひとくちにコンフリクトといっても，廃棄物処理場の建設や工場の建設に対する反対も耳にする。しかしここでいう施設コンフリクトは，「障害者の地域生活の場」を作ることへの感情的コンフリクトである。長い入院生活を送ってきた精神障害者が

「グループホームに入居して地域生活を送る」「職業に就くための訓練を行う」「孤立しがちな人々が集う」といったことは，精神障害者にとって人間らしい生活を送るうえできわめて重要なことであるが，施設コンフリクトは言い方を変えると，地域住民が「障害者は日常生活をしてはならない」という人権侵害を侵しているともいえる深刻な問題である。

　多くの人は障害者が社会生活を送るということに反対しない。しかし自分の住むところにその施設が作られることには反対（not in my back yard；**NIMBY**）とする考え方は少なくない。「施設ができることで子どもたちに何かあったらどう責任を取るか」「清閑な環境を買ったのに地価が下がる」といった反対の声が地域住民から投げかけられる現象が起こる。

　やや古い調査結果ではあるが，**大島巌**は施設を地域に定着させ，コミュニティづくりを意識した施設側の地域への働きかけとして，①地域住民との間にトラブルが起きないように配慮すること，②住民のニーズに合致した働きかけをすること，③施設の公開性を高め，地域のなかで民主的な運営を目指すこと，④地域社会における一般的な人間関係形成，⑤論理的に筋道を立ててきちんと説明していくこと，が施設側の姿勢として大切であるとしている[36]。

　野村恭代は2000年代以降の施設コンフリクトの研究から，コンフリクト発生から合意形成に至るプロセスについて，施設と地域住民の間に仲介者が存在することが重要であることを示唆している。また施設コンフリクト発生から合意形成に至るプロセスの選択によっては，コンフリクト発生以前にはみられなかった地域住民と施設との関係性が形成され，一度形成された関係性はその後トラブルなどが発生したとしても，壊れる可能性はきわめて低いと指摘している[37]。

　A県B市に精神障害者就労継続支援B型の施設建設が決まった。施設長はさっそく予定地の隣に住む町内会長に説明会の実施を依頼する。しかし町内会長はその申し出を断り，自分たちに時間をくれと頼み込んだ。その後まもなく町内会長から会員から建設の了解を得たとの報告があった。のちにわかったことであるが，町内会長は副会長と共に他の障害者施設を見学し，町内会において説明を行い会員の承諾を得たという。このとき出された条件は一つ。施設ができたら必要に応じて会議室を貸してほしいというものであった。施設建設後，町内の人たちはその会議室で雑談をしたり，利用者との交流を図ったりした。施設側も町内会に所属し，会議に出席して定例のゴミ拾いを行った。夏まつりには駐車場を開放した。施設と地域住民の交流は今も続いている。町内会長は防波堤の役割を果たしたのであった。

　コンフリクトを乗り越え，そのコミュニティ内に施設も共にあること，地域住民と，地域住民としての精神障害者が日常的な接触体験を重ねていくこと，こうした地道な活動が精神障害者の権利を回復していくことにつながっていく。

　また偏見には，ミクロレベル・メゾレベル・マクロレベルがあるとされる。ここま

で述べたコンフリクトは，メゾ（グループ組織や地域住民）レベルにおける偏見といってよい。

　メゾレベルで起きている偏見は当然ながら，個人や家族，小グループを含むクライエントの人権保障や人権侵害につながり，自己実現や自己実現の機会を奪われている状況を生み出す。こうしたメゾレベルの偏見はそれら個人や家族（ミクロレベル）の力を奪い，社会的孤立と自己肯定感を減少させてしまう危険性を秘めているといえる。

　さらに個人や家族が安心して暮らせる場，活動できる機会を広げていくためにはマクロレベルによる働きかけが求められる。障害者を正しく理解する取り組み，すなわち社会全般の変革を指している。コミュニティと国家，国際システムであり，政策や制度を含む。差別，抑圧，貧困，排除等の社会不正義をなくすために差別の解消に社会制度の改革が必要となってくる。

　精神保健福祉士は，自らがかかわる施設やコミュニティだけに目を向けるのではなく，ミクロレベルやメゾレベルでの課題が，偏見や差別，雇用問題，法律や制度等といった社会構造の歪みによって生じている危険性を認識することが必要となってくる。

Ｇ ● アルコール・薬物問題の取締法と刑罰の優先

　わが国では厳しい取り締まりにより薬物の乱用を防いできた。一方で，薬物依存症者の回復支援はさほど進んでいない現状がある。このようななか世界中で成果を上げているのが，**ハームリダクション**（harm reduction，被害の低減）である。ここでいう被害とは健康被害・社会的被害・経済上の悪影響などを指す。

　このアプローチはカナダ最大の都市トロントをはじめ，オーストラリア，欧州などで2000年以降より実施されているが，違法薬物を使用し続ける人はその負い目から自ら助けを求めにくいという特徴がある。そこであえて薬物を使用できる場所を用意し（薬物を使用するしないにかかわらず），それをきっかけとして困り事を聞き出して必要な支援につなげるという新しい手法である[38]。

　カナダにおいても違法薬物の使用は犯罪であるものの，薬物法例外条項によって，この場で薬物を使用している場合逮捕されないこととなっている。なおハームリダクションアプローチには，公衆衛生と基本的人権の強いコミットメント（誓約）を基盤としているとする。たとえ薬物依存症者であっても基本的人権を守り，「薬物のコントロールと予防対策」の名目で彼らの尊厳と基本的人権をスティグマや偏見によってないがしろにすることは許されないとする考えに基づいている。

　もともと薬物使用に対しては「厳罰主義」がとられてきた。しかし違法薬物の消費量は増加し，死亡者，疾病（例えば注射の使いまわしによる HIV），暴力などの問題

が急増することとなった。薬物依存症者の多くはアルコール依存症者と同様に，薬物等を使用することに対して強い負い目をもっている。このため隠れてその危険性もある程度認識しながら使用する。

2014年，WHOはHIV予防と治療ガイドラインによって規制薬物使用を非犯罪化して受刑者を減らすよう求めた。この流れのなかでハームリダクションは進んでいくこととなる。またこのアプローチによって違法薬物使用者へのカウンセリングが可能となり，住居や食糧の提供などによりその数は減少に転じていった。

わが国の対応策はどうであろうか。2016年には「刑の一部執行猶予」の制度が実施され，初犯者には保護観察所等による支援を提供するシステムが始まった。しかしながら，有名芸能人など，度重なる薬物使用者に向けられるまなざしは非常に厳しい。「もはや復帰は無理」「意思が弱い」などとして，一様にスティグマが向けられる。また度重なる薬物使用者には実刑判決が下される。

薬物依存症は精神科疾患の一つである。したがって司法の判断よりも治療的な介入が求められるはずである。日本はまだこのような考え方が十分に浸透しているとは言い難い現状にある。小林桜児は，アルコールや医療を通して回復が期待されるが，覚せい剤のアディクトは専門医療につながるチャンスを逃して逮捕されてしまうと，刑罰を用いて「更生」が期待されることとなるが，なぜか覚せい剤のアディクトだけは使用するだけで逮捕され，社会的に「更生すべき犯罪者」という烙印が押されることになる[39]，と批判している。

H • 自己責任論と受療への障壁

私たちは，疾患を選ぶことはできない。また好んで病気になりたいと考える人もいない。身体疾患もそうであるが精神疾患も同様である。しかし精神疾患については，これまで記述したように罹患した本人も周囲も十分な理解をもっているとは言い難い現実がある。市場原理（競争原理）の導入によって，労働時間は大幅に増加し，職場の同僚はライバルであり，顧客からのクレームや仕事上のミスなどへの対応など，合理性と効率性，費用対効果が求められる時代にある。

このような状況にあって仮にうつ病に罹患した場合，旧来から「健康で仕事ができる人」が理想の人間であり，雇用側は，本人の性格であるとか，日常生活のリズムに対して自己責任を果たせない人間であると個人の問題に帰す場合が少なくない。うつ病等の場合，十分な休息を必要とするが，企業から切り捨てられるということすら起こり得る。

『令和2年版自殺対策白書』[40]によれば，その数値は2019年度より減少傾向にはあるものの，年齢別では50代が3,435名（17.0%）ともっとも多く，次いで40代が3,426

名（17.0％）と，合わせると全体の34.0％を占めている。被雇用者は8,163名に上る。また動機が特定できるものについては，健康問題が9,861名ともっとも多い。また健康問題のうち，9割はうつ病であった可能性が高い，との報告もある。

　一方，被雇用者は雇用側のこうした対応に抗うことはできるだろうか。業務における強い心理的負荷による精神障害を理由とする自殺による死亡（『令和元年版過労死等防止対策白書』[41]による定義）も問題となっているように，多少の抑うつ気分や心身の不調に対して安心して受療することが難しいことは容易に推察される。短期間ならまだしも，比較的長期にわたって療養を必要とする精神疾患の場合，その期間が長くなるほど復職の可能性は厳しくなることを心配する者が少なくないことも予測できる。

　厚生労働省は過労死等の防止のための対策として労働施策基本方針を示している。具体的には，長時間労働が行われている事業場に対する監督指導といった長時間労働の削減に向けた取り組みの徹底，精神障害に関する労災支給決定（認定）が行われた場合，本社事業場に対してメンタルヘルス対策に係る指導を実施，過労死等に結びつきかねないハラスメント事案が生じた事業所に対し再発防止のための取り組みを指導する，などをあげている。

　しかし，本章で記述してきたとおり，わが国が従来からもつ健康神話やメンタルヘルスに関する正しい理解，そのための学校教育での知識の普及啓発などを総合的に展開しないかぎり，これらへの対応は難しいと考えられる。

引用文献

1) モバイル政府広報オンライン. 2010. https://www.gov-online.go.jp/k/index.html
2) 中川喜代子：偏見と差別のメカニズム. 明石書店, 1998, pp.28-29.
3) リチャード・ワーナー著, 西野直樹, 中井久夫監訳：統合失調症からの回復. 岩崎学術出版社, 2005.
4) 広田伊蘇夫：立法百年史；精神保健・医療・福祉関連法規の立法史. 批評社, 2004, p.76.
5) 広田伊蘇夫：前掲書. pp.4-5.
6) 広田伊蘇夫：前掲書. p.14.
7) 広田伊蘇夫：前掲書. p.84.
8) 山下　格：精神医学の栞. 丸善札幌出版サービスセンター, 2006, pp.76-78.
9) C. W. ビアーズ著, 江畑啓介訳：わが魂にあうまで. 星和書店, 1980, pp.239-249.
10) 八木晃介：障害者差別思想の系譜. 新日本文学, 7：64, 1975.
11) 日本精神科看護技術協会：大きく翔る；協会史. 日本精神科看護技術協会, 1989.
12) 岡上和雄, 大島　巌, 荒井元伝編：日本の精神障害者；その生活と家族. ミネルヴァ書房, 1988, p.7.
13) 仙波恒雄, 矢野　徹：精神病院；その医療の現状と限界, 星和書店, 1977, pp.71-78.
14) 岡上和雄, 大島　巌, 荒井元伝編：日本の精神障害者；その生活と家族. ミネルヴァ書房, 1988, pp.25-26.
15) 滝沢武久：精神保健福祉への展開. 全家連保健福祉研究所　相川書房, 1993.
16) 滝沢武久, 岡上和雄監：精神障害者の地域福祉. 相川書房, 1997, p.9.
17) 八木剛平, 他：日本精神病治療史. 金原出版, 2003, pp.168-169.
18) 高畑　隆：精神保健福祉領域における制度外の民間活動. 精神障害とリハビリテーション, 4（2）：110-116, 2000.
19) 浅野弘毅：精神医療運動史. 批評社, 2018, pp.152-153.
20) 日本精神神経学会理事会：精神病院に多発する不祥事件に関連し, 全会員に訴える. 1969. http://www.arsvi.com.1900/691220.htm
21) 仲アサヨ：精神病院不祥事件が語る入院医療の背景と実態；大和川病院事件を通して考える. 生存学研究

　　センター報告, 11：167-195, 2010.

22）精神保健福祉研究会監：四訂精神保健福祉法詳解. 中央法規出版, 2016, pp.20-24.

23）阿部芳久：障害者排除の論理を超えて. 批評社, 2020, pp.16-19.

24）阿部芳久：前掲書. p.27

25）19のいのち；障害者殺傷事件. 2020. https://www.nhk.or.jp/d-navi/19inochi/voice.html

26）全国精神障害者家族会連合会欠格条項に関する研究会編：精神障害者の欠格条項. 1995, p.32.

27）総理府障害者施策推進本部担当室：「障害者に係る欠格条項の見直しについて」（障害者施策推進本部決定）の概要. ノーマライゼーション：障害者の福祉, 19, 1999.
　　https://www.dinf.ne.jp/doc/japanese/prdl/jsrd/norma/n219/n219_03-01.html#D03-01

28）障害者欠格条項をなくす会　もうやめよう！あれもダメ！これもダメ！
　　https://www.dpi-japan.org/friend/restrict/shiryo/data/data2016.html

29）大谷藤郎：現代のスティグマ. 勁草書房, 1995, p.18.

30）川﨑　愛：ハンセン病は人に何をもたらしたのか；ハンセン病療養所の創設から現代まで. 流通経済大学出版会, 2020, pp.58-59.

31）朝日新聞：（社説）強制不妊手術 救済に向け調査を急げ. 2018年2月21日朝刊.

32）NHK 福祉情報サイト ハートネット：旧優生保護法ってなに？　2018.
　　https://www.nhk.or.jp/heart-net/article/53/

33）文部省：中学校学習指導要領. 1969.
　　https://erid.nier.go.jp/guideline.html

34）文部省：高等学校学習指導要領. 1970.
　　https://erid.nier.go.jp/guideline.html

35）文部省：高等学校学習指導要領. 昭和53年（1978）改訂版, 1978.
　　https://erid.nier.go.jp/guideline.html

36）大嶋　巌：新しいコミュニティづくりと精神障害者施設；「施設摩擦」への挑戦. 星和書店, 1992, p.292.

37）野村恭代：精神障害者施設における施設コンフリクトの実態. 社会福祉学, 53（3）：70-81, 2012.

38）NHK 福祉情報サイト ハートネット：薬物をやめることより「支援につながること」を重視. 2020.
　　https://www.nhk.or.jp/heart-net/article/331/

39）小林桜児：人を信じられない病；信頼障害としてのアディクション. 日本評論社, 2016, pp.193-196.

40）厚生労働省：令和2年版自殺対策白書. 日経印刷, 2020.

41）厚生労働省：令和元年版過労死等防止対策白書. 勝美印刷, 2019.

第
3
章

第4章

精神障害者の生活実態

この章で学ぶこと

- （I）精神科医療の特異性
- （II）家族
- （III）社会生活

I 精神科医療の特異性

A 医療法と精神保健福祉法

　わが国における精神科医療は，上位法である「医療法」と特別法である「精神保健及び精神障害者福祉に関する法律」（精神保健福祉法）による二重拘束性を有する特殊な状況に置かれている。精神保健福祉法は，精神障害者の医療および保護を行い，「障害者の日常生活及び社会生活を総合的に支援するための法律」（障害者総合支援法）とともに，精神障害者の社会復帰，自立と社会経済活動への参加の促進のために必要な援助を行い，精神疾患の発生の予防や国民の精神的健康の保持および増進に努めることによって，精神障害者の福祉の増進および国民の精神保健の向上を図ることを目的とした法律である。これは，医療法に基づく一般医療とは区別して特別に定められた法律であり，一般医療に比して精神科医療の後進性や特異性は，このように2つの法律が別建てで講じられていることが要因の一つであるといわれている。精神保健福祉法はその名のとおり，医療のみならず保健や福祉まで包含しようする複合法として存在してきたものの，実態としては保健や福祉に関する分野をカバーするには至らないまま，精神科医療の中では上位法であるはずの医療法よりも優位に存在するなど，精神保健福祉法が精神科医療に与えている影響は計りしれない。その最たるものが，後にふれる「強制入院」や「隔離・身体拘束」に代表される，いわゆる「強制医療」であろう。

1 精神保健福祉法における入院形態

　精神保健福祉法では，精神障害者に対して適切な医療や保護が提供できるよう，数多くの規定が定められている。とくに，本法における「入院」については精神科以外の医療を規定する医療法とは完全に区別されており，時として本人の意思に基づかない強制的な医療行為が認められるなど，この法で保障された「強制入院」こそが，他の医療には存在しない精神科医療の特異性を表しているといえる。では，強制入院とは何を指すのだろうか。以下に現在の精神保健福祉法で規定されている「入院形態」を示す。

1 任意入院

　本人の「同意」に基づく入院であり，一部の場合を除いて（病状によっては時限を設けた「退院制限」ができる）は本人の申し出により退院もできる。人権擁護の観点からは，この任意入院がもっとも望ましいとされる入院形態であるが，実際は全体の

53.5%にとどまっている[1]。残りの46.5%，つまりは半数近くは強制入院であり，これがわが国の精神科医療の実態である。

2 医療保護入院

　医療保護入院は，本人の同意がなくても家族等（配偶者，親権者，扶養義務者，後見人または保佐人）のうち，いずれかの者の同意があり，精神保健指定医1名の診察の結果，精神障害者であり，かつ医療および保護の入院の必要があり，任意入院が行われる状態にないと判定された場合に適用される入院形態である。入院患者全体の実に45.4%がこの入院形態での入院を余儀なくされている[1]。医療保護入院は，本人が退院を申し出たとしても，主治医の許可がなければ退院することのできない強制入院であり，精神科救急や精神科急性期医療に特化した精神科病院では，任意入院よりも医療保護入院者をより多く受け入れている実情もある。

3 応急入院

　精神疾患や精神障害のため医療および保護の必要性があるが，本人の同意による入院が行われる状態にないと精神保健指定医によって判断された者について，家族等の同意が得られないが直ちに入院の必要性がある場合に適用される入院形態である。都道府県知事が指定した応急指定病院の管理者は，その者を72時間に限って入院させることができるとされている。この入院の場合には，72時間後は退院もしくは他の入院形態に切り替える必要がある。

4 措置入院，緊急措置入院

　措置入院とは，精神疾患や精神障害があり，かつ入院して治療を受けなければ自分を傷つける，あるいは他人に害を及ぼすおそれ，いわゆる「自傷他害のおそれ」があると認められた場合に限り，都道府県知事（政令市長）の権限によってなされる強制入院である。知事（市長）の診察命令による2人以上の精神保健指定医の診察結果が一致して入院を要すると認められたときに適用されるなど，医療保護入院よりも厳格な要件が課せられている。緊急措置入院とは，正規の措置入院の手続きがとれず，しかも急速を要するとき，精神保健指定医1人の診察の結果に基づき知事（市長）の決定により72時間を限度として行われる入院である。2016（平成28）年に起きた「相模原障害者施設殺傷事件」が1つのきっかけとなり，これら措置入院に関しては運用の適正化および退院後の支援を強化すべく，2018（平成30）年に「措置入院の運用に関するガイドライン」が発出された。自治体，医療機関，警察などは，このガイドラインにのっとった適正な措置入院の運用が期待されている。この相模原障害者施設殺傷事件がある種の契機となってガイドラインが発出されたこと自体は否定できないものの，措置入院はあくまでも医療として行われるものであって犯罪予防が目的ではない

ことには留意したい。また，精神障害の「重症度」はこれらの入院形態と必ずしも相関しないという事実も十分に考慮すべき事項である。

2 強制入院とその治療

　精神科病院での治療といえば，薬物療法や精神療法が主流であるが，電気けいれん療法や経頭蓋磁気刺激療法などの身体療法，作業療法やSST（social skills training，社会生活技能訓練），心理教育等に代表される精神科リハビリテーション，デイケアや就労支援に代表される社会療法など，多様な職種が各々の専門性を発揮しながらチームでその治療や支援にあたっている。前述したように，精神保健福祉法で規定されている5つの入院形態の中で，任意入院以外の4つはすべて本人の意思に基づかなくても入院させることができるという「強制入院」であり，全体の半数近くはこれら非自発的入院であるわが国の現状を踏まえれば，ここで展開される治療や支援はとくに重要である。ことに医療保護入院においては入院期間の長期化が社会問題となってきた歴史があり，長期入院者や社会的入院者の退院支援や地域移行は国家的課題であるとされている。このため，2013（平成26）年法律第47号で改正し，2014（平成27）年から施行された精神保健福祉法では，精神科病院の管理者に医療保護入院者の早期退院に関する措置を講ずる義務が新たに課せられた。ここでとくに注視すべき改正のポイントを3点示す。

1 退院後生活環境相談員の選任

　医療保護入院者の退院後の生活環境に関する相談および指導を行う者（精神保健福祉士等）を入院後7日以内に選任しなければならず，この「退院後生活環境相談員」は医療保護入院者の退院後の生活環境に関し，医療保護入院者およびその家族等からの相談に応じ，早期退院に向けて多職種や関係機関と連携し，退院への取り組みに向けて中心的役割を果たすことが期待されている。この退院後生活環境相談の72%は精神保健福祉士が選任されている[1]。

2 地域援助事業者との連携

　入院者本人や家族からの相談に応じ必要な情報提供等を行う地域援助事業者（相談支援事業者等）を紹介することが努力義務として規定された。しかし，実際には地域援助事業者の紹介状況は個々の医療機関によって差があり，同様の630調査の結果では，医療保護入院患者（延べ数）に対して地域援助事業者と連携した割合は約16%にとどまっている[1]。

3 医療保護入院者退院支援委員会の開催

　医療保護入院者の退院支援や地域移行を促進していくために，「医療保護入院者退

院支援委員会」の開催が義務づけられた。精神科病院において医療保護入院者の入院の必要性について審議する体制を整備するとともに，入院が必要とされる場合の推定される入院期間を明確化し，退院に向けた取り組みを審議することで，病院関係者の退院促進に向けた取り組みを強化するために設置された委員会である。本委員会には患者本人が参加することが「望ましい」とされているものの，実態はまだ厳しい状況にある。630調査によれば，本委員会への患者本人と家族の参加率はともに約45％であり，地域援助事業者については約9％と非常に低い数字となっている[1]。

　このように，医療保護入院者へは入院時から精神保健福祉士等の専門職が積極的にかかわることで，一日も早い強制入院からの脱却および本人の意思に基づく医療への切り替えを目指し，そして新たな長期入院（ニューロングステイ）を防止するという観点が法律に加わったことは画期的なことである。精神保健福祉法の前身とされる「精神病者監護法」が1900（明治33）年に成立して以降，幾度となく本法は改正を重ねてきているが，近年ではそのたびに「福祉」の領域が加味され，それに関する規定や実務が拡大してきている。本法の正式名称が「精神保健及び精神障害者福祉に関する法律」とあるように，それがいくつもの対象と目的を含むことが「複合法」と呼ばれてしまうことのゆえんであり，それは医療だけではなく保健や福祉等も入れた広大な守備範囲を取り扱っていることが要因である。しかしながら，これら退院支援に関連する福祉の業務は，法で規定しなくても従来から精神保健福祉士が負ってきた役割であり，精神保健福祉士が果たさなければいけない職責でもある。精神保健福祉士はその自覚をもち，強制入院下における「権利擁護」の意識をよりいっそう強くもっていかなければならない。

B 精神科特例とは何か

　「医療法」は，医師法，歯科医師法，保健師助産師看護師法等とならび，医療の提供体制を定める法律としてわが国の衛生法規の根幹を成すもので，1948（昭和23）年に医業を行うことのできる施設としての病院や診療所等について定める医療施設に関する基本的な法規として制定された。医療法の目的は，医療を受ける患者の利益の保護と，良質・適切な医療の効率的な提供体制の確保を図ることであり，国民の健康の保持に寄与することとされている。前述した「強制入院」以外に精神科病院の特異性を表す材料として，1954（昭和29）年にこの医療法（昭和23年法律第205号）で規定された「精神科特例」をあげることができる。この特例では，精神科病院を「特殊病院」と規定し，医師の定数は一般病院の3分の1，看護師数は3分の2で可としたものであり，制定後はさまざまな形で不要論や撤廃論が叫ばれながらも現在に至るまで継続している。2000（平成12）年の第4次医療法改正で精神科特例の見直しが行われたものの，100床を超える大学病院と総合病院の精神科病床以外に基準値の変更はな

かった。また，本改正における是正対象は公的病院に限られていたため，全体の精神科病院の８割は民間病院が占めるわが国の精神科医療においては大きな変化は望めなかった。大学病院や総合病院などの精神科では，一般病院と同等，すなわち患者対医師の数が48対１から16対１に，患者対看護師数が６対１から３対１に是正されたものの，精神科病院では，医師数は従来どおりの48対１，看護師数が６対１から４対１に変更になったのみであった。この精神科特例の存在こそが，精神科医療の発展を遅れさせ，宇都宮病院事件などに代表されるような精神科病院内で起こる度重なる人権侵害の一要因になっているとする意見も多く，撤廃論はいまでもまことしやかにささやかれているが，現段階では廃案や改正の動きはない。

1　精神科特例の課題

　では，この精神科特例はどうして廃止にできないのだろうか。この根本的な問題の本質はわが国の精神科病床数の多さにある。およそ33万床の精神科病床の削減なくして精神科特例の撤廃はあり得ない。現在，その33万床の精神科病床に約29.5万人が入院しているが，この病床や入院患者数を削減せずに，一般病院と同じ配置基準を当てはめたならば，当然ながら医師や看護師等の増員が必要になる。もし，一般病院と同等程度の配置基準を求めるのであれば，専門職の数を大幅に増員しなければならないという新たな課題と直面することになる。それを避けるためには，地域の「受け皿」を中心とする障害福祉サービスや介護保険サービスなどをさらに拡充し，病床と入院者数を大幅に削減するための対策を講じる必要がある。すなわち，この精神科特例の廃止という課題は，精神科病床の削減や長期入院者，社会的入院者の解消という国家的課題と相互にリンクし合い，すべてが重なり合って複雑な問題となっている。したがって１つを解消しても解決にはならず，精神科の抱える課題を総合的にとらえていく広い視野が必要である。

C　日本の精神科病床数

　医療施設の病床数をみると，全病床数は 164万1,468床であり，病床の種類別にみると，「一般病床」は89万712床（病院の全病床数の57.6%），「精神科病床」は 32万9,692床（同21.3%），「療養病床」は31万9,506床（同20.7%）である。また，人口1,000人当たりの精神科ベッド数を他の先進諸国と比べると，圧倒的に日本の精神科病床は多い。この状況がきわめて特異であることは**図4-1**からも明らかである。

　2004（平成16）年，厚生労働省は2015（平成27）年までに精神科病床の約２割にあたる７万床を削減するという目標を掲げたが，実際には１万床程度の削減しかできなかった。背景には，退院後の住居などの地域の受け皿の未整備，診療報酬制度を含む精神科病院のあり方の改革が進まなかったことなど，つまりは病床削減による精神科

図4-1 ◆ 精神科病床数（諸外国との比較）

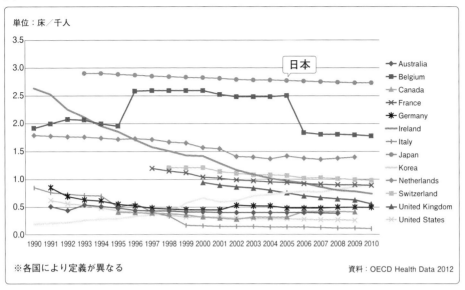

単位：床／千人

※各国により定義が異なる

資料：OECD Health Data 2012

資料　厚生労働省：第8回精神障害者に対する医療の提供を確保するための指針等に関する検討会　参考資料. p.2, 2014.

病院の減収に対する手立てを講じられなかったことが政策の失敗の大きな要因と指摘されており，依然として精神科病床の削減はわが国の喫緊の課題となっている。

1 日本の平均在院日数

「平均在院日数」とは，患者が精神科病床に平均で何日間入院しているかを表す指標である。患者の疾病や重症度により日数には大きな違いがあるため，単純に数の大小で医療の善し悪しを判断することはできないが，質の確保と医療の効率化，機能分化がなされているかについての一定程度の目安にはなる。また，在院日数が短縮している場合は，地域の医療機関などと連携しながら効率的に治療を行っていると考えられている。日本の「精神科病床」における平均在院日数は，2014年で「281日」と年々減少傾向にはある（**図4-2**）。

「3カ月」以内での在宅復帰が求められる「精神科救急病棟」や「精神科急性期病棟」，高齢者や長期入院者が多く入院している「精神科一般病棟」や「精神療養病棟」では，両者でその日数が大きく異なることには注意が必要であり，前述したように平均在院日数はその精神科病院の特徴や特性を図るための指標とはなり得るものの，その日数のみで病院の質や善し悪しを判断することは危険である。また，諸外国と比べると日本の日数は圧倒的に長くなっている事実を看過することはできないものの（**図4-3**），精神科病床の定義が諸外国と異なる点においては国際比較には意味をもたないとする意見も多い。いずれにしても，これら精神科病床数や平均在院日数の縮小化

図4-2 ◆ 精神病床における退院患者の平均在院日数の推移

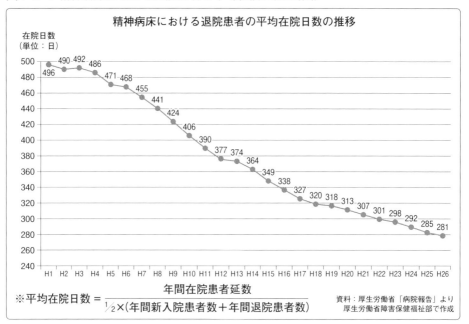

資料　厚生労働省：第1回精神保健福祉士の養成の在り方等に関する検討会資料.

図4-3 ◆ 精神科病床の平均在院日数の国際比較

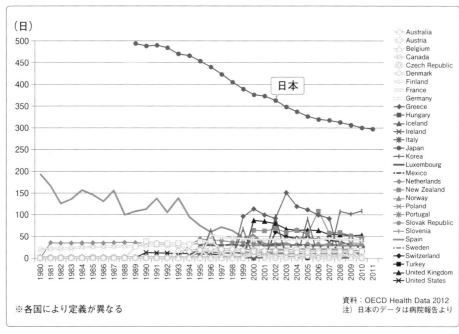

資料　図4-1に同じ.

に向けた取り組みは，私たち精神保健福祉士の責務であるという認識を忘れてはならない。

D ● 増え続ける隔離と身体拘束

　日本国憲法では，人の自由や平等は誰にも等しく保障されており，その人の自由を奪う行為は何人にも許されてはおらず，それは医療でも決して例外ではない。しかし，これは精神科病院だけに限ったことではないが，医療においては「隔離」や「身体拘束」などの「行動制限」が日常的な光景となっている現実があり，精神科医療においては近年その数が倍増していることが指摘されている。行動制限とは，隔離・身体拘束だけではなく，通信（電話や信書等）や面会，開放処遇の制限などさまざまな種類が存在しているが，本稿では隔離と身体拘束の2点に絞って解説していく。このような隔離や身体拘束は，精神症状によって生じた攻撃性や衝動性，興奮や自殺企図のために自身を傷つけたり，他人に害を及ぼしたりする危険が切迫しているときに，本人を保護したうえで適切な医療を提供し，周囲の安全を確保するための治療的介入である。これは，「その医療又は保護に欠くことのできない限度において，その行動について必要な制限を行うことができる」という精神保健福祉法の第36条および第37条の規定が法的根拠となっている。この法で認められている行動制限に対して，多くの人が「治療のためだから仕方がない」と考える一方，倫理的・道義的な批判が多いことも事実である。精神保健福祉士は，これらの行動制限は代替手段が無効である場合に限り，かつ適切な手続きを踏んだうえでやむを得ず実施しているということを絶えず吟味していくこと，この行動制限の最中にも患者の権利擁護を意識できるかどうかが重要である。安易な理由，あるいは長期間に及ぶ行動制限が漫然となされていないかどうか，精神保健福祉士は厳しい目でチェックしていかなければならない。

1 隔離とは何か

　精神保健福祉法では，患者が次のような状態に該当すると精神保健指定医が判断した場合に「隔離」の対象となり得るとされており，隔離はそれ以外の代替方法がない場合に限定して行われる行為である。

①他の患者との人間関係を著しく損なうおそれがある等，その言動が患者の病状の経過や予後に著しく悪く影響する場合

②自殺企図または自傷行為が切迫している場合

③他の患者に対する暴力行為や著しい迷惑行為，器物破損行為が認められ，他の方法ではこれを防ぎ切れない場合

④急性精神運動興奮等のため，不穏，多動，爆発性などが目立ち，一般の精神病室では医療または保護を図ることが著しく困難な場合

⑤身体的合併症を有する患者について，検査および処置等のため，隔離が必要な場合

2 保護室とは何か

　通常，患者を「隔離」する場合には「保護室（隔離室）」という個室が使用される。保護室とは，精神症状を背景とする強い精神運動興奮，幻覚妄想状態，徘徊や自傷行為，希死念慮等が認められる場合に限り，患者の安全のために一時的に使われる鍵のかかる個室のことであり，そこでは一般室以上に重点的なケアや支援が求められる。保護室は，医師がその必要性を認めた「ごく限られた場合」にしか使用できないことが原則ではあるが，外界からの刺激の遮断等の目的から，患者自らが保護室の入室を希望することも少なくない。大多数の精神科病院はこの保護室を有しているが，精神保健福祉士は権利擁護の観点からその使用の方法や理由をしっかりチェックしていく必要がある。

《遵守事項》

　隔離を行う場合には，次のことを遵守しなければならないとされている。
①隔離を行っている閉鎖的環境の部屋に，さらに患者を入室させてはいけない
②隔離を行うにあたっては，当該患者に対して隔離を行う理由を知らせるよう努めるとともに，隔離を行った理由ならびに隔離を開始した日時，解除した日時を診療録（カルテ）に記載する
③隔離を行っている間には，定期的な会話等による注意深い臨床的観察と適切な医療および保護が確保されなければならない
④隔離を行っている間は，洗面，入浴，掃除等によって患者および部屋の衛生の確保に配慮する
⑤隔離が漫然と行われることがないように，医師は原則として少なくとも毎日1回診察を行い，診察結果を診療録（カルテ）に記載する

3 身体拘束とは何か

　精神科病院であれ一般病院であれ，「医療」の名の元に野放図に拘束を容認してきた従来の日本の医療体制であるが，精神科において身体拘束を法で規定したのは1950（昭和25）年の精神衛生法に始まる。1988（昭和63）年の精神保健法ではそこに細目が加えられ，1995（平成7）年改正の精神保健福祉法に引き継がれている。その中で，身体拘束は「処遇」として位置づけられ，「衣類又は綿入り帯等を使用して，一時的に当該患者の身体を拘束し，その運動を抑制する行動の制限」と定義されている。現行法では，次のような状態に該当すると精神保健指定医が判断した場合に限って身体拘束を認めている。

①自殺企図または自傷行為が著しく切迫している場合

②多動または不穏が顕著である場合

③上記2つのほか，精神障害のために，そのまま放置すれば患者の生命にまで危険が及ぶおそれがある場合

　身体拘束は，一般的には医療的配慮がなされた拘束用具（拘束帯等）により，「体幹や四肢の一部あるいは全部を縛る」というイメージを想起するかもしれないが，車椅子の安全ベルトやミトン，ベッド柵（サイドレール）の使用，おむつ除去のためのオーバーオールやつなぎ等の着用も身体拘束の対象となることには留意したい。

《遵守事項》

①身体的拘束にあたっては，当該患者に対して身体的拘束を行う理由を知らせるよう努めるとともに，身体的拘束を行った旨およびその理由ならびに身体的拘束を開始した日時および解除した日時を診療録に記載する。

②身体的拘束を行っている間においては，原則として常時の臨床的観察を行い，適切な医療および保護を確保しなければならない。

③身体的拘束が漫然と行われることがないように，医師は頻回に診察を行い，診察結果を診療録（カルテ）に記載する。

4　行動制限最小化への取り組み

　行動制限最小化への具体的な取り組みの一環として，2004年度の診療報酬改定の中で，「医療保護入院等診療料」を算定する要件として「**行動制限最小化委員会**」を設置しなければならないという規定が新設された。行動制限最小化を努力義務とし，行動制限を適切に行い，不必要な行動制限を防止することを目的とするものである。これは，「医師，看護師，精神保健福祉士等で構成されている行動制限最小化に関わる委員会において，行動制限の状況の適切性および行動制限最小化のための検討会議を月に1回程度は行うこと，病院のすべてのスタッフを対象に，精神保健福祉法のみならず隔離拘束等の早期解除および危機防止のための介入技術に関する研修会を年2回程度は実施すること」を規定した。この委員会の構成メンバーに精神保健福祉士の名称が加わったことには意義があり，精神保健福祉士はまさに権利擁護の視点をもって患者の行動制限最小化に向けて尽力していかなければならない。

5　身体拘束の課題

　精神科病院内での身体拘束による患者の死亡事故等の報道は近年になっても後を絶たない。身体拘束に代わる別の治療やケアの方法に関する議論はあちこちで展開されているが，一方でこの身体拘束は精神科病院に限定された課題ではない。厚生労働省の調べによれば，全国の精神科病院で身体拘束を受けている患者は2018年6月30日時

点で11,300人と10年前に比べて1.4倍に増えている。しかし，介護福祉施設系では，「サービスの提供に当たっては，当該入所者又は他の入所者等の生命又は身体を保護するため緊急やむを得ない場合を除き，身体的拘束その他入所者の行動を制限する行為を行ってはならない」とされているものの，実際には「緊急やむを得ない」ものとして日常に身体拘束がありふれており，それは精神科以外の一般病院でも同様である。したがって，この身体拘束に関しては，精神科病院だけで対応していく課題ではなく，日本社会全体で考えていくべき普遍的テーマであるともいえる。

E ・ 多剤併用とは何か

　精神科病院での治療は薬物療法や精神療法を主流とするも，身体療法や心理療法，社会療法なども重要な役割をもっていることは前述したとおりだが，どの治療に力点を置くかはその疾患や病期によって異なってくる。いずれにしても，それは精神科医師単独で行うものではなく，看護師，薬剤師，作業療法士，公認心理士，そして精神保健福祉士など，複数の専門職で構成されるチーム医療のなかで展開されている。しかしながら，今日の精神科医療の一般的な「治療」として，薬物療法の占める比重は大きいといえる。それは治療効果やその成否を左右する最大の要因でもあり，的確な診断に基づく適切な薬物の使用はさまざまな精神症状を緩和させ，病状改善に絶大な効果を示すことがわかってきている。

　精神疾患は1つの症状のみを呈するわけではなく，1つの症状から派生して複数の症状を呈し，それによってさまざまな「生活のしづらさ」を抱えてしまうことが知られている。その「生活障害」は社会生活に多大な影響を及ぼし，時に人々の生活を破綻にまで追い込んでしまう。この「病気と障害を併せもつ」ことが精神疾患の最大の特徴であり，それを改善するためには複数の薬に頼らざるを得ないことも多い。とくに「統合失調症」における薬物療法では，「多剤併用」が最たる特徴であるといわれ，服用数が増加することで副作用がより強く生じることは否めない事実である。それは俗にいう「薬漬け」と揶揄されながら，精神科医療の世界では多くの研究者や臨床家によってこの多剤併用に関する検討がなされてきた。精神科においては依然としてその割合が高く，結果として大量投与を招く事態が長年続いていたものの，近年では多剤併用を禁止する方向へとそのスキームは変化してきている。厚生労働省は，多剤併用のことを「ポリファーマシー」と呼び，単に薬剤数が多いことではなく，それに関連して薬物有害事象のリスク増加，服薬過誤，服薬アドヒアランスの低下など，多剤併用による数多くの弊害があることを指摘している。

1 診療報酬上の減算規定

　前述したような背景から，近年，精神科薬，とくに向精神薬（脳に作用して脳の働

きに影響を与える薬の総称）の適正使用を進める議論が加速している。2012（平成24）年の診療報酬改定では，「1回の処方において3剤以上の抗不安薬または3剤以上の睡眠薬を投与した場合，精神科継続外来支援・指導料を100分の80の点数で算定する」ことが規定された。その後，向精神薬の多剤併用，適応外使用などが社会問題化したため，2014年の診療報酬改定では，対象となる向精神薬が4種類（抗不安薬，睡眠薬，抗うつ薬，抗精神病薬）に増え，「1回の処方において，3種類以上の抗不安薬，3種類以上の睡眠薬，4種類以上の抗うつ薬又は4種類以上の抗精神病薬を授与した場合，精神科継続外来支援・指導料は算定できない」という規定が加えられた。さらに，多剤投与および抗不安薬や睡眠薬等を1年以上長期処方している場合には，「処方せん料，処方料，薬剤料」が減算されることも付け加えられた。これらの減算対象が精神科以外にも拡大したことで，向精神薬を処方する機会の多い一般診療科の医師にも適正使用を促す効果が期待されている。2018年の診療報酬の改定においても，この多剤併用への減算がより厳しいものになるなど，厚生労働省は精神科における可能なかぎりの単剤処方の定着を政策的に推し進めている。

Ⅱ　家族

A ● 保護義務者の歴史

　保護者制度の歴史は，1874（明治7）年の東京府令によって精神障害者の家族に「精神病者を厳重に監護し，徘徊させてはならない」と義務づけたことに始まり，1900年には現在の精神保健福祉法の前身ともいえる「精神病者監護法」によって，家族は「監護義務者」と位置づけられ，その監護義務者に対して精神障害者の監督義務が規定された。これは，公的機関が関与して精神病によりやむを得ないと判断された患者についてのみ，戸主が私宅に「座敷牢」のような構造を作り患者を監置すること，いわゆる「私宅監置」を義務化する趣旨の法律である。この家族の責任による精神障害者の監禁の合法化は1950年の「精神衛生法」が成立するまでの間の50年間も続いてきた。岩尾俊一郎は，「保護者はこれまで国の施策に従い，精神障害者の監督義務，医療保障，権利擁護，社会資源の提供まですべてを担わされてきており，保護者制度は精神病者監護法からわが国で延々と続けられてきた精神障害者の非自発的入院を『私人の責任・費用』で行ってきた残滓である」[2]と述べている。

　同精神衛生法では，保護義務者（家族）の同意による入院，現在の医療保護入院の原型となる「同意入院」制度が創設された。1993（平成5）年改正の精神保健法では，「保護義務者」は「保護者」とその呼び名が変更されたが，保護者制度は存続し

た。家族が担ってきた「保護者」には，精神障害者に治療を受けさせること，精神障害者の財産上の利益を保護すること等の義務が課されていたが，家族の高齢化等に伴いその負担が大きくなっている等の理由から，2014年に改正された精神保健福祉法でようやく保護者制度は廃止された。私宅監禁から強制入院などさまざまな形で家族等に精神障害者の監督の義務や負担を負わせる時代が実に100年以上も続いてきたことになる。これは国際的にも非常にまれな制度であったといえる。

　しかしながら，こうして保護者制度は廃止されたものの，医療保護入院における「家族等の同意」は変わらずに残っている。医療保護入院において引き続き家族等の同意を要件とすることは，本人と家族等との間に軋轢を生じさせ，家族に過度の負担をかけることからいままでの保護者制度の弊害を払拭するものではない。「家族等の同意」を撤廃することで「脱家族」を本格的に推進し，本人の権利擁護の仕組みとしての「代弁者制度」の創設を含めた医療保護入院の抜本的改革を図っていくことが今後の課題である。

B ● 家族とその生活実態

　精神保健福祉士がクライエントへの支援を実践するとき，家族を含めて支援の方法やそのあり方を考えることはきわめて重要である。多くのクライエントにとって良くも悪くも家族の存在は大きく，クライエントと家族の相互作用に関する研究結果はすでに世界中で報告されている。「家族」といえば一般的には「夫婦と子ども」というイメージが強いが，近年の家族構成は急激に変化しその状況は様変わりしている。そして，人々の「暮らし」が多様化したことで，家族の「定義」も難しくなってきている。法律や統計上では「家族」ではなく「世帯」という概念を使用することが多く，「家族」と「世帯」を整理して理解しておく必要がある。世帯とは，「住居及び生計を共にする者の集まり又は独立して住居を維持し，若しくは独立して生計を営む単身者」のことであり，つまりは「暮らしている人々の集まり」を指す。一人暮らしの場合は「単独（単身）世帯」といい，1960（昭和35）年には約2,000万世帯だった単独世帯数は，2015年には約5,300万世帯と，倍以上に増えている[3]。これは，「未婚化」「晩婚化」「少子高齢化」といったさまざまな現象が関係しているといわれているが，このように家族を取り巻く状況は世帯の構成の変化に伴って同様に変化してきている。当然ながら，それに比例して核家族以外の親族世帯（複合家族），例えば祖父母とその子ども夫婦，孫が同居しているような3世代家族は減少しており，1960年には全体の約3割を占めていた核家族以外の親族世帯の割合は，2015年には約1割程度にまで減少している。前述した医療保護入院の同意要件から家族等を撤廃すべきであるとする意見には，一部このような家族構成の変化が背景にあるということにも注視したい。

また，昨今の家庭内暴力，児童虐待，育児放棄，一家離散といった家族における負のキーワードがマスコミを賑わすようになってしまったのは，家族というシステムが正常に機能しなくなり，機能不全家族（家庭崩壊）が増え社会問題となってきている背景がある。現代の少子高齢化社会を踏まえ，健全な家族の未来像を社会全体で考えていく必要があることはいうまでもなく，精神障害者にとって家族や地域の温かい見守りはいかなる薬物療法より治療的効果をもたらすということを精神保健福祉士は認識しなければならない。

C ● 家族の多様性

　わが国においては精神障害者の家族に対する多くの誤解や偏見がある。前述した「保護者制度」が拍車をかけてしまい，現在もそれが払拭されていない。精神疾患を発症した原因が親の教育やしつけ，あるいは「遺伝」といった誤解がその一要因である。これらは科学的に否定されていることを精神保健福祉士は理解しなければならない。しかしながら，高 EE（high express emotion，ハイ EE ともいう）の家族やアルコール，薬物，ギャンブル依存等の問題を抱えた親がいる機能不全家族，虐待や家庭内暴力などが日常に繰り広げられる家庭環境で育った子どもの精神疾患の発症率が結果的に高値である事実は否めない。

　そして，近年の個人のライフスタイルの変容は，家族のライフスタイル，家族構成，家族の価値観を変え，また，晩婚化や少子化，シングルファザー・マザー家庭，外国人家族などの増加は，家族の「多様化」を加速させている。このような家族の多様化が進む一方で，精神障害者を取り巻く家族にとっては，「家族制度」の名残ともいうべき古典的な日本風土の呪縛から脱却できずに葛藤を抱えている実態もある。戦後から今日に至るまで，夫婦と子ども 2 人の 4 人家庭は「標準世帯」と呼ばれ，典型的な家族構成の概念として浸透していた。そのなかで，「男は外・女は家」「子育ては母親が行う」「老後は子どもが面倒を見てくれる」といった従来の「当たり前」はいまでも残り，現代では古風な考え方ととらえている個人が多いにもかかわらず，この制度的・社会風土的な日本伝統からの束縛という矛盾した枠組みの中で私たちは生きている。そして，これについての地域差は非常に大きい。家族が背負う，精神障害者の世話や療養に対する責任感や義務感が足かせとなり，「多様化する生き方」が許されない家族がいまの日本には多く存在している。

　また，家族は「プライベート」あるいは「自治空間」とみなされ，第三者による介入が難しい側面もある。これらを背景とし，「現代版私宅監置」といわれた2017（平成29）年の「寝屋川監禁死事件」，2018年の「三田市知的障害者監禁事件」などの痛ましい事件が相次いで起きてしまっている。精神保健福祉士は，この「家族間の問題」「プライベートな問題」とかかわることを避けてきた社会に向き合い，彼らが孤

独に抱えていた不安を解消し，多様化するすべての家族や人々が安心して生きていけるよう社会全体を変えていく発想をもたなければならない。障害のある人やその家族のことを地域社会が「我が事」として考えられるような，寛容で温かい社会の創生が求められる。相談することを恥じたり諦めたりしなくてすむよう，困難を抱える家族の一人ひとりに丁寧に対応し，また，そもそも相談や救いの求めを発することのできない人にこそ，あまねく支援を届ける術を私たちはもたなくてはならない。

Ⅲ　社会生活

『令和元年版障害者白書』によれば，精神科病院の入院患者は約30万 2 千人，外来患者は約389万 1 千人とされ総数で419万 3 千人とされている[4]。そのうち，男性が172万 2 千人，女性が247万 1 千人である[1]。ただし，身体障害者数および知的障害者数は，厚生労働省の「生活のしづらさなどに関する調査」に基づき推計されたものである一方，精神障害者数は，医療機関を利用した精神疾患のある患者数を精神障害者数としていることから，精神疾患による日常生活や社会生活上の相当な制限を継続的には有しない者も含まれている可能性があるとされている。

地域生活をする精神障害者は通院し，さまざまな制度やサービスを使いながら社会生活を営んでいる。障害者の日常生活及び社会生活を総合的に支援するための法律（障害者総合支援法）の施策等で相談支援，通所サービス，就労支援サービス等が拡充してきているなかで，それぞれの精神障害者が必要とする支援の度合いによって，多くのサービスを使う精神障害者も，ほとんどサービスを使わない精神障害者もいる。

一方，精神科病院での入院者は，減少傾向にあるものの，いまだ多くの入院者がいる。精神科病院の入院患者は年間約 5 万人が退院しているが，新たに 5 万人が入院をしている。長期入院者は高齢化が進んでおり，退院数 5 万人のうち 2 万人が死亡退院をしている。残念ながら地域移行の施策による効果で退院が進んでいるとは言い難い。精神科病院の長期入院者の退院は喫緊の課題である。

1960年代以降，精神障害者社会復帰施設が法定化される前は，家族会の運営する精神障害者の作業所が働く場と居場所を担ってきた。また保健所で行われていた保健所デイケア，ソーシャルクラブなどで地域生活が支えられてきた。

1990年代になり，全国各地に精神障害者社会復帰施設が創設され，多くの精神障害者が利用できるようになった。また，2000年代に入り，障害者自立支援法，障害者総合支援法の施行で，さまざまな施設体系，支援体制が整備されてきた。地域で暮らす精神障害者の医療面では，では，精神科デイケア・ナイトケアへの通所が増えてい

る。また精神科訪問看護も増加している。困難を抱える精神障害者でも，医療や福祉のさまざまなサービスを使うことで生活ができるようになっている。

　一方で，多様なサービスが受けられない地域や，退院者の地域移行が進まなかった地域では，地域移行のノウハウをもたずに，入院が増加し，退院ができない例も報告されている。2015（平成27）年度のデータによれば，精神科病院の万対病床数が少ない神奈川県では12.9人となっている。10人台の都道府県が1都8県あり，一方一番多い鹿児島県57.5人を筆頭に40人台以上の9県ある。地域間格差が著しい格差があり，この格差の是正が精神障害者の社会生活の指標となる。

A ● 居住形態，家族の同居率

　精神科病院の長期入院者が退院できない理由として，地域で居住できる場所が少ないということがあげられる。2003（平成15）年の厚生労働者「精神障害者社会復帰サービスニーズ等調査」では，家族と同居が76.8％，一人暮らし17.9％，福祉ホーム等1.3％，グループホーム1.7％，老人福祉施設0.5％，その他1.8％である。現在では，精神障害者の地域での一人暮らし，グループホームの利用者が増加しているとされている。また，公営住宅への入居者も増えている。

　入院した経験をもつ精神障害者は，家族などと一緒に同居している場合が多い。家族の支えがあることで地域生活を安定させることができる場合がある。また，家族が高齢化すれば，精神障害者自身が家族とお互いに支え合うことも可能になる。しかし，一方で長期間一緒に過ごすことで，時としてあつれきを生むこともある。家族間の暴力に発展することも少なくない。入院時に，家族が保護義務者として入院の同意をしたことを，退院後にも引きずっているケースもある。家族の高 EE（expressed emotion）が再発を生じさせるとの研究もあり，退院先として家族の元で暮らすことを選択するのが最善ではない場合もある。仮に家族に退院を反対されたからといって，退院できる状態で入院が長期化することは避けなければならない。また，家族が同居し支えなければ地域生活ができないということはない。あくまでも，居住する場所の選択権は精神障害者本人にある。家族との関係が途絶えた長期入院者でも，年金や生活保護を利用しながら，さまざまな医療や福祉サービスを使いながら単身でアパートに暮らすことが実現している事例は増えているのである。

　アメリカで始まったハウジングファーストという考え方がある。アメリカでは，精神障害者には治療優先の支援で，住宅確保は重視されずホームレスになる人が多くいた。無条件に安定した住まいを提供する支援を開始することで，障害者の安定した地域生活が可能になったとされる。日本でも，ハウジングファーストの考え方で支援を行う機関が増えてきている。

B ● 公営住宅について

　日本の公営住宅はファミリー世帯向けが基本で，1980（昭和55）年からは高齢者，身体障害者向けに単身入居枠が設けられたが，国は，単身入居枠を設けた後も，「常時の介護が必要な者は除く」としていた。そのため，介護が必要な障害者の単身入居は制限されてきた。この制限は，1999（平成11）年に障害者欠格条項見直しの対象となり，政府による見直しが取り組まれた。2000（平成12）年に「居宅において介護を受けられる者」は単身入居が可能となり，2006（平成18）年からは知的障害者・精神障害者にも拡大された。

　公営住宅については，障害のある人の共同生活を支援することを目的とするグループホーム事業へ活用することができることとしており，公営住宅等を障害のある人向けのグループホームとして利用するための改良工事費について支援している。

　2018（平成30）年度の障害福祉サービス等報酬改定（以下，報酬改定）では，常時の支援体制を確保することにより，利用者の重度化・高齢化に対応できるグループホームの新たな類型として「日中サービス支援型指定共同生活援助」を設けた（2018年4月施行）。このような施策により，各地で，公営住宅の部屋を改築して精神障害者のグループホームとして運営している事例がある。

C ● 民間賃貸物件について

　現在，民間経営の単身アパート等は人口減少時代を反映して空き部屋が増えており，借りられる物件が増えているため，不動産業者との連携で，物件を借りることができている。また，棟を丸ごと医療法人や社会福祉法人で借りて，そこで共同生活を営む事例もある。

　住宅入居等支援事業（居住サポート事業）は，障害者総合支援法に基づく市町村地域生活支援事業の必須事業の一つである。賃貸契約による一般住宅への入居を希望しているが，保証人がいない等の理由により入居が困難な障害者等に対し入居に必要な調整等を行い，家主等への相談，助言を通じて障害者等の地域生活の支援を行っており，①入居支援，②24時間支援，③関係機関によるサポート体制の調整などを行っている。ただし，精神科病院に入院している精神障害者や障害者施設等に入所している障害者は対象外となっている。今後，入院者や障害者施設の入所者も使える制度拡充の検討が必要である。

D ● 生活保障（生活保護・年金・手帳）

　精神科病院に入院しているときは，医療保険と健康保険の高額療養費等の利用によ

り，自己負担分を支払うことになる。仮に家族からの仕送り等がなくても，障害基礎年金2級の約65,000円の収入があれば自己負担分の医療費，入院でかかる雑費等をぎりぎり賄うことができるとされる。都道府県によっては，この高額療養費を利用したうえで，さらに自己負担分の助成を行う例もあった。自己負担を抑えることができた一方，精神科病院に入院している精神障害者の中には障害年金だけでは地域生活ができないと考えて退院をためらう例もある。障害年金だけではアパートを借りて生活ができないとしても，受給要件を満たせば生活保護を併せて利用できることの説明を丁寧にする必要がある。

2016（平成28）年「国民年金・厚生年金保険 精神の障害に係る等級判定ガイドライン」が出され，2017（平成29）年4月から運用されている。これは，他障害に比べ精神障害は数値化が困難なこと，診断名や就労状況，日常生活評価との関係が見えにくいことなどから，障害基礎年金の新規認定において地域間格差が生じていた。そのため，このガイドラインにより，認定の診断が中央一括で実施されることになった。

障害年金の受給には大きな課題がある。精神障害者の就労が拡大するなかで，障害年金が支給停止になる，あるいは等級が下がってしまうことも増えており，これは，障害年金と賃金を合わせて生活する精神障害者にとっては大きな打撃である。精神障害の特性を理解した，障害年金の制度運用が求められる。

1993（平成5）年に障害者基本法が成立し，精神障害者も障害者として位置づけられ，1995（平成7）年に精神保健及び精神障害者福祉に関する法律（精神保健福祉法）で制度化されている。2018年現在，全国で約84万1千人が精神障害者保健福祉手帳を取得している。精神障害者保健福祉手帳の取得により，生活保護の障害者加算，各種施設の利用料割引がある。所得税，市町村民税等の障害者控除などの税の減免があるが，対象者が限られており，減免額も多くはない。また，公共交通機関の割引もあるが，他障害に比べると割引額は低額である。そのため，精神障害者福祉手帳を取得してもメリットがないとして，取得を控えている精神障害者も少なくない。精神障害者保健福祉手帳の優遇措置を増やしていく必要性がある。

E ● 就労状況

障害者雇用状況報告書では，対象障害者を1人以上雇用する義務がある民間企業（常用雇用労働者数45.5人以上）については，毎年6月1日時点での障害者雇用の状況を報告する。障害者雇用状況報告では，重度身体障害者または重度知的障害者については，その1人の雇用をもって，2人の身体障害者または知的障害者を雇用しているものとしてカウントされる。また，重度身体障害者または重度知的障害者である短時間労働者（1週間の所定労働時間が20時間以上30時間未満の労働者）については，1人分として，重度以外の身体障害者および知的障害者ならびに精神障害者である短

時間労働者については，0.5人分としてカウントされる。ただし，精神障害者である短期間労働者については，雇い入れや精神障害者保健福祉手帳を取得してから3年以内の場合は1人分としてカウントされることになっている。2018年6月1日現在の障害者雇用状況は，雇用障害者数が15年連続で過去最高を更新している。精神障害者は67,395.0人（前年同日50,047.5人）と増加しているが，この数字はあくまで障害者雇用としてカウントされているものだけであるので実際はもっと多くの精神障害者が雇用されている。

2018年4月からは，念願であった精神障害者の雇用義務化が始まった。精神障害者が障害者雇用率の基礎算定に加わり，さらに民間企業の障害者雇用率は民間2.0%から2.2%へ，国等の公的機関は2.3%から2.5%に引き上げられた。

精神障害者の就労の場合，就労継続，就労移行等の方法もある。以前のモデルでは就労訓練をした後に，一般就労を目指すというパターンが多かった。そこでは，働く訓練ができ，次のステップを踏むための準備ができるというメリットと，一方で，長時間の就労訓練で低い工賃しか得られないというデメリットがあった。そのため，各施設では工賃を上げる活動が活発になってきている。また，一般の企業でも精神障害者に理解のある事業主が増えているため，短時間労働のアルバイトが飛躍的に増えてきている。

F ● 長期入院後，地域移行したAさんの社会生活の事例

ここからは，精神障害者が地域の中でどのような社会生活をしているのか，長期入院後に地域生活をしているAさんの事例を基に解説していく。

1 Aさんの入院までの経過と入院後の生活

Aさん，52歳，男性，統合失調症。精神科病院に34歳から18年間入院している。

20代からB精神科病院へ通院していたが，途中で通院を中断し服薬をしなくなった。その後，自宅で昏迷状態となり，医療保護入院となる。高齢の両親は，そのときのAさんの精神症状が悪化した経験から，「私たちは高齢で，自宅のアパートも狭くAの面倒はみられないから，ずっと入院させてください」とAさんの退院を拒否するようになった。その後の18年は，年に数回面会はあるものの，自宅への外泊をすることもほとんどないまま，入院し続けている。

2 Aさんの退院希望

Aさんは，自分が退院することは諦めていた。精神科病院のスタッフも，Aさんの入院時の状態，家族との関係，身の回りのことなどから退院は困難であるとみていた。

B精神科病院ではAさん同様に行き先がなく長期入院している精神障害者が多くいた。長期入院者が高齢化していることもあり，E市の事業である地域移行事業の申請実績もないままだった。B精神科病院のスタッフは，長期入院の精神障害者がどうにか退院できる方法はないかと悩んでいた。

ある日，Aさんは，同じ病棟内の患者Cさんの持っていた宿泊型自立訓練施設Fのパンフレットを見せてもらう。そこで初めてE市に精神障害者が利用できる宿泊型自立訓練施設があることを知る。AさんはCさんにそのパンフレットを借りて，D精神保健福祉士に，「私でも，この施設に退院できるのですか」と声をかける。D精神保健福祉士は，普段退院の話を一切しないAさんから退院の話が出てきて驚く。そこで，宿泊型自立訓練施設の機能について説明する。Aさんは，「一度，この施設を見学したいです」と話す。その後，D精神保健福祉士は病棟の申し送りでAさんの話を報告したところ，病棟の医師，看護師もAさんの申し出に驚く。病棟スタッフは，E市に宿泊型自立訓練施設があることは知っていたものの，B精神科病院から退院し入所した精神障害者はおらず，詳しい支援内容については知らなかった。そこで，G看護師より，「私たちは宿泊型自立訓練施設Fのことを全然知らない。Aさんに見学していただくうえでも，まず私たち自身が見学してみませんか」という声が出て宿泊型自立訓練施設Fの見学会を企画し，見学依頼をした。

③ 精神科病院スタッフによる隣の市の実践からの学び

B精神科病院の医師，看護師，精神保健福祉士，作業療法士が，宿泊型自立訓練施設Fや単身アパートで暮らす精神障害者の生活を見学することになる。単身アパートでは，長期入院後，宿泊型自立訓練施設Fに入所した後，アパートで単身生活しているHさんの部屋を見せてもらう。Hさんは，週2回精神科デイケア・ナイトケア，地域活動支援センターに通所していた。そして訪問サービスとして，精神科訪問看護，ホームヘルパーのサービスを受けていた。さまざまなサービスを利用することで，安定した生活が維持できていた。また，Hさんは，週1回2時間だけだが，農家のアルバイトをしていることもわかった。長期入院していた精神障害者でも支援を受けながら安定した生活をし，かつ短時間でも働いていることに，見学した病棟スタッフはただただ驚くばかりであった。

さらに，宿泊型自立訓練施設Fの卒所者の中には，Hさんと同じように長期入院後に単身アパートで地域生活をしている精神障害者が30名以上いるとの話を聞き，さまざまな支援を組み合わせると地域生活ができることを改めて認識した。

④ Aさんの施設見学，家族による後押し

精神科病院スタッフによる見学の後，AさんとD精神保健福祉士で見学に行く。そこで，Aさんは，同じように長期入院してきた精神障害者が暮らしていることを知

り，「ぜひ，ここに入所したい」と希望した。後日，両親も宿泊型自立訓練施設Ｆを見学し，「ここなら安心だ」とＡさんの退院を後押ししてくれることになった。

　精神保健福祉士と共に，診療報酬上の精神科退院指導料，精神科退院前訪問指導料等を利用しながら，Ａさんの退院に向けての準備が進められた。そして，見学から2カ月後に入所が決まった。

5 退院後のＡさんの地域生活

　Ａさんは，宿泊型自立訓練施設Ｆに入所した当初は，自分で起床時間，就寝時間を設定して自己管理した生活すること，食事作り，洗濯等で戸惑うことも多かった。しかし，時間が経つにつれ，だんだんと生活に慣れていき，食事作り，洗濯等を覚えていった。1年半が経ち，地域のアパートを探すことになり，居住地のＩ市の公営住宅に申し込みをした。同時に，生活保護を申請し，障害基礎年金と生活保護の収入で生活することとなった。公営住宅に部屋も決まり入居することになる。Ａさんは，Ｂ精神科病院の精神科デイケアでリハビリテーションをしながら，週1回は精神科訪問看護の訪問を受けた。また，Ｇ事業所の居宅介護（ホームヘルプ）では，食事作りをホームヘルパーに教えてもらいながら，食事作りや掃除が少しずつできるようになった。また，配食サービス（就労継続支援Ｂ型，民間企業の配食サービス）を受けている。朝食は，ホームヘルパーや地域活動支援センター職員と一緒に買い出しに行きまとめて買っている。通院は，地域活動支援センターの送迎サービスを使ってかつて入院していたＢ精神科病院に通っている。不安が募るとＪ相談支援事業所のＫ相談支援員に繰り返し電話をしてしまうものの，安定した地域生活ができている。現時点で働くことは困難だが，将来は短時間でも働きたいと考えている。

6 事例のまとめ

　長期入院をしていたＡさんでも，さまざまな医療・福祉サービス，インフォーマルサービスを受けることで地域生活が営めている。Ａさんのような支援環境があれば，長期入院者のみならず，すべての精神障害者が地域で暮らしていけることがわかる。

　図4-4のＡさんのエコマップ（入院中）では，主にＢ精神科病院の病院スタッフのみで支える構造になる。一方，図4-5のＡさんのエコマップ（地域生活）では，地域でのさまざまな支援によってＡさんの生活が成り立っていることがわかる。また，このような多様な支援によってＡさんの生活は支えられていく。図4-6はＡさんの1週間のスケジュールである。

　精神保健福祉士は，長期入院者の地域移行や地域定着数が多い地域や機関をモデリングすることが肝要である。日本における単身アパート等の開拓が進む地域として，北海道の帯広ケア・センター，べてるの家，埼玉県のやどかりの里，東京都の巣立ち

図4-4 ◆ A さんエコマップ（B 精神科病院入院中）

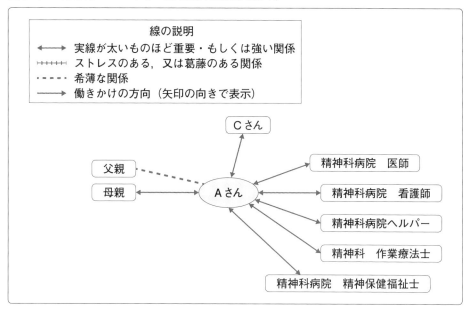

図4-5 ◆ A さんエコマップ（地域生活）

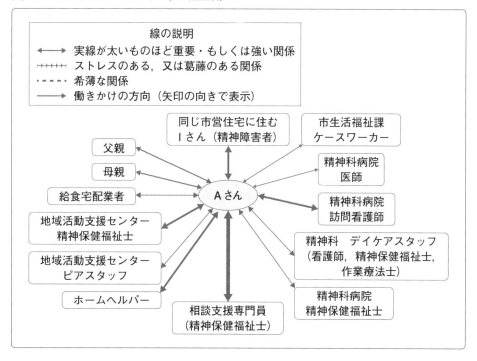

図4-6 ▶ Aさんの1週間のスケジュール

	月	火	水	木	金	土	日
午前	精神科デイケア（給食あり）	地域活動支援センター（給食あり）	精神科訪問看護 / 配食サービス（昼食）	精神科デイケア（給食あり）	精神科受診（2週間に1度） / 配食サービス（昼食）	地域活動支援センター（給食あり）	
午後	精神科ナイトケア（給食あり）	居宅介護		精神科ナイトケア（給食あり）	配食サービス（夕食）		ピアサポーター訪問 / 自炊
夜間			配食サービス（夕食）		居宅介護		外食

＊緊急時には相談支援事業所○○の精神保健福祉士（相談支援専門員）に連絡する（地域定着事業）。
＊月に1回，ショートステイを利用している。

会，静岡県のだんだんなどがあげられる。20年以上前から，長期入院を経験した精神障害者の多くが単身アパートやグループホーム等で地域生活をしている。また，同時に就労先を開拓し働いている長期入院経験者も増えている。国外に目を転じれば，イギリス，イタリア，アメリカ等の海外では国全体で精神障害者の地域移行や地域定着を展開している。国内外を問わず先進事例から，精神障害者の地域移行や地域定着について学ぶことができる。

2014（平成26）年度からは，障害者総合支援法の重度訪問介護制度の対象が拡大し「重度の知的障害若しくは精神障害により行動上著しい困難を有する者」も対象となった。これは，精神科病院に入院している「重度かつ慢性」に相当する精神障害者である。この重度訪問介護制度により，地域で生活する重度の精神障害者でも単身生活の支援の幅が広がる可能性がある。前段で紹介した先進地域では，「重度かつ慢性」に相当する精神障害者も退院し地域生活をしている例が多くある。先行事例をモデリングし，多くの実践につなげていくことが，長期入院者のみならず精神障害者全体の社会生活の支援につながっていくであろう。

引用文献

1）厚生労働省：平成28年度精神保健福祉資料（630調査の結果）．2018．
2）岩尾俊一郎：保護者制度廃止までに考えておくこと．精神神経学雑誌，114（4）：415-420，2012．

3) 総務省統計局：平成27年国勢調査；調査の結果. 2017.
4) 内閣府編：令和元年版障害者白書. 2019, p.59.

参考文献

1) 岡崎伸郎：精神保健福祉法体制のあゆみと展望；2013年改正の動向を含めて. 仙台医療センター医学雑誌, 3（1）：p.12-20, 2013.
2) 藤野ヤヨイ：精神科病院の特質と入院患者の人権. 現代社会文化研究, （28）：p.171-188, 2003.
3) 内閣府編：平成24年版障害者白書. 2012.
4) 稲葉　剛, 小川芳範, 森川すいめい編：ハウジングファースト；住まいからはじまる支援の可能性. 山吹書店, 2018, p.14.
5) 内閣府編：平成30年版障害者白書. 2018.
6) 精神保健医療福祉白書編集委員会編：精神保健医療福祉白書2018/2019；多様性と包括性の構築. 中央法規出版, 2018, p.85, 134.

第
4
章

第 **5** 章

「精神保健福祉士」の
資格化の経緯と
精神保健福祉の原理と理念

この章で学ぶこと

- (I) 「精神保健福祉士」の資格化に至る経緯
- (II) 精神保健福祉の価値・原理
- (III) 精神保健福祉士の視点
- (IV) 専門性の視点に基づくかかわり

I 「精神保健福祉士」の資格化に至る経緯

A ● 「日本精神医学ソーシャル・ワーカー協会」の設立

わが国における精神科ソーシャルワーカー（psychiatric social worker；PSW）の歴史は約70年を経過している。1997（平成9）年12月に「精神保健福祉士法」が成立し翌年4月に施行された。わが国におけるPSWの国家資格化がされた経過についてその歴史を概観する。

戦前においては，1928（昭和3）年に東京府立松沢病院（現・東京都立松沢病院）の病院史が編纂されており，その中で病院の将来計画に「遊動事務員」という用語が使用され，岡田靖雄は「今日のソーシャルワークの仕事をしている人」と述べている[1]。

また，1931（昭和6）年に内務省衛生局に置かれた日本精神衛生協会が協会雑誌『精神衛生』を創刊している。その中でアメリカ・ワシントンにおいて開催された第1回精神衛生国際会議の報告がされており，その分科会において「精神衛生関係の社会事業」を主題に，精神科病院やクリニックへの「ソーシャルワーカー」の配置の必要性が討議され，ソーシャルワーカーを「専門接触従事員」と訳している。1936（昭和11）年に村松常雄はその『精神衛生』第11号に「精神衛生相談の事業について」を寄稿し，相談事業において精神科医のほかに，精神衛生の教育訓練を受けた「社会婦」または「保健指導婦」などの必要性を説いているが，明確なソーシャルワーカーの必要性を論じてはいなかった。その後，村松は世界精神衛生協会の有力なメンバーになり，アメリカにおいて力動精神医学の影響を強く受けて精神科ソーシャルワーカーの仕事に着目していくようになった。村松の存在は，わが国のPSWの誕生に重要な役割を担うことになる[2]。

わが国におけるPSWの活動は，1948（昭和23）年に国立国府台病院において，アメリカで力動精神医学を学んだ村松が院長として橋本繁子と関川美代を起用し，「社会事業婦」という名称で採用したのが始まりである。そして，1952（昭和27）年には国立精神衛生研究所が設置され，精神科医，臨床心理学者と共に臨床チームを構成する一員として7名のPSWが採用されている。村松は，1950（昭和25）年に名古屋大学医学部に転勤した際に大学の精神医学教室に国立国府台病院のPSWであった金子寿子を配置している。その後，力動精神医学の影響を受けた精神科医の活躍する特定の病院においてPSWが採用され始めたが全国的な広がりにはならず，日本社会福祉学会，病院精神医学懇話会，精神衛生全国大会などに参加した機会に個人的交流を続けている段階であった。そして，精神科治療が薬物療法の普及とともに多様な役割を

期待されて，各地の精神科病院において徐々にではあるが PSW が採用され始め，1953（昭和28）年には「東海 PSW 研究会」「宮城 PSW 研究会」「埼玉・神奈川・東京 PSW 連絡協議会」等が組織化され，PSW の専門性の検討が進められるようになる。

　この時代は，1950（昭和25）年に精神衛生法が制定され，精神障害者が精神科医療の対象として位置づけられ，精神科治療においては薬物療法とともに PSW に多様な役割を期待し，各地の精神科病院に採用され始めた。わが国において，精神科病院が急増した背景にはその薬物療法の普及とともに，1954（昭和29）年に精神科病院設立に関する国の補助制度を設けたことや，1961（昭和36）年に国民皆保険制度が始まったことが大きな要因として考えられる。

　当時の PSW は1953（昭和28）年に結成された日本医療社会事業家協会に結集して組織的活動を行ってきたが，1958（昭和33）年に日本医療社会事業協会［現・公益社団法人日本医療社会福祉協会（以下，日本 MSW 協会）］として改組され，医療社会事業の普及啓発に重点が置かれたことから，ソーシャルワーカー(専門職）としてのアイデンティティを追求していた PSW の間で全国組織結成の気運が高まった。当時の PSW は「公的発言力を強めることが，対象者のニードに応えることにつながる」として専門職団体としての地歩を固めることを急務と考えたのである。

　また，1959（昭和34）年からは，国立精神衛生研究所において PSW を対象にした社会福祉課程の研修が開始された。1963（昭和38）年８月には日本社会事業大学で76名の PSW によって「精神病院ソーシャルワーク連絡協議会」が発足し，全国的な PSW の協議の場をつくることを決議した。

　翌年の1964（昭和39）年５月には同研究所に PSW 推進委員会の事務局が設置され，東北，関東甲信越，関西，中国四国，九州等に地域推進委員が置かれ，11月に仙台市において88名の PSW により，「日本精神医学ソーシャル・ワーカー協会［現・公益社団法人日本精神保健福祉士協会（以下，日本 PSW 協会）］」の設立総会が開催された[3]。

　1964（昭和39）年春には，ライシャワー駐日アメリカ大使刺傷事件が起きた。「精神病者を野放しにしている」というマスコミによるキャンペーンにより，政府の精神障害者に対する管理強化の方向で検討が始まったことに対して，精神医療関係者や家族の反対運動が展開され，この一連の動きが精神衛生法の改正の契機になった。しかし，この動向に対する PSW の積極的な関与がないままであった。

・戦前から，PSW の必要性について議論されていた。
・村松常雄の存在が PSW の採用に大きく影響していた。
・1948（昭和23）年から，PSW の活動は70年を超える歴史がある。
・日本 PSW 協会は，ソーシャルワーカーとしての全国組織化を図っていた。

B ● 日本 PSW 協会の設立後

　1964（昭和39）年に設立した「日本 PSW 協会」の設立趣意書には「精神医学ソーシャル・ワークは学問の体系を社会福祉学に置き，医療チームの一員として精神障害者に対する医学的診断と治療に協力し，その予防および社会復帰過程に寄与する専門職種」としたが，「入院治療はリハビリテーションを重視して行われなければならないこと，そしてその過程の中に PSW の機能が位置づけられなければならない」という考え方が主流であった。そのころの PSW は力動精神医学の影響を受けていたが，協会は他職種との相違を明確にし，PSW の社会的認知の向上のために，自己決定の尊重の原則などのソーシャルワークの原則を掲げ，自分達の専門性である社会福祉学を学問の基礎に求めて組織活動を始めた。

　日本 PSW 協会は，1965（昭和40）年の精神衛生法改正時に，精神衛生の第一線機関として位置づけられた保健所に配置される精神衛生相談員の配置規定が示されたことに対して，精神衛生相談員と医療社会事業員の充足供給と執務規定について検討し，社会福祉系の大学卒業生の採用を主張し，日本 MSW 協会，日本ソーシャルワーカー協会との3協会の合同専門委員会による「精神衛生技術指導体制の確立に関する陳情書」を作成し，日本社会事業学校連盟の支持を得て厚生大臣と公衆衛生局長に陳情している。また，民間精神科病院に採用された PSW の社会的地位の低さ，身分の不安定さ，劣悪な労働条件という状況の解決に取り組むことも必要であった。同時期に日本 MSW 協会の組織をあげた運動により，厚生省公衆衛生局保健所課（当時）が主管して，「医療福祉士法案」が1966〜68年にかけて作成検討されたが，時期にかなっていないと判断され見送られた。

　1970年代前半は，精神医療の諸問題が社会問題として顕在化し，全国各地に保安処分反対運動が展開されるなどの障害者観に基づく人権思想の高揚がみられた。一方，地域においては，共同住居「やどかりの里」の発足，川崎市社会復帰医療センター，東京都立世田谷リハビリテーションセンターなどが開設され，入院中心の精神医療から地域精神医療への兆しがみられた。

　1969（昭和44）年，第5回名古屋大会の場において全国精神障害者家族会連合会より，健康保険特例法延長法案と精神障害者の医療制度上の差別に対する反対決議の要請が出されたことに象徴されるように，PSW および日本 PSW 協会の存在意義が協会内外から問われるようになった時期でもある。精神障害者の生活と人権の両面にわたる差別の問題が PSW にとって急務の課題であり，精神障害者の現状に眼を向けたかかわりを実践するという新たな活動の方向づけをもつようになった。

　一方で，精神科医療の現場に表れた PSW の抱えた矛盾は，精神障害者の人権に深くかかわることが PSW 自身の身分や生活に不安定さをきたし，PSW 自身の保身が招く精神障害者の人権抑圧の問題であった。それらは，患者の社会復帰をめぐって病

院と対立した PSW が解雇を命じられた事件や，入院患者の選挙権の行使にまつわる人権侵害や PSW が医師の業務役割を引き受けていた問題などであった。そのため，改めて精神障害者の現状に目を向け，PSW の業務・役割・機能についての検討を始めた。当事者の生活の実態や医療の置かれている状況をどのように把握し，自らがどのように PSW の業務を展開しようとしているかについて目を向けるようになったのである。そして，「医療における PSW の社会福祉課題」を明確化することを当面の課題とし，「業務基準」の検討を行うこととなった。

C ● Y 問題の経験と PSW 協会の活動

1973（昭和48）年第9回全国大会で，協会は「Y 問題」という課題によって PSW の存在の意味や組織のあり方について，協会内外からの厳しい批判にさらされ，事実上その機能は停止に陥ることとなった。

> 「Y 問題」とは，援助の対象である市民から，そして協会所属の会員からという，いわば会の内外からの厳しい批判にさらされることとなり，事実上その機能は停止に陥ることとなった事件である。市民からの批判とは，1973（昭和48）年第9回全国大会での Y 問題提起を指すが，1969（昭和44）年に大学受験で両親と対立していた息子，Y さんに関して，父親が市の精神衛生相談センター（当時）に相談に行ったところ，担当したワーカーは，「勉強部屋を釘付けにして1週間ぐらいこもっていたことがある」「バットを振り回して暴れることがある」といった相談内容のみで，Y さんに直接会うことなく精神障害と判断し，入院前提で病院や保健所等との連絡調整を行ったことに端を発している。警察官立会いの下での家庭訪問後 Y さんは強制入院となったが，その後両親は Y さんを退院させ，入院中，適切な治療が行われなかったとして病院を相手取って訴訟を起こした。こういった状況を引き起こした責任は，たとえ合法的な手続きを取っていたとしても，相談を受けたセンターの PSW にもあるとして，全国大会において Y さんとその両親によって，PSW 業務の加害者性に関する問題提起がなされたものである。
>
> Y 問題について日本 PSW 協会は，①「本人不在」であり，②入院時に医師の診察が行われなかった，③精神科病院に宛てた精神科ソーシャルワーカーの面接記録と紹介状が，医師の記録として扱われたこと，④安易に警察官の応援を求めたこと，⑤入院に至る経過において精神科ソーシャルワーカーの行為は，当時の精神衛生法に照らして違法性はないこと，と判断したが，PSW の日常業務が対象者の人権を侵害する行為になり得ることを認識し，人権を侵される相手の立場に立って自らの実践を見直さなければならないという PSW の立場性と基本姿勢

のあり方が課題として浮かび上がった。

　この頃は，精神障害者の「早期発見」と「早期治療」の政策が全国的に展開され，保健所を中心に早期に入院させる方向性が強化され，精神科病院も入院を中心に志向する時代であった。

　これを受けPSW協会が，問題点を整理し，PSW業務の専門性と協会活動のあり方につなげた総括を提示するまでには，1980（昭和55）年第17回全国大会での提案委員会報告を待たなければならなかったが，こういった外部からの提起に対し，協会として迅速に対応しかねていた背景には，従前からの課題であった組織基盤の脆弱性に加え，会員個々と協会執行部間に存在するY問題に関する意識の乖離が大きく影響していたと考えられる。

　協会は，調査委員会を設け1975（昭和50）年に報告書を提出し，Y問題の背景として精神衛生法下における入院制度のあり方を点検する必要性を指摘するとともに，PSWが当事者の立場に立つことを基本姿勢とする業務のあり方の確立，そして，その業務遂行を保障し得る身分制度の確立を課題として取り上げている。しかし，自らの地位の法的根拠や保証をもたない状況下では，所属する組織の告発をも伴いかねない患者の人権擁護機能を果たすことはできないとする実践現場からの切実な声があった。議論は，Y問題の継承か身分法かという二者択一的な討論に偏りがちとなり，Y問題の継承をめぐって事態は紛糾し，1976（昭和51）年の第12回全国大会は中止となった。

　1975（昭和50）年の協会の機関誌『精神医学ソーシャル・ワーク』の10周年記念特集号では，「Y問題」を提起された結果として，自己決定の原則を主張しつつも，医療の概念の範囲の中で「チームワーク」や「協調」と「合理化」が進められ，当事者の要求とは乖離した「適応論」的な考え方になっていたことを厳しく反省している。また，協会の組織化直後の1965（昭和40）年の「精神衛生法」の改正時に，法第42条に保健所に配置される精神衛生相談員の任用資格が，大学において社会福祉に関する科目を修めて卒業した者とされたことを積極的に評価したことは，地域管理が進められる当事者が置かれた状況の洞察と社会的・政治的状況に対する問題意識が欠落していたと指摘されている[4]。

　協会はY問題の教訓化に基づき，対象者の立場に立って問題をとらえ直すこと，そして対象者と共に歩む関係の重要性を認識し合うところから専門性をとらえることを志向するソーシャルワーク実践の方向性を明確にした。協会がY問題の問題提起に対し，1980（昭和55）年に機能回復を積極的に進めるために「提案委員会」の設置が決定された。この「提案委員会報告」は，協会を「『精神障害者の社会的復権と福祉のための専門的・社会的活動』を中心に据えた組織とする」ことを提起し，組織的な5点の課題をまとめた（表1）。

表1 ▶ 組織的な５点の課題

① 「クライエントの立場を理解し，その主張を尊重する」という，「本人の立場に立った」日常実践の深化と確立のための取り組み
② 精神障害者を取り巻く状況分析を通し，日常実践や協会活動を進める取り組み
③ あるべきワーカー・クライエント関係の樹立に向けた取り組み，PSW としての倫理綱領の確立，PSW を規定するフレームワークの確立
④ PSW の福祉労働論の構築を目指した取り組み
⑤ 「そのような実践や活動の背景となり，また保証される」専門性の追求と専門職制度の確立といった「制度上の課題」に関する取り組み

　そして，それをまとめる形で1982（昭和57）年の札幌で開催された第18回全国大会・総会では，「精神障害者の社会的復権と福祉のための専門的・社会的活動を進めること」を PSW および協会活動の基本指針とすることを明文化した「札幌宣言」を採択し，協会の組織的な活動は正常化された[5]。

D ● 日本 PSW 協会の再生と専門性の課題

　1980（昭和55）年８月の新宿西口バス放火事件を契機に「保安処分を含む刑法全面改正」への関心が高まる社会的状況となった。各関係諸団体が反対声明を出すなか，協会も「保安処分制度に反対する決議」を採択し，法務大臣に抗議文を送付した。そして，協会は「札幌宣言」を受け，専門性を深めることを目的とした３点課題（倫理綱領の制定，業務の構築，精神障害者福祉論の構築）の具体化に向けた取り組みを始める。

　こうした協会の再生に向けた取り組みの時期に，1983（昭和58）年３月，看護職員の暴行によって入院患者２名が死亡するという「宇都宮病院事件」が起き，この事件は国際人権連盟を通じて第37回国連差別防止・少数者保護小委員会に提訴され，国内外でわが国の精神医療に対して批判が高まった。1985（昭和60）年５月，国連の人権小委員会や国際法律家委員会などから調査団が来日し，協会も調査に参加する。調査団は，「日本における精神障害者の人権及び治療に関する国際法律家委員会及び国際医療従事者委員会連合調査団―結論及び勧告」を日本政府に伝え，政府も国連の場で法改正を公約せざるを得なくなり，法の目的を人権の擁護と社会復帰の促進を２本柱とした「精神保健法」に改正されることとなった。協会は，法改正の趣旨を具現化するマンパワーとして PSW の配置が不可欠であるとして，政府や関係団体に理解を求める活動を展開した。

　また，専門性を構築する課題として「日本 PSW 協会倫理綱領」を1988（昭和63）年第24回全国大会（沖縄）で採択し，翌年，専門性の確立のもう一つの課題である「精神科ソーシャルワーカー業務指針」を第25回総会で採択し，PSW のソーシャルワーク実践の個々の業務についての指針を示した。

E ● 資格問題と PSW に対する期待の変化

　1987（昭和62）年に「社会福祉士及び介護福祉士法」が制定され，ソーシャルワーカーの国家資格化がなされたものの，医療の領域のソーシャルワーカーは省かれたものであった。この資格に関する見解を協会は示し，その後 PSW の国家資格化に向けて担当常任理事をおいて組織的に対応することになり，ここから PSW の資格化に向けた具体的な活動が展開された。

　1993（平成 5）年に「精神保健法」の一部が改正され「障害者基本法」の成立により，精神障害者も法的に医療の対象としてのみではなく，福祉の対象としても位置づけられたことから，よりいっそう PSW の地域生活支援への取り組みが求められるようになった。しかし，このころの精神障害者の置かれている状況に大きな変化はなく，多くの長期入院者が社会の受け皿がないまま入院が継続し，地域で生活する当事者にとってもあまりにも社会的自立を目指すには社会資源が少ないために，PSW の社会参加のためのソーシャルワーク実践が急務であり，PSW の国家資格化は喫緊の課題となっていた。

　1995（平成 7）年には，精神保健法から「精神保健及び精神障害者福祉に関する法律」（以下，精神保健福祉法）へと改正され，法の目的に「精神障害者の自立と社会参加のための援助」が謳われ，地域ケアに重点を置く規定が大幅に加わり，病者としてではなく生活者としての位置づけがなされ，精神障害者の人権擁護が今まで以上に意識されることとなった。また，同年「障害者プラン―ノーマライゼーション 7 か年戦略」が策定され，2 〜 3 万人の方が精神科病院から退院し，地域生活を拠点とした精神保健福祉活動，地域リハビリテーションが進められるように，社会復帰施設の整備についての計画が具体的な数値目標とともに立案され，社会復帰・社会参加促進が図られるようになった。これらのことにより，法制度においても PSW の役割が具体的に規定されることになり，精神障害者の社会参加のために果たしていく責任は大きくなっていった。

　さらに，1995（平成 7）年 1 月17日に起こった阪神・淡路大震災においては，日本 PSW 協会として厚生省精神保健課・兵庫県・神戸市と連携して「阪神・淡路大震災ボランティアセンター」を設置し，ボランティア派遣や資金援助を募るとともに，全国より延べ600 〜 700名の PSW が被災地に駆けつけ，精神科医療チームの一員としての活動を行った。これは，災害時における危機管理のあり方や，情報の伝達・共有化，専門家としての即応体制，ボランティア活動への支援体制のあり方について重要な教訓を残し，PSW の存在を社会的に示すことになった。

　前述のような PSW の必要性が議論される政治的な背景の下に，1993年12月，厚生省保健医療局長（当時）から精神科ソーシャルワーカーの資格化について，精神保健課を担当課として具体的な作業に入ると意思表示があり，日本 PSW 協会は，1994（平成6）年に臨時総会を開催し国家資格化を単独で求めていく方針を決定した。

　そして，1994年に PSW 業務を分類・整理し，一部に業務独占を含む内容を「精神科ソーシャルワーカーの国家資格に関する研究報告」（厚生科学研究）として公表し，精神保健法改正時に PSW の資格化を求めて陳情活動を行い，関係団体に理解と協力を求めて活動する。

　さらに，1996（平成8）年に厚生科学研究において，日本精神病院協会（現・日本精神科病院協会），日本看護協会，日本 MSW 協会などの関係団体が参画して，精神科ソーシャルワーカーの国家資格化に関し検討を進め，翌1997（平成9）年4月には，日本社会福祉士会も加わった検討会で国家資格化の概要をまとめた報告書を提出する。そして，同年12月12日，第141回臨時国会の最終日において PSW の国家資格が「**精神保健福祉士法**」として成立した[6]。このことは，精神障害者の社会復帰の促進が国民的課題として承認されたと同時に，PSW が行ってきた精神障害者の社会的復権と福祉のための社会的・専門的な実践が，国民によって評価されるとともに社会的な責任を負うことになる。

　PSW の国家資格が「精神保健福祉士法」として制度化されたことは，法制度上において精神障害者の社会復帰を担い，地域生活の相談支援を行うこと，保健と医療にまたがる資格であること，医師との関係が指示ではなく「指導」であること，日常生活訓練を行うこと，精神障害者を対象とする資格であることと整理できる。

　精神保健福祉士としての資格化によって，PSW の役割や業務がすべて資格の中に含まれたということではないが，精神障害者の社会参加の実現と，国民のメンタルヘルスへの貢献が具体的に実践される基盤ができたという意味において，その資格化の意義は大きい。日本 PSW 協会が，組織的に「Y 問題」を経験して，精神障害者の社会的復権と福祉のための活動を実践することが，組織的・実践的な中核としての役割であることが明確になった。精神保健福祉士の国家資格化の意義を整理すると，次のことがあげられる。

　精神保健福祉領域において，PSW が約60年のソーシャルワークの実践的経験を積み重ねてきたことが社会的な認知を受けたと考えられる。そして，わが国のPSW は一貫して「当事者の主体性」を大切にした自己決定の尊重の原則に支援の視点を置いてきたこと。過去においてもチーム医療の実践的経験をもって，その実践から自らの専門性を検証してきたが，資格化によって医療の領域で働くこ

との法的な根拠を得て，精神科医や看護師，臨床心理士，作業療法士と共にチーム医療に参画し，精神障害者の支援を行っていく可能性が広がったことが考えられる。そのためには，学問的基盤を社会福祉学に置きながら，精神医学，精神保健学，精神科リハビリテーション学などの医学的知識を習得することが必要である。

　また，精神保健福祉士の国家資格化の経緯のなかで，精神障害者団体，家族の全国組織の理解と積極的支援や，日本精神科病院協会の協力があったことと，日本社会福祉士会・日本医療社会事業協会（現・日本医療社会福祉協会）・日本ソーシャルワーカー協会の社会福祉専門職団体の理解のうえに資格化がなされたということを再掲しておきたい。

G ● 国家資格化以降の動向

　日本 PSW 協会は国家資格制度成立後，PSW の社会的認知と資質の向上を課題とし，PSW の配置の促進や研修の実施等に関する要望書を厚生労働省に提出し，1999（平成11）年には「日本精神医学ソーシャル・ワーカー協会」から「**日本精神保健福祉士協会**」へ名称を改めるとともに，組織体制を改新し，法人化に向けて組織のさらなる強化と充実を図っていくこととなる。同時に，ニュースレターおよび機関誌を一新し，会員との情報の共有化に一層の充実が図られた。また，協会主催の精神保健福祉士現任者研修の新たな体系化づくりに力を注ぎ，新人１年目から指導者までを網羅する一連の研修を体系化した。さらに，2002（平成14）年に「**日本精神保健福祉学会**」（現・**日本精神保健福祉士学会**）を立ち上げ，第１回日本精神保健福祉学会は日本精神保健福祉士協会の大会総会と並行して高知県において開催された。

　また，同年国際ソーシャルワーカー連盟（IFSW）に加盟し，国際的・学際的な組織の位置づけを明示した。そして，2003（平成15）年には，日本 PSW 協会は倫理綱領を，国際ソーシャルワーカー連盟の倫理綱領改訂の動向を踏まえ，より現実的で具体的な内容に全面的に改訂した。国家資格化後に急速に増大した精神保健福祉士に対して実践的な倫理綱領を示したものである。組織としては，PSW の国家資格化に伴い，法人化についてより具体的・現実的に取り組み，2000（平成12）年には事務局を移転し，事務局員の増員等体制の強化を図ってきた。そして，2004（平成16）年６月に「社団法人化」がなされた。

　厚生労働省は，精神保健医療福祉の見直しについて2003年５月の「精神保健福祉の改革に向けた今後の対策の方向（精神保健福祉対策本部中間報告）」に沿って，取り組むべき課題として掲げられた「普及啓発」「精神医療改革」「地域生活の支援」に関し，それぞれ検討会を設置し議論がなされ，各々の委員会に日本 PSW 協会から委員

を派遣した。この委員会の報告が2004年の「**精神保健医療福祉の改革ビジョン**」に生かされ，わが国の精神保健福祉の具体的な改革の方向性を示すことにつながった。

　しかし，同じ時期の2003（平成15）年に「**心神喪失等の状態で重大な他害行為を行った者の医療及び観察等に関する法律**」（医療観察法）が制定された。日本PSW協会は法律案に関して，審判における「再び対象行為を行うおそれ」の判定のあり方，指定入院医療機関・通院医療機関，地域社会の処遇のあり方などの項目で具体的な提言を示して明確な批判を行ったが，法案は強行採決され成立した。そして，社会復帰調整官や精神保健参与員という職種に，主に精神保健福祉士が採用されることになり，司法福祉の領域にPSWが参画し重要な役割を担うことになった。

　現在では，精神保健福祉士の働いている領域は，精神科医療機関や社会復帰施設・機関，精神保健福祉センター・保健所・市町村等の行政機関だけでなく，前述の社会復帰調整官および精神保健参与員・刑務所における退所支援等の司法の分野，児童虐待に対応する分野，スクールソーシャルワーカーが活動する教育分野，ハローワーク等での精神障害者への就労支援・職場復帰支援等の労働の分野などに拡大し多様化している。

　2006（平成18）年より「**障害者自立支援法**」が施行され，3障害（身体・知的・精神）を対象にした法制度と市町村を中心にした支援体制の整備がなされた。理念としては，障害者の自立に向けた地域支援体制が具体化されるものと期待されたが，精神障害者や家族の負担増となるばかりか，地域で暮らしを支援する体制そのものが大きな変容を迫られ，「自己責任」と市場原理の視点の導入や「自立」の概念の検討など，社会福祉制度の根幹にかかわる問題が検討課題として提起されている。さらに，地域の障害者の生活支援の事業所に精神保健福祉士や社会福祉士などのソーシャルワーカーの任用が外されてしまったまま，2013（平成25）年以降の**障害者の日常生活及び社会生活を総合的に支援するための法律**（障害者総合支援法）の体制を移行している。

H・ 倫理綱領の制定と改正のプロセス

　日本PSW協会が，倫理綱領を制定し，何回かの改正を行ってきたので，そのプロセスを整理する。

1. 最初に倫理綱領について言及したのは，「Y問題」を経験した日本PSW協会が1981年に示した「提案委員会報告」である。その中で，協会を「『精神障害者の社会的復権と福祉のための専門的・社会的活動』を中心に据えた組織とする」ことを提起し，組織的な5点の課題をまとめ，その中で「あるべきワーカー・クライエント関係の樹立に向けた取り組みと，『PSWとしての倫理綱領の確立』」をあげた。

2．1982年の「札幌宣言」を受け，専門性を深めることを目的とした３点課題（倫理綱領の制定，業務の構築，精神障害者福祉論の構築）の具体化に向けた取り組みを始め，専門性を構築する課題として「日本PSW協会倫理綱領」を1988（昭和63）年第24回全国大会（沖縄）で採択した。倫理綱領の前文に，札幌宣言の内容を付記し，本文に①個人の尊厳の擁護，②法の下の平等の尊重，③プライバシーの擁護，④生存権の擁護，⑤自己決定の尊重，⑥専門職向上の責務，⑦社会に対する責務，⑧専門職自律の責務，⑨批判に対する責務をあげた。1991（平成３）年の改正時には，前文に「社会福祉の向上のみならず，精神保健・医療の向上に努めること」を付け加え，1995（平成７）年の改正時には，倫理綱領抵触事件を踏まえて「地位利用の禁止」と「機関に関する責務」を付け加えた。

3．1999（平成11）年に，２年前の精神保健福祉士の国家資格化に伴って，組織名を日本精神保健福祉士協会に変更し，倫理綱領も新しい組織の論理綱領になった。

4．2003（平成15）年には，日本精神保健福祉士協会は倫理綱領を，国際ソーシャルワーカー連盟の倫理綱領改訂の動向を踏まえ，より現実的で具体的な内容に全面的に改訂した。前文において，精神保健福祉士を「社会的復権に基づく福祉のための専門的・社会的活動を行う専門職」とし，新しく「共生社会の実現」や「権利擁護」を追加した。そして，新しく６項目の「目的」を示し，「倫理原則」では，①クライエントに対する責務，②専門職としての責務，③機関に対する責務，④社会に対する責務に分け，「倫理基準」では日常業務において起こり得る状況に踏み込んで規定した。

5．一方で，2002（平成14）年に日本PSW協会は，国際ソーシャルワーカー連盟（IFSW）に加盟し，国際的・学際的な組織の位置づけを明示した。すでに，IFSW加盟団体である日本ソーシャルワーカー協会，日本社会福祉士会，日本医療社会事業協会は，IFSWの倫理綱領を基に「ソーシャルワーカーの倫理綱領」を改訂し，３団体（社会福祉専門職団体協議会）として採択している。日本精神保健福祉士協会は，この「ソーシャルワーカーの倫理綱領」を2005（平成17）年に承認し，２つの倫理綱領をもつことになった[7]。

Ⅰ・ 協会の課題と英語表記，略称の変更

　2013（平成25）年４月より日本PSW協会は公益社団法人化し，精神保健福祉領域におけるソーシャルワーカーの唯一の全国組織として，社会的発言力が増すとともに社会的責任が大きくなっている。

　今後，拡大する精神保健福祉士の活動領域への対応と，国民の精神保健福祉（メンタルヘルス・ケア）への責任ある支援が求められているなかで，日本PSW協会の生涯研修システムを整備し，これからの精神保健福祉士の質的な向上と共に，社会的認

知の拡大を考慮しつつ，今後の精神保健福祉士のソーシャルワーカーとしての専門性の再確認と新しい視点やパラダイムを模索していく必要があるであろう。

また，公益社団法人日本精神保健福祉士協会は，2020（令和2）年6月21日の第8回定時総会において，英語による表記及び略称を変更した。これまでは表記を「Japanese Association of Psychiatric Social Workers」としていたが，「Japanese Association of Mental Health Social Workers」と変更し，略称を「JAPSW」から「JAMHSW」に変更した。変更の理由として，今まで使用していたPSW（Psychiatric Social Workers）より，MHSW（Mental Health Social Workers）の方が国際的にスタンダードな名称であるとしている。

Ⅱ　精神保健福祉の価値・原理

精神保健福祉の価値・原理は，精神保健福祉士の実践を方向づけ，拠り所となる「価値体系」と，価値を実現するための手段的な「原則」が含まれ，精神医学ソーシャルワーカー（psychiatric social worker；PSW）が実践を積み重ね，定着するなかで生成し，再構成されてきた特色をもっている。

本節では，精神保健福祉の価値・原理を理解するために，最初に，PSWがソーシャルワーカーとして拠り所とした「A　自己決定の尊重」を取り上げ，次いでPSWが実践のなかから生成してきた「B　社会的復権と権利擁護」と，「C　ごく当たり前の生活」を取りあげる。そのうえで，障害者福祉運動を反映した「D　当事者主体」と，国際ソーシャルワーカー連盟のソーシャルワークのグローバル定義から倫理綱領に加えられた「E　社会正義」について学ぶ。

これらの価値・原理は，包括的かつ多次元的である。歴史的な経緯を考え合わせて求められる精神保健福祉士像をイメージしながら，理解を深めてほしい。

A　自己決定の尊重

精神保健福祉士は，ソーシャルワーカーとしてクライエントの自己決定（self-determination）を中核的な価値・原理として位置づけている。

バイステック（Biestek, F.P.）は，1957年の著書の中で，**自己決定の尊重**について1930年代には，能力に応じて制限すべきかどうかという議論とともに，その重要性が広く認められるとともに，1940年代から1950年代かけて日常の実践に組み込む研究が蓄積され，ケースワークの原則として確立したと述べている。そのうえで自己決定の尊重を「ケースワーカーが，クライエントの自ら選択し，決定する自由と権利そして

ニードを，具体的に認識することである。また，ケースワーカーはこの権利を尊重し，そのニードを認めるために，クライエントが利用することが出来る適切な資源を地域社会や彼自身のなかに発見して活用するように援助する責務を持っている。しかし，自己決定というクライエントの権利はクライエントの積極的かつ建設的決定を行う能力によって，また市民法・道徳法によって，さらに社会福祉機関の機能によって，制限を加えられることがある」[8]と定義した。

　日本の精神保健・精神科医療に導入されたのは，この時期にアメリカにおいて臨床チームの一員として専門分化したPSWである。

1 立脚点としての自己決定の尊重

　PSWが導入された当時，日本の精神科医療関係者の間では，精神障害者の自己決定は困難であると受け止められていた。そのため，自己決定の尊重を立脚点とするという主張はオプティミズムとして批判されることになる。

　1966（昭和41）年，設立間もない日本精神医学ソーシャル・ワーカー協会（現・日本精神保健福祉士協会）の理事長であった柏木昭は「精神医学ソーシャル・ワークの再検討」という論文を機関誌に発表する。その中で「対象者の自己決定はこの専門における一義的立脚点であって，ここから患者への具体的な働きかけがなされていかねばならないのである。そのために精神医学ソーシャル・ワークが独自の領域と場を設定し，そこから患者と医療チームの両者に対して，極めて綿密な相互作用を可能にするような，理論構成と実践体系をうちたててゆくことが，われわれに課せられた今日の課題であろう。医療の中に埋没して，自己同一性を見失うような行動については，自らこれを検討してゆかなければならない」と主張した[9]。

　これに対して，東京大学医学部精神医学教室の臺　弘（うてな　ひろし）教授は，1968（昭和43）年の第4回日本精神医学ソーシャル・ワーカー協会全国大会の特別記念講演で，クライエントの自己決定がPSWの第一の拠り所だとする主張は，「精神医学のソーシャルワークで今日問題になっている精神分裂病（現・統合失調症）の患者の自己決定や精神薄弱者（現・知的障害者）の自己決定をいうことは，まさに，そこのところに障害があることを見過ごしてはいないでしょうか。エゴ（自我）の弱さのある時に，それが何よりのよりどころだということになると，わたくしには，少し心配になるのです。自己決定ということは，目標であって前提条件ではないように思います（中略）患者の自己決定が如何なる障害を持ったものであるかを知っていなければならない」と批判した[10]。

　1950年代から1960年代にかけて，民間精神科病院が急増し，PSWの雇用の場を生み出すことになる。入院中心の精神科医療は，精神障害者に対して，病識がない，行動に責任が取れないといった見方と，患者のため，家族のため，社会秩序を維持するために患者の自由や自己決定が制限され，本人に代わって世話をするというパターナ

リズム（paternalism，父性的保護主義）が基調となっていた。

そのなかで，自己決定の尊重を掲げた PSW の力動精神医学に影響された精神疾患の理解や治療に対する考え方が，オプティミズムであると批判されたのである。

不安定な雇用関係のなかで，現場の PSW の中には，医療スタッフの不足を補い，入院患者の生活や服薬の管理，入院の移送の手伝いをする役割を担わされる者もいた。

1965（昭和40）年には，精神衛生法が改正され，地域精神衛生活動の第一線機関となった保健所に精神保健相談員という PSW の雇用の場も誕生している。

このようななかで，1973（昭和48）年に Y 氏に，家族の訴えだけで本人に会わずに強制的に入院させた PSW の実践が告発された。

この「Y 問題」が，PSW の加害性や「世話をする・される関係」という援助関係のあり方が現状追認的な自己決定能力のとらえ方を含めて再点検を迫られることになったのである。

1978（昭和53）年の第13回日本精神保健福祉士協会全国大会以降，援助関係を「**かかわり**」という言葉に変えて，精神障害者を当たり前の生活ができる人として，実践報告を積み重ね，自己決定能力も「かかわり」のなかで醸成するというとらえ方になった。

1974（昭和49）年，日本精神医学ソーシャル・ワーカー協会の会長でもあった**谷中輝雄**は，日本精神病院協会（大阪）において「やどかりの里」の実践報告を行っている。報告では，共同生活を体験して精神医療を見直し，メンバーとスタッフの関係について，スタッフも仲間で，よいときの付き合いが大切，健康な部分を重要視する，社会的弱点から引き起こされる問題を共有，困難を共に乗り切る，自己主張できる存在，契約関係，生活の主体者，おかしさをもち合わせつつも生活はできる，と発表した。このとき，精神障害者が事故を起こしたときの「責任の所在」をどう考えるか，という質問に対して，谷中は「彼らは自己決定能力のある人として考える」[11] と答えている。

紆余曲折を経て，1988（昭和63）年には，第24回日本精神医学ソーシャル・ワーカー協会全国大会で「**日本精神医学ソーシャル・ワーカー協会倫理綱領**」（現・**精神保健福祉士の倫理綱領**）が採択された。自己決定の尊重は，基本的人権や法の下の平等，プライバシーの擁護，生存権の擁護と並んで自己決定権という表現が使われて，「5．クライエントの自己決定権を最大限に尊重し，その自己実現に向けて援助する」と定められた。

しかし，「最大限に尊重」という，自己決定を制限する表現がつけ加えられている。

② かかわりと自己決定の醸成

1990年後半には，社会福祉の基礎構造改革によって，「措置から契約」に変わるな

かで，障害者福祉の領域でも，利用者の自己決定権とそれを支援する権利擁護が重視されるようになった。

　1992（平成４）年に開催された第11回日本精神医学ソーシャル・ワーカー全国研修会において，柏木昭は「障害者の人権と自己決定」という講義で，「クライエントの能力だけではない。むしろクライエントの能力を十分に伸ばして行くことの出来るこちら側の問題でもあるのです。あの人は，自己決定の能力がない，あの人は自己決定の出来にくい人だと，私達がもし専門家で言うとしたら自分が問われなければいけない。自分がそれだけの関係を持てているか，自分がそれだけの時間をとっているかと言うことこそ問われなければいけないのに，あの人は自己決定の出来ない人格だと片付けてしまうような事は出来ないというような気持ちを込めて，（中略）アートだと言っているわけであります」と述べた。クライエントの自己決定の能力も，PSW とクライエントとの「かかわり」のなかで醸成されることを強調している[12]。

　2003（平成15）年に改訂した「日本精神医学ソーシャル・ワーカー協会倫理綱領」では，「最大限に尊重」という表現が削除された。倫理原則としてクライエントに対する責務のなかで，「（1）クライエントへの関わり」の次に，「（2）自己決定の尊重」を位置づけ，倫理基準において「a クライエントの知る権利を尊重し，クライエントが必要とする支援，信頼のおける情報を適切な方法で説明し，クライエントが決定できるよう援助する。b 業務遂行に関して，サービスを利用する権利および利益，不利益について説明し，疑問に十分応えた後，援助を行う。援助の開始にあたっては，所属する機関や精神保健福祉士の業務について契約関係を明確にする。c クライエントが決定することが困難な場合，クライエントの利益を守るため最大限の努力をする」となった。

　現在，精神保健福祉に関連する法律の改正や新たな施策と併せて精神保健福祉士が位置づけられ，職域も拡大している。しかし，所属する機関・施設の中で，業務が細分化し，法律・制度の範囲内で福祉サービスを効率的に配分したり，管理したりする役割が増大するとともに，クライエントとじっくりかかわる時間が犠牲になって，立脚点である自己決定の尊重が建前になってしまいかねない状況も生まれている。

　このようななかで，精神保健福祉士が精神障害者の自己決定を醸成するには，クライエントが主体となるかかわりの場を機関を超えて地域社会のなかに創出していく実践がますます重要になってくる。

　柏木は，これを「トポスの創出」と表現して，「トポスとはギリシャ語で，「場」とか「場所」のことです。（中略）トポスは単なる物理的な場所ではないことがわかります。それは人が生きる場であり，帰属感を覚えることのできる場であり，誇りをもつことのできる場，人生や生活を語り合える場，そしてそこで人びとは何ができるのかを議論する場だというのであります。すでに述べたように地域の作業所でもいいし，地域生活（活動）支援センターでもいい，ソーシャルワーカーはトポスにおいて

利用者，関係者，町の人びととかかわりをもつのであります。ソーシャルワーカーは新しいコミュニティの創造に取りかからなければなりません。まず，ソーシャルワーカーはクライエント・利用者を含む地域住民との協働によって，新しい場を創ります」[13] と主張した。

　場づくりについては，同志社大学教授の空閑浩人も，欧米流の他人に頼らずに生きる，クライエントに「強さ」を求めるソーシャルワークの自己決定の尊重を問い直しながら，「生活習慣の無理な変化を求めそのような形での自助努力を促し，自律的な強い『個人』となることを利用者に求めるのでは必ずしもなく，むしろ利用者にとって（中略）生活の連続性が支えられ（中略）自らの力では生活上の困難を解決できないということ，また自律した主体的な意思決定や行動ができないということ，いわばそのような『弱さ』が必ずしも否定されるのではなく，むしろ，その『弱さ』が受容される（中略）多様な他者との関係，すなわち『場』が構築され，与えられることにより，再び自らが主体となっての生活が可能になるようなソーシャルワークの追求である。（中略）弱い個人が弱いままに尊重され，その存在が支えられる対人関係の豊かさとその関係が織りなす生活空間や環境としての『場』を重要視し，そのような『場づくり』という観点から（中略）ソーシャルワークの理論と実践の追求である」[14] と述べている。

　精神障害者の自己決定の尊重を地域社会におけるクライエントの生活の場づくりとして，言い換えればかかわりの保障とかかわりの場の保障と併せてとらえ直す方向性を示唆している。

B ● 社会的復権と権利擁護

　復権は，いったん喪失した権利や資格を回復することである。PSW は「Y 問題」を契機に，1982（昭和57）年の第18回日本精神医学ソーシャル・ワーカー協会全国大会において，自ら実践を「対象者の社会的復権と福祉のための専門的・社会的活動を行う専門職」（札幌宣言）として位置づけた。

　約100年前，呉秀三は，精神障害者を収容する精神科病院が不足し，多くの精神障害者が自宅の座敷牢に幽閉されていた実情を憂い「我が国十何万の精神病者は実にこの病を受けたるの不幸の外に，この国に生まれたるの不幸を重ぬるものというべし」と訴えた。戦後，国策によって精神科病院（床）は増加したものの，民間頼りの脆弱な施策は，この不幸を解決しなかった。むしろ，入院医療中心の施策は，長期にわたる隔離収容と人権侵害を生み，地域社会から精神障害者が排除され，忘れ去られる社会的入院という新たな不幸を生み出した。

　社会的入院に限らず，精神科病院に入院している患者は，日常生活が制限されているなかで，人間としての尊厳が侵害される場面にさらされている。

さらに，地域生活をしている精神障害者の中にも，偏見や差別のなかで，孤立したり，経済的に困難な状況に置かれたりしている者が多い。

　精神障害者の社会的復権は，このような精神障害者の置かれている社会的状況を変革し，ごくあたり前の生活を営む市民としての基本的権利を回復する実践なのである。

　そのため2003年の精神保健福祉士の倫理綱領改定時には，社会的復権に権利擁護がつけ加えられて，「クライエントの社会的復権・権利擁護と福祉のための専門的・社会的活動を行う専門職」となった。

　権利擁護（advocacy）という言葉は，必ずしもその定義が明確に定まっているわけではない。**平田厚**は「判断能力の不十分な人々または判断と能力があっても従属的な立場におかれている人々の立場に立って，それらの人々の権利行使を擁護し，ニーズの実現を支援すること」[15]といった意味で用いている。

　精神保健福祉士は，強制入院に象徴されるような精神障害者の人権を制限する場面に立ち会わざるを得ない。また，精神科病院では侵害しているという認識のないまま，病棟生活の規制も含めてルーチン化された業務の中に「人間としての尊厳」を侵害する要素が内在していることがある。とくに社会的入院といわれる状態に置かれている患者は，身近なところに真の代弁者がいない現実もある。

　日本精神保健福祉士協会は，1987（昭和62）年度総会において「精神障害者福祉問題委員会」を設置し，精神障害者の人権問題を組織的に検討すべき中心課題とした。

　しかし，当時，PSWによる入院患者の金銭の横領事件が繰り返され，1995（平成7）年の『PSW通信』第83号には，協会倫理委員会の見解として，「『個人の尊厳の擁護』，『自己決定の尊重』，『専門職自律の責務』，『批判に対する責務』，『社会に対する責務の原則』その精神を踏みにじったもの」と記されている。

　さらに，2002（平成14）年には，北海道の公立病院の精神保健福祉士による窃盗事件（入院患者の預かり金）が起きて，「Y問題」に続いて，PSWの権利侵害が問われた。

　そのため，日本精神保健福祉士協会企画部内に「権利擁護委員会」を立ち上げて，検討した結果，倫理綱領を改定して，精神障害者の社会的復権に権利擁護がつけ加えられたのである。

C ● ごくあたりまえの生活

　「**ごくあたりまえの生活**」は，1970（昭和45）年に「やどかりの里」を創設した**谷中輝雄**が精神障害者との共同生活から，医療の延長としての社会復帰とは異なる生活支援の方向性，目的として位置づけた精神保健福祉の固有の価値・原理である。

　1976（昭和51）年，財政難にあった「やどかりの里」が存続の危機を乗り越える見

通しが立ったとき，スタッフが活動を存続させる意味を見出すために相互研修会を開催している。このときに招いた高知短期大学助教授・早川進が座談会の中で「あたりまえのために（自明性ゆえに）見えなくなってしまっているが，このあたりまえのつきあいや生活が『やどかりの里』にはある。精神の病を体験した方々は，このあたりまえのことがなかなか手にできずに苦労をしている。健康なものにとっては何でもないようなことでも，失われたものを手もとにひきよせることは容易ではない。『やどかりの里』の中には人と人との結びつきを基本にして自らを回復させていく栄養素のようなものがある。そしてそのあたりまえのことの大切さを健康な者に示している」と発言した。谷中は，この時を境にして自分たちがやってきたことが「あたりまえの生活」の実現に向かうものにほかならないことを再確認したと述べている[16]。

　谷中は，さらに「あたりまえの生活」の考えを一歩進めて，「ごくあたりまえの生活」とした。「『ごくあたりまえの生活』では，『ごく』の部分が大事であり，『その人なりの』とか，『その人らしい』とかといった意味が込められている。（中略）私が『ごく』という表現を用いる場合，精神障害者を普通の人にとか，普通の生活の状態に戻す，というようなレベルのことを意味しているのではない。そのままを認め，そのままを受け入れ，そのままの生活を可能にしていくことに大きな意味がある」とした。また，「精神障害者と呼ばれる人たちには『独特の持ち味』があり，普通の人にはとても真似のできない優しさや思いやりがある。とかく住みにくいこの世の中では，優しさや思いやりが仇となって，そのために自らが保てなくなってしまうこともある。しかし，この独特の持ち味が発揮されていくことで，彼ららしさやその人らしさが発揮されたら，それこそ健康人と言われている人々にとっても，学ばされることが非常に多いに違いない」[17]と述べている。

　「ごくあたりまえの生活」は，生活支援の方向性，目的としてのみならず精神障害者と共に暮らせる地域社会が人々の精神保健に望ましい影響を与えることを示唆している。

1 「ごくあたりまえの生活」の実現と社会的復権

　1987年，第22回日本精神医学ソーシャル・ワーカー協会全国大会は「あたりまえの生活の実現をめざして」というテーマの下に開催された。そのシンポジウムで谷中は，PSW が「『精神障害者』の社会的復権への専門的援助を目標にして，病院を始め地域でのさまざまな活動の場で『精神障害者』の生活の支え手としての役割を果たそうとしてきた。退院して社会復帰していく途上で援助者として，または相談者として，さらには共に活動をする人として今日まで活動を展開してきた。社会的復権の具体的な目標はまず『あたりまえの生活の保障』を地域の中で獲得できないかといった努力でもあった」と述べている。そのうえで，「あたりまえの生活には，それぞれの人が生活をしていく上で，権利としてのあたりまえの生活を保障するという側面と，

あたりまえの生活を可能にしていく過程という側面との両側面があると思われる。ここでは後者の，あたりまえの生活を手にすることに重点を置いて考える」として，「精神障害者にとって，あたりまえの生活を手にするということは容易なことではない（中略）生活を見ていると，私たちがあたりまえにしていることがなかなか掴めないで，苦労している様子がうかがえた，私たちがあたりまえのこととして動いていることが，とてもそれどころではないことになってしまうのである。こんなことと思うことをあたりまえにこなして，初めてあたりまえの生活ができるわけで，精神障害者がそれまでになるのにとても時間がかかるのだ，ということを理解することがとても大切なことなのである」[18] と述べている。

「ごくあたりまえの生活」の実現は社会的復権の具体的な目標であり，生活支援の原点なのである。

D ● 当事者主体

当事者主体は，これまで支援を受ける客体として扱われていた存在から，福祉サービスの利用も含めて，自らの困難にかかわり，生活のあり方を決定する主体者であるという主張が込められている。当事者を主体とした考え方の根底に流れる共通点は，従来の専門家パターナリズムを排し，より主体的に自分たち自身の問題にかかわるという立場である。

1970年代からアメリカで始まった自立生活運動（independent living movement；IL運動）は，「障害者がほかの人間の手助けを多く必要とする事実があっても，その障害者がより依存的であることには必ずしもならない。人の助けを借りて15分かかって衣服を着，仕事にも出かけられる人間は，自分で衣服を着るのに2時間かかるために家にいるほかはない人間より自立している」という有名な自立生活の理念が示すとおり，これまでの身辺自立〔日常生活動作（activities of daily living；ADL）の向上〕，経済的自立を目指すことから，生活の質（quality of life；QOL）の向上を目指すものへと変換された。これらの運動は，隔離されていた障害者を施設から解き放ち，人生や生活にかかわる自己選択・自己決定を保障するということでもあった。

1981年に障害種別を超えた国際的な障害者の当事者団体である「障害者インターナショナル」（Disabled Peoples' International；DPI）が設立され，専門家主導のリハビリテーションサービスのあり方などに対して，「障害のある当事者抜きに，われわれ自身のことを決めるな」（Nothing about us without us）というスローガンの下，当事者活動を展開している。日本では1986年にDPI日本会議が発足している。

2003（平成15）年に『当事者主権』を著した上野千鶴子と中西正司は，その著書の中で，「当事者である」ことと「当事者になる」こととを区別した。

「当事者とは問題を抱えた人々と同義ではない。問題を生み出す社会に適応してしまっては，ニーズは発生しない。ニーズ（必要）とは，欠乏や不足という意味から来ている。私の現在の状態を，こうあって欲しい状態に対する不足と捉えて，そうではない新しい現実をつくり出そうとする構想力を持ったときに，はじめて自分のニーズとは何かが分かり，人は当事者になると述べている」[19]。

したがって，当事者はその問題の素人や単なるサービスの消費者ではなく，専門家とは異なるいわば「**プロシューマー**」（prosumer）として支援に参加しているのである。また，当事者同士が相互支援することは，「**ヘルパー・セラピー原則**」（helper-therapy principle）にのっとって，一方的に支援の対象としてとらえられてきた当事者が，支援する役割を担うことでもある。

精神障害を当事者視点からとらえ直すということは，治療すべきものとして当然のように客体として扱われていた存在から，自己決定権をもつ「個人」としての存在への転換であり，その意義は大きい。

現在では，精神保健福祉の領域でも，スタッフと精神障害のあるメンバーが対等な関係で運営に責任をもち，参加するクラブハウスの活動，同じ経験をした仲間同士が相互支援を目指すピアサポートの活動などが取り組まれている。ここでは，当事者主体との関係で，近年注目されている「当事者研究」と「コ・プロダクション」を取り上げておきたい。

1 当事者研究

「当事者研究」は，1984（昭和59）年に設立され，精神障害のある当事者と共にPSWの**向谷地生良**らによって運営されてきた北海道の浦河「**べてるの家**」の活動から生み出された。統合失調症などの精神障害を抱えながらともに支えあい暮らすための「人づくり」であり，「地域づくり」である。生きづらさを抱える当事者自身が「自分の専門家」として，自分の弱さや苦労を，仲間と共に対話を通して研究し，生き方や対処方法を生活のなかに活かそうとする。

当事者研究では，当事者が抱える固有の生活のしづらさと，そこから生じるジレンマや葛藤を，「大切な苦労」ととらえ，そのなかから，自分の「研究テーマ」を見出して，その出来事や経験の背景にある前向きな意味や可能性，パターンなどを仲間や関係者との語り合いを通して見極め，自分らしい対処方法や生き方を見出していくプロセスを重視している。

向谷地は，そこで重視されるのが，一人の人間の生きた証として自分の苦労の取り戻しとして当事者自身が自らの「苦労の主人公」になることであり，この点は「我々にもリスクを」という自立生活運動や当事者主権の主張と重なると述べている[20]。

「専門家」と「当事者の専門家」の新たな共同の地平を拓くことを目指す実践として，関係者の注目を集めている。

② コ・プロダクション

協同創造とも訳される「**コ・プロダクション**」（co-production）は，2009年のノーベル経済学賞受賞者である**オストロム**（Ostrom, E.）が最初に提唱した。公共サービスの抜本的改革の必要性から生まれ，コ・プロダクションの合意された定義はないが，専門家とサービスを使う人々やその家族・近隣が，対等な相互関係のなかで届けられる公共サービスを意味し，「クライエントはサービスの単なる受け手ではない。クライエントが，専門家と共にサービスの制度や設計にかかわること」を意味している。

精神保健サービスの領域でもクライエントはサービスの単なる受け手ではなく，公共サービスを共に創出していく資源そのものであるという考えが示され，彼らを困難の乗り越え方を熟知した人々「エクスパティー」（expertise）と評価し，専門家と共にサービス制度の設計や支援にかかわる動きが盛んになっている[21]。

精神保健福祉の価値と原理は，これまで，ソーシャルワークや障害福祉の専門職の実践から構築されてきた。近年は，障害当事者の側から提起される価値があり，今後は，精神保健福祉の価値と原理を協働して創造することが求められている。

E ● 社会正義

精神保健福祉の価値・原理に社会正義が位置づけられたのは，国際ソーシャルワーカー連盟（International Federation of Social Workers；IFSW）と国際ソーシャルワーク学校連盟（International Association of Schools of Social Work；IASSW）が2001年に採択した「**ソーシャルワークの定義**」をIFSW日本国調整団体が日本語定訳を確定して発表したソーシャルワークの定義の最後に「人権と社会正義の原理は，ソーシャルワークの拠り所とする基盤である」[22]と書かれており，これを受けて日本精神保健福祉士協会も加盟している社会福祉専門職団体協議会が共通する倫理綱領として2005（平成17）年に制定した「**ソーシャルワーカーの倫理綱領**」に社会正義が盛り込まれたことが契機と考えられる。

2014年にIFSWおよびIASSWが採択した「**ソーシャルワーク専門職のグローバル定義**」においても，「社会正義，人権，集団的責任，および多様性尊重の諸原理は，ソーシャルワークの中核をなす」[23]と最初に「社会正義」がソーシャルワークの原理であることが示されている。

しかし，定義では，社会正義とは何であるのかを直接説明していない。社会の中にある不平等，差別，搾取，抑圧など，人権の構造的障壁となる不正義にあたるものを明確にして，現実の社会にあるこれらの障壁に対して，「ソーシャルワークの戦略は，抑圧的な権力や不正義の構造的原因と対決しそれに挑戦するために，人々の希

望・自尊心・創造的力を増大させることをめざすものであり，それゆえ，介入のミクローマクロ的，個人的－政治的次元を一貫性のある全体に統合することができる」[24]としている。

「ソーシャルワーカーの倫理綱領」においても「原理Ⅲ（社会正義）ソーシャルワーカーは，差別，貧困，抑圧，排除，無関心，暴力，環境破壊などの無い，自由，平等，共生に基づく社会正義の実現をめざす」として，「倫理基準Ⅲ　社会に対する倫理責任　1．（ソーシャルインクルージョン）ソーシャルワーカーは，あらゆる差別，貧困，抑圧，排除，無関心，暴力，環境破壊などに立ち向かい，包摂的な社会をめざす。2．（社会への働きかけ）ソーシャルワーカーは，人権と社会正義の増進において変革と開発が必要であるとみなすとき，人々の主体性を活かしながら，社会に働きかける。3．（グローバル社会への働きかけ）ソーシャルワーカーは，人権と社会正義に関する課題を解決するため，全世界のソーシャルワーカーと連帯し，グローバル社会に働きかける」[23]としている。

精神保健福祉の中核的な価値・原理である社会的復権と人権擁護は，精神保健福祉領域でこの社会正義を具体化したものである。

社会正義は，社会的復権と一体として理解することでその実践の方向性を明らかにすることができる。

Ⅲ　精神保健福祉士の視点

精神保健福祉士は，これまで三度，その視点が問われている。一度目は，力動精神医学の影響を受けて，臨床チームの一員として発展したアメリカのPSWを日本の精神科医療に導入した際，精神障害者のとらえ方や治療者としての視点がオプティミズムとして批判された。二度目は，当時，精神科病院を中心に配属されていたPSWが，「Y問題」を契機に，精神障害者を病者としてとらえて，本人の立場に立つ基本姿勢や社会的視点の乏しさが問われた。

そして，現在は，精神障害者の地域包括ケアを目指し，PSWが所属機関を超えた，精神障害当事者や市民との協働するための視点の転換が問われている。

本節では，精神保健福祉士がどのような視点から，精神障害者の生活上の困難をとらえ，実践するのかについて学ぶために，最初に，ソーシャルワークの基本的視点である，「A　人と環境の相互作用の視点」と，PSWが実践を通して獲得した「B　生活者の視点」を取りあげる。

そのうえで，諸外国のソーシャルワークや障害福祉の影響を受けて，つけ加えられた「C　エンパワメントの視点」と「D　リカバリーの視点」，さらに，精神保健福

祉士固有の視点とはいえないが，ソーシャルアクションを協働して展開していくために「E　アンチスティグマの視点」と「F　ハームリダクションの視点」を学ぶ。

　これらの視点は，土台となる精神保健福祉の価値・原理を反映しながら，医学モデルから生活モデルへと転換するなかで獲得されてきたことを併せて理解することにしたい。

A ● 人と環境の相互作用の視点

　ソーシャルワークは，伝統的に人と環境に目を向けて支援してきた。しかし，その焦点を個人に当てるか，あるいはクライエントを取り巻く環境条件の改善に置くのかについては，振り子のように揺れ動いて，全体としてとらえ，支援できなかった歴史がある。

　1980年代になると，相互に作用する要素の複合体としてとらえる一般システム論や生態学から理論的枠組みを援用することによって，個人と環境を同時一体的に把握する視点が出てきた。

　ジャーメイン（Germain, C. B.）とギッターマン（Gitterman, A.）によって提唱されたエコロジカル・アプローチは，「生活の変化・人生の移行」「環境の圧力」「不適応な対人関係過程」の3つが相互に影響し合いながら，ストレスとなって，人の環境への適合（fit）が障害され，生活上の困難を生み出すととらえる。

　ソーシャルワーカーは，ストレス状態にあるクライエントと環境のあり方の良好な適合を目指して，両者の関係に変化をもたらし，その水準を向上させるため，クライエントとその環境との接触面（interface）に働きかけることになる[25]。

　このような視点は，2000年の国際ソーシャルワーカー連盟のソーシャルワークの定義「人間の行動と社会システムに関する理論を利用して，人びとがその環境と相互に影響し合う接点に介入する」にも引き継がれている[21]。

　精神保健福祉士がクライエントの生活上の困難をとらえる視点も，病気の症状や性格の弱さに還元してしまうことなく，取り巻く環境との相互作用を全体的に取り上げてアセスメントをし，支援していかなければならない。

　前節で取り上げた「Y問題」では，PSWがY氏に会わないまま，父親の訴えだけで，家庭内の暴力を病気の症状と判断し，即入院と準備している。Y氏の生活上の困難を，置かれている環境との相互作用に焦点を当ててアセスメントすることができていなかった。また，PSWがY氏の母親の訴えを「情緒不安定（病的と思われる）」と判断したのも同じ見方による。

　また，環境のなかには，所属機関とともに，精神保健福祉士の支援や実践を規定している法制度・施策，精神科医療などを含んでいる。精神保健福祉士は，アセスメントと併せて，自らの立場やクライエントとかかわる環境をクライエントと共に点検す

ることも必要になろう。

B ● 生活者の視点

生活者という言葉は，社会福祉の分野では，**岡村重夫**らによって，早くから使用されていた。しかし，統一的な定義はなく，文脈に依存したあいまいな言葉である。生活者という言葉を使い始めた**谷中輝雄**は，「やどかりの里」の開始時に，**野本三吉**の『生活者』[26] という機関紙から借りてきた言葉であると言い，「たとえ『病状』を持っていても，ごくあたりまえの『生活』が可能かどうか問題とされるのである。彼らを『病者』として扱うのではなく『生活者』として見做す」[27] ことであると述べている。

人と環境の相互作用の視点がソーシャルワーカーの側からの視点であるとするならば，生活者の視点は，クライエント側からの視点といってもよい。

精神保健福祉士として生活者の視点を理解するためには，前節で取り上げた「ごく当たり前の生活」を土台として，精神障害者の生活上の困難をとらえる「生活のしづらさ」と「当たり前の生活を実現するための「生活支援」と一体的にとらえることが必要になる。

1 生活のしづらさ

精神保健福祉士は，精神障害者の生活をどのように理解するのかが問われる。

明治学院大学の教授であり，「やどかりの里」の初代理事長であった**岩本正次**は1968年に出版された『生活科学入門』の中で，「生活には生活を支え，また疎外する生活の基盤があり，生活者はそのなかで生活を守り，向上させようとする。したがって，生活要求がゆがめられながらも，一定の方向に充足するという事実が明らかになってきた」と述べ，「生活とはある条件の下において，人々の要求がいろいろの手段を用いて充足される過程の総体である」と生活の定義を試みている。そのうえで，精神障害者があたり前の生活を手に入れたくても，実現できないことに生活上の困難さがあり，そのことを「生活障害」という呼び方をして，「病気を治すことではなく，暮らしを整えていくことで病気は治っていく（中略）病状といわれてきた行動などは生き方の姿」であるとした[28]。

それに対して，谷中は「後に私は『生活のしづらさ』という言葉を使って，『生活障害』という言葉と使い分けをするようになった。なぜなら，『生活障害』はあたかも障害が固定化されたイメージが強く，さらには精神障害者の対概念として捉えられ兼ねない，と思ったからである。その点『生活のしづらさ』はだれにもある，不器用で，要領の悪い，それぞれの苦手の部分を表している，と考えたのである。そこで『生活のしづらさ』を主に使うことにしたが，福祉サービスを引き出す言葉としては『生活障害』を使用し，障害の概念を明確に打ち出すことに努めたのである。『生活の

しづらさ』については，年代によって強調点が変化していっている。始めは，『長期入院の弊害』として，次に『症状』によるものとして，さらに，その人の『要領の悪さ』『不器用さ』という発病前の状態として，というように捉え方が変わっていったのである。彼らが抱える『生活のしづらさ』は，『だれにでもある，不器用で，要領の悪い，それぞれの苦手な部分』であり，経験不足，自信のなさ，要領の悪さなどが原因で，改善の可能性がある」として，「新しい経験をする機会が乏しく，変化に対応することが苦手な人の場合，次から次へと新しいやり方を習得していかなければならない今の生活には困難がつきまとう。また，経験不足は，自信のなさやあきらめにつながる」「『生活のしづらさ』は，永久に固定化されるものではないが，支援者による一方的な訓練を通して克服するものでもない。障害を生活上の能力障害という個人的な課題性としてみなすだけでなく，生活の支えや生活の条件，環境を整え，その人なりの生活を成り立たせることが重要である」[29]と主張した。

② 医療モデルから生活モデルへ

谷中輝雄は，生活支援について「一生活者として『地域に暮らす精神障害者に対する認識の転換』が必要であること，それはまさしく『医療モデルから生活モデルへ』の転換なのだ」と述べている[30]（**表5-1**）。

③ 生活支援

谷中[31]は，従来の援助方法との違いを明確にし，生活支援の6つの特徴を以下のように整理している。

（1）選択肢を多くすること

1つの選択のインフォームドコンセントよりも，選択肢を多くしてインフォームドチョイスをしてもらうほうが本人の自己決定の促しや主体性の確立の促しになる。

表5-1 ▶ 医療モデルと生活モデルの比較

	社会復帰活動（医療モデル）	生活支援活動（生活モデル）
主体	援助者	生活者
責任性	健康管理をする側	本人の自己決定による
かかわり	規則正しい生活へと援助	本人の主体性のうながし
とらえ方	疾患・症状を中心に	生活のしづらさとして
関係性	治療・援助関係	共に歩む・支え手として
問題性	個人の病理・問題性に重点	環境・生活を整えることに重点
取り組み	教育的・訓練的	相互援助・補完

(2) ステップ方式をとらない

階段を登らせるように社会生活を営むうえでマスターしてほしいことを順番にこなしていけるように進めるのではなく、本人の望む生活をしてみて問題がある部分を支援していく。問題から考えるのではなく、本人の夢から現実の課題を共に考え、支援に取り組むのである。

(3) 自然なかたちで地域に住むこと

「普通の暮らし」を押しつけ、できないことを指導・訓練するのではなく、「その人なりの生活」を保障するために、さまざまなサービスや人を用意して支援していく。

(4) 意志のない人ではないということ

意欲はなくても、意志のない人ではないので、待つことが大切である。その人の意志、希望を尊重し、その希望の実現化に向けて、共に行動するパートナーとなることが援助者に求められる。

(5) 一人歩きではなく、仲間との連帯のなかでの自立ということ

依存しないで独立するのではなく、仲間の支え合いのなかで生活できるように支援する。生活支援の中心は、仲間づくりや仲間の支え合いを軸に活動が展開され、自立に対する考え方も「仲間との連帯のなかでの自立」と考える。

(6) 生産より、出会いと創造へ

生産第一の考えから、「出会い」と「創造」をテーマに働くことを位置づけ、地域の中にいろいろな働く場をつくり上げていくことも重要なことである。

谷中は、これらの生活支援の特徴を強調し、「従来の援助活動は医療モデルから出発していた。地域における支援活動も、病院における治療的、援助的な活動を引きずってきた歴史があった。生活支援に至って、ようやく医療モデルから生活モデルへと、その形態を整えてきたと言えるであろう」[30]と述べた。

C ● エンパワメントの視点

精神障害者は、治療を受けるために、地域生活から切り離されて隔離され、しばしば自分の生活を自分で選択し、さまざまな生活を制限される。また、精神障害者に対する社会的な偏見や差別によって否定的に評価され、無力化された状態に置かれていることが多い。そのため、精神健福祉士の支援は、クライエントが本来もっている力を取り戻して自分の生活や人生を主体的に選び取っていくとともに、社会的な偏見や差別といった抑圧的な社会環境を協働して変革していく**エンパワメント**(empowerment)の視点が求められる。

エンパワメントは、1950年代から1960年代にかけて、アメリカにおいて人種差別撤廃を求めて広範に展開した公民権運動を契機に使用されるようになった。この概念を初めてソーシャルワークに導入したのは、1976年に『ブラック・エンパワメント；抑

圧された共同社会におけるソーシャルワーク』を著した**ソロモン**（Solomon, B. B.）である。

ソロモン[32]は，エンパワメントを，「スティグマを負わされたグループの一員であることに基づく否定的な価値観によって生み出された無力感を改善することを目指して，クライエントまたはクライエントシステムに対応する諸活動にソーシャルワーカーがかかわっていく過程である」と定義している。

そして，エンパワメントに役立つ専門技術を発展させるために，無力化のダイナミクスとその結果について理解する必要があるとした。また，エンパワメントを高めるかかわりは，次の4つのうち1つ以上をもっているとまとめている。

①クライエントに，自分自身が問題を解決していく取り組みの主体であることを認識できるよう支援していく。

②ソーシャルワーカーが持っている知識やスキルを活用できることをクライエントが認識できるように支援していく。

③ソーシャルワーカーは問題解決の努力をしていくときの仲間またはパートナーとしてクライエントが認識できるように支援していく。

④クライエントが否定的な影響を受けている「力の構造」を変化させられると認識していくこと。

こうしたエンパワメントの視点は，1982年に始まったカンザス大学社会福祉大学院による重度の精神障害者の強さや健康的な部分に焦点化したストレングス視点と密接な関係をもっている。

小松源助は，エンパワメント・アプローチが健康や強さの側面を重視するストレングス視点に基づく試みと連携し，補強し合いながら発達してきたことを指摘している[33]。

エンパワメントは，2000年に国際ソーシャルワーカー連盟が採択し，ソーシャルワークの定義の中に「人びとのエンパワメントと解放を促していく」[22]と取り入れられた。

D ・ リカバリーの視点

エンパワメントやストレングスが支援者側の視点の転換であるとすれば，「リカバリー（recovery，回復）」は，当時者側の視点ともいえる。アメリカの精神保健領域で普及してきた概念で，完全に病気が回復するとか，苦しみが消えたり，症状がなくなったりすることと同じ意味ではない。病気の経験から，自分の人生の新たな意味を見つけて，歩んでいく過程である。当事者自身の生き方から，支援者が学び，尊重することであろう。

アメリカにおいて，1960〜1970年代の脱施設化や当事者運動のなかで徐々に育ま

れ，1980年代後半から主にアメリカで，具体的に「リカバリー」という言葉で言及され始めた。2010年代に入ってからは，リカバリームーブメントとして世界的な潮流となっている。

　レーガン（Ragins, M.）は，精神障害者のリカバリーの過程を①希望，②エンパワメント，③自己責任，④生活のなかの有意義な役割の獲得の4段階があると述べている[34]。

　アンソニー（Anthony, W.）は，精神障害者のリカバリーについて「回復は，精神疾患の破局的な影響を乗り越えて，人生の新しい意味と目的をつくり出すことでもある。精神疾患からの回復は，病気そのものからの回復以上のものを含んでいる。精神疾患を持つ人は，自らに取り込んでしまった偏見から，治療環境の医原的影響から，自己決定の機会の乏しかったことから，仕事をしていないことの否定的影響から，回復する必要があるかもしれない。回復はしばしば複雑で時間のかかる過程である」として，このリカバリーに焦点を絞ったメンタルヘルスシステムを提案し，それを樹立するための8つの仮説を提案している[35]。

①回復は専門家の介入がなくとも起こりうる。
②回復に共通する要素は，回復を必要とする人を信じ，その傍にいるひとの存在である。
③回復という視点は，精神疾患の原因に関するある理論に固有の働きではない。
④回復は症状が再発したときでさえ起こりうる。
⑤回復は症状の頻度と持続時間を変える。
⑥回復は直線的な過程ではない。回復には成長と後退，急速な変化の時期とほとんど変化しない時期がある。
⑦疾患の結果から生じた状態からの回復は，疾患そのものの回復よりも，ときに遥かに困難である。
⑧精神疾患からの回復は，ある人が「本当は精神疾患」でなかったということを意味するものではない。

E・アンチスティグマの視点

　「**スティグマ**」（stigma）は，もともとギリシャ語で奴隷・犯罪者であることを周りに示すために，身体上に押された烙印・肉体上の特徴「しるし」に由来した言葉であった。スティグマは，個人の信念や先入観による，根拠のない否定的な態度である偏見（prejudice）や社会的地位を低下させ，権利を縮小させるような法律や慣習となっている社会の態度である差別（discrimination）を含むような，広い意味をもつ言葉として用いられている。

　スティグマの問題は，社会構造レベルと，偏見や自分が偏見を受ける存在である個

人レベルに分けて整理されることが多い。

　精神障害者に対するスティグマは，社会構造レベルのスティグマとして，精神科医療への国の予算が少ないことや，精神疾患があることを理由に適切な身体疾患の治療が受けられないことなど，精神疾患をもった人が社会の仕組みから排除されることを指している。

　個人レベルのスティグマとして，知識の問題は，精神疾患は治らない，精神疾患にかかるのは心が弱い人，といった誤った理解を意味している。態度の問題は，精神疾患は怖いという偏見や，一緒に働きたくないといった抵抗感などが，精神疾患をもった人への拒否的な態度に表れることである。行動の問題は，精神疾患をもった人を雇わない，避けるなど，その人を差別・排除するような行動である。

　個人レベルのスティグマには，精神疾患者が自分自身に対して抱くスティグマも含まれている。精神疾患に関する誤った情報を自分自身に当てはめて，「自分には価値がない」と思い込んでることを「内面化されたスティグマ（あるいはセルフスティグマ）」という。

　スティグマは，問題の早期発見・対応を遅延させるばかりでなく精神疾患を抱える患者であるというラベルによって，社会的地位や本人の自尊心などが影響を受けると指摘されている。精神疾患に関するスティグマ軽減の動きは，アンチスティグマ活動や普及・啓発活動など官民で推し進められている。

　1990年代には，WHOや世界精神医学会（World Psychiatric Association；WPA）によって，精神障害に関するアンチスティグマ活動が展開された。これ以後の一般へのスティグマと闘う国際規模のプログラムとして，「扉を開けよう」（Open the Doors）などがある。

　日本でも，その一つとして厚生労働省が2004（平成16）年に示した「精神保健医療福祉の改革ビジョン」があげられる。ビジョンでは，国民の意識の変革と精神保健医療福祉体系の再編を掲げ，国民が精神疾患を正しく理解し，態度を変え行動するという変化が起こるよう，精神疾患を自分の問題として考える者の増加を促すことを目指している。

　2002（平成14）年12月に厚生労働省による報告書「こころのバリアフリー宣言〜精神疾患を正しく理解し，新しい一歩を踏み出すための指針〜」がまとめられた。

　報告書では，今後の取り組みの基本的な考え方として①精神疾患を誰もが自分自身の問題として捉えることが重要であり，そうすることにより，精神疾患についての理解がより深まる，②精神疾患を正しく理解するだけでは不十分であり，理解に基づき，これまでの態度を変え適切に行動することができるようになることが重要である，こととした[36]。

　2005（平成17）年に，日本学術会議・精神医学研究連絡委員会から出された報告書「こころのバリアフリーを目指して；精神疾患・精神障害の正しい知識の普及のため

に」では，1．誤解と偏見の問題として，において，「精神障害に関する誤解と偏見はさまざまな分野でみられている。医療専門家の内にもある偏見の一つとして，患者が入院の際に蒙るトラウマも，医療専門家の内なる偏見の表れとみることができる。すなわち，拘束，強制処置，劣悪な環境での生活等，障害者の人権を侵害するような処遇が行われてきた基礎には医療従事者の偏見があるという。また，精神障害者は生活能力がないという先入観もその反映である」と指摘している。また，2．なぜ偏見・誤解が生まれるかでは，「①急性期にある精神障害者の言動は，地域住民にとっては不可解な症状があり，それによって誤解や偏見を生みやすくする。また，慢性期にあっても薬剤の副作用による錐体外路症状は，やはり地域住民に対して不自然な印象を与えてしまう。②従来からの政策による精神障害者の施設収容によって，精神障害者が地域住民の目に触れることが少なかった。そのために精神障害に対する地域住民の理解が進まなかった。日常から障害者に触れることはその理解を深めるもっともよい方法であることは多くの事実が証明している。このような観点から地域住民，とりわけ学生，生徒といった若い世代から障害者に接する機会を増やすことは大きな意味があるものと思われる。③長期間にわたって精神科病院における患者数あたりの医師数は一般病院のそれに対して3分の1でよいとされてきた（精神科特例）。また，診療報酬の面や福祉面の予算が他に比較して低く抑えられてきた。このように医療・福祉面での遅れが，精神障害者の社会復帰，地域移行を阻み，その結果として，誤解や偏見を助長することになった」ととらえ，そのうえで，6つの提言をまとめた。項目だけ紹介すると，1）精神疾患・障害は誰でもかかりうるものであることの認識の普及，2）学校教育での精神疾患・障害に関する正しい知識の普及・啓発，3）一般医療と精神科医療との交流，4）当事者のエンパワーメント，5）関係者の連携の促進，6）人材養成と確保，となっている[37]。

スティグマを減らすためにもっとも効果的だとされるのは，精神疾患を経験した当事者に会って交流することであるといわれている。精神疾患を経験して回復過程を歩みながら，充実した生活を送っている人の話を聴くことは，精神疾患へのスティグマの問題を考えることにつながるものと期待されている。「精神疾患を経験しても，その人が望む，その人らしい生活ができるようになること」「そのような社会を作るために何ができるか」に焦点を当てて考えることが大切である。

実際に当事者と会えなくても，インタビュー映像などを通じて話を聴くことでも，スティグマ軽減の効果が得られる可能性がある。

このように考えると，一般市民に対する啓発活動のソーシャルアクションもさることながら，他職種連携のときの精神障害者をどのように伝えるかなど，精神保健福祉士にとってアンチスティグマを進めることは，自らの自己覚知も含めて，すべての業務のなかに含まれるほど重要なことである。

F ● ハームリダクションの視点

ハームリダクションとは，被害（harm）を減少させること（reduction）であり，そのための社会実践のことであり，公衆衛生および社会政策上の概念枠組み・実践モデルの一つとして提唱されているものである。

NGO の Harm Reduction International は，ハームリダクション（harm reduction）を「違法であるかどうかにかかわらず，精神作用性のあるドラッグについて，必ずしもその使用量は減ることがなくとも，その使用により生じる健康・社会・経済上の悪影響を減少させることを主たる目的とする政策，プログラムそして実践である」と定義している。

ハームリダクションのドラッグに対するアプローチは，公衆衛生と人権への非常に強いコミットメントを基盤としている。人権はすべての人にあり，薬物を使うことで人権を失うことにはならないという哲学に基づいている[38]。

1970年代のヨーロッパにおいて，薬物使用に対する不寛容・厳罰主義政策へのオルタナティブとしてハームリダクションのアプローチは，始まった。

日本の薬物乱用防止は，取り締まりの強化と，「『ダメ。ゼッタイ。』普及運動」である。彼らは，病者でもあるのに人権は尊重されず，犯罪者のレッテルを貼られ，スティグマが根強い辱めを受けることになる。依存症に対する誤解と偏見は助長され，支援や治療が不可欠な患者を孤立させ，援助から遠ざける。

それによって必要な支援は受けられず，孤立して生活状況は悪化する。自尊感情は傷つき，希望は失われていく。依存症の治療・回復支援は厳罰主義では成り立たない。治療においても，ハームリダクションは基本となる考え方を提供している[39]。

ハームリダクションは，薬物依存症患者を一人の尊厳ある人間としてかかわることの大切さを教えてくれている。

取り締まりを強化したり，薬物依存症者を隔離したりして，薬物を物理的に遠ざけようとする方法だけでは，薬物依存の問題が潜在化してかえって危険であり，そのため，薬物依存症者の人権を尊重し，現在行われている治療法に加えて，ハームリダクションに基づく依存症者が治療にアクセスしやすい方法を，依存症にかかわる専門職やセルフヘルプグループと共に創出していくソーシャルアクションが精神保健福祉士には求められている。

Ⅳ 専門性の視点に基づくかかわり

人は誰しも家族，隣人，友人，仲間とのかかわりによって，社会生活を成り立たせ

ている。他者とのかかわりによって，孤立したり，傷ついたりすることもあるが，他者との関係から，自らの存在を確かめ，自分の生き方を探っていく。そして，人は，家族や友人や仲間の存在に助けられ，生きていく自信をもつことが可能になる。

この節では，ソーシャルワーカーがクライエントとかかわっていくうえで，その援助関係における留意点と，インフォームドコンセント，説明責任，加害者性と権威性，相互主体性（間主観），協働関係（パートナーシップ）について検討を加えたい。

A　ワーカークライエント関係（かかわり）

ソーシャルワーカーの専門性は，それにふさわしい知識・技術・価値を併せもつことであり，新人，中堅者，ベテランのソーシャルワーカーの誰でも，研修を受けるなり，自己学習によって自己研鑽を繰り返すことが不可欠である。ソーシャルワーカー（精神保健福祉士）の支援における価値に基づく視点は，①人と状況の全体性の視点，②人権を擁護する視点，③自己決定を促して尊重する視点，④生活者支援の視点であり[40]，ソーシャルワーカーとクライエントとの⑤「かかわり」がその基盤にある。

1　援助関係

ソーシャルワーカーが，クライエントの生活問題を解決するにあたって，クライエントとの**「かかわり」**を中核にして，信頼関係を構築しつつ，その支援を展開することが社会福祉援助活動（ソーシャルワーク）である。ソーシャルワーク全体の統合化の動向にあって，ソーシャル・ケースワークは，個人や家族・小集団の構成員の抱える生活上の諸問題の解決や生活ニーズの実現に向けて，ソーシャルワーカーとクライエントとの専門的な対人関係を通して個別的な支援を行うことである。

援助関係は，支援するソーシャルワーカーとクライエントとの「かかわり」によって成り立っている。しかし，それはソーシャルワーカーからの一方的な支援になりやすく，過去においては，クライエントのニーズや問題を判断する際の見方は，伝統的な医学モデルや病理に焦点化したパターナリズムや，クライエントのニーズや能力を限定的に理解して査定した支援計画を立案し，今後の生活の方向性をソーシャルワーカーが決めてしまうようなお世話型の援助が横行していた。

ソーシャルワーカーとクライエントの関係は支援する側から一方的な支援計画を提示するのではなく，対等な関係により，クライエントの抱える生活課題の解決のために，共にアセスメントを行って支援計画を立てて，クライエントの生きるスピードに寄り添った時間軸で「待つ」ことも含んだ「かかわり」が必要である。その「かかわり」のなかで相互に影響し合い，共に生活の知恵を学び合い，新しい価値の芽生えを認め合い，確かめ合い，支え合い，肯定し合う相互主体性の関係を構築していくこと

が，これからの援助関係である[41]。クライエントが，生活の主体者（主人公）として自己決定能力を高め，自己を主張し，生きていく力を発揮していくことが大切である。

2 相互主体性（間主観）

「間主観」は，哲学的な用語であり，間主観性が認識の次元で主に語られるのに対し，「相互主体性」は実践の場面で語られることが多い。ソーシャルワーカーとクライエントが，相互に主体性をもって影響し合う相互主体性関係であるという意味では，主体と主体が援助するという行為を前提に，一方的な関係ではなく，相互に自分の世界をもって，共通の関心ごとについて折り合いをつけて求め合うという関係である。

坪上宏は，援助関係論について，次のように述べている。ソーシャルワーカーがクライエントの状態を，ワーカーの目で見て判断し援助を進めていく「ワーカーの世界にクライエントを位置づける」一方的な関係と，「ワーカーの世界とクライエントの世界が，お互いに今話題になっている共通の関心ごとに関して，お互いのやりとりのなかで折り合いを探っていく」という相互的な関係があり，もう一つの関係として，「相手の世界を通して，自分の世界を見直していく」という意味の循環的な関係があるとしている[42]。援助者であるソーシャルワーカーが自分の世界で判断することや考えることを一時ストップさせて，相手の話を聞いていくことは，不安が付きまとい勇気の要ることだが，その結果，相手の世界やロジックの存在に気づくことが可能になるという意味である。

この循環的な関係においては，ソーシャルワーカーという主体とクライエントという主体が，間主観の関係で相互に影響し合う関係であろう。筆者自身も，精神保健福祉士として働いているときに出会ったクライエントの発言や生きる姿勢に励まされ，生きていく勇気をもらうことが何度もあった。クライエントに「必要とされ，求められること」によって，自らの存在を確認することが重要なことであると，実感する出来事も多くあった。

ソーシャルワーカーの支援の対象はクライエントであるが，支援の向こう側に自分自身の存在があるということ，つまりクライエントの存在や行動の向こう側にソーシャルワーカーが見つかるということが，間主観なのである。

3 インフォームドコンセント

筆者は，40年前に17年間，精神科病院でソーシャルワーカーとして働いていた。その当時，患者たちの中には，自分がなぜ入院したのか，自分の病名は何か知らされていないでいる人が多くいた。1988年の「精神保健法」の施行以降，入院時告知が義務化され，その入院の理由を説明することが求められるようになった。働いていた病院

では，法施行以前から，患者たちに入院の意味や利用できる社会資源，権利などを説明するように努めていた。

> **インフォームドコンセント**とは，医療を提供する側が，患者に対して行おうとしている治療の内容について十分に説明する（インフォームド）ことと，患者がその内容を理解して，同意すること（コンセント）を含む，医療側と患者側のやりとりの過程である。医療側の説明する内容は，診断・治療目的，治療法，予想治療期間，期待される利益，より侵襲的でない方法を含む代替治療手段，予想される苦痛・不快・危険・副作用を含むものとされる。

インフォームドコンセントは，ナチスドイツによる人体実験を裁いた**ニュルンベルク裁判**に始まり，1964年に世界医師会総会で採択された「**ヘルシンキ宣言**」によりまとめたものである。医学研究により研究対象となる人の自発的承認を絶対条件とするもので，その基準や手続きを検討するなかで発達した。医療のパターナリズムに対して，説明を受けることと自己決定は権利であるという認識が広がり，1973年にアメリカ病院協会が「**患者の権利章典**」を出し，1983年には「アメリカ大統領委員会生命倫理総括報告」により，インフォームドコンセントを国の方針として確認している。精神科医療におけるインフォームドコンセントでは，1991年の国連決議「精神病者の保護及び精神保健ケア改善のための原則」において，強制入院患者のインフォームドコンセントも原則として認めている。同時にインフォームドコンセントなしに行われる例外の治療については，本人の判断能力が欠けている場合でも独立機関により最善の治療であると認められる場合があることや，同意権限のある法定代理人の承認が必要であることなど，細かく条件や手続きが規定されている[43]。

インテーク面接を行うソーシャルワーカーも，提供できる医療と福祉のサービス内容の説明だけでなく，患者の権利擁護に関する内容，利用できる福祉サービスや制度の内容，退院後の社会生活における精神科デイケアなどの医療的支援，地域の社会復帰施設などの情報提供をすることも重要なインフォームドコンセントである。

4 説明責任（アカウンタビリティ）

精神保健福祉士の専門職としての**説明責任（アカウンタビリティ）**は，ソーシャルワークの専門職としての責任が中心的で，その内容は，ソーシャルワーカーとしての倫理や価値に基づいて，精神障害者や家族に対して「生活支援」と「自己実現」のためにソーシャルワーク実践を行うという責任を表明することであり，国民に対してそのメンタルヘルスの課題に応えていくという姿勢を示すことが専門職としての責任である。

次のアカウンタビリティは，ソーシャルワーカーとしての当事者（利用者）に対す

る支援者としての実施責任である。どのような支援を提供できるのかをわかりやすく説明し，利用者に対して支援の契約を交わし，合意されたサービスを提供する責任が生じる。

　アセスメントは共に行うものであり，クライエントとして対象化して病理や表面的な行動や現象に目を奪われる「医学モデル」に準拠するのではなく，その人の人生の経験や本来のその人らしさ，もっている力，周囲との人間関係，創造力，生きる力，意欲など，その人全体を関心の対象にしていかなければならない。そして支援計画を立てるうえでも，個人の状態だけを対象にするのではなく，一人ひとりの暮らし方，家族関係，地域の人々とのつながりなど，地域社会全体を包含しながら考えていく「人と状況の全体性」の視点で考慮する必要がある。そして，評価の段階では，共に支援の内容が利用者の生活ニーズに合うものであったのか，支援結果が当事者の視点から満足のいくものであったのか，そのサービスが適切に提供されていたのかを示すことが求められる。

　さらに，所属する機関・施設に対する責任である。所属している機関・施設の目的・役割や規則に対する責任であり，所属長に対する責任でもある。ソーシャルワーカーは利用者の生活問題の解決と自己実現のために存在するが，所属する組織の目的や役割は同じではない。そのために組織の目的や規則との中間に位置することになり，ジレンマが生じる。中間的な位置にいることは苦労を伴うが，利用者の生活ニーズを解決するために組織の点検や規則などの改善をしていく視点をもつことと，他の専門職といかにしてチームを組んでいくのかということが重要になっていく。精神保健福祉士がソーシャルワーカーとしてどのような目的をもち，どのような業務を行い，「生活者中心概念」の視点で生活支援を行っていく専門職であるかを事前に理解してもらい，共通認識になっていることが必要である。精神保健福祉士が提供する支援の内容だけでなく，所属する機関・施設が提供するサービスの質と内容，そして，障害者総合支援法などの国の規定しているサービスの内容も含めて説明責任がある。権利の擁護に関する情報や権利主張できるための情報，当事者や家族にとってはマイナスになる情報も含めて丁寧に説明しなければならない。また，支援の結果や評価に関する情報にも説明責任がある[44]。

⑤ 加害者性・権威性

　日本PSW協会は，1973（昭和48）年第9回全国大会で，「Y問題」という経験を通して，本人不在のままの支援になり，精神科ソーシャルワーカー(以下，PSW)の日常業務が対象者の人権を侵害する行為になり得ることと，**加害者性**があることを認識することとなった。そして，人権を侵される相手の立場に立って自らの実践を見直さなければならないというPSWの**立場性**と基本姿勢のあり方が課題として浮かび上がった。その当時の精神衛生法は，「早期発見・早期治療」により精神科医療に

つなぐことが保健所や精神衛生相談所の役割であり，「Y問題」におけるPSWは法的には問題ないとされた（詳細はⅠの「精神保健福祉士」の資格化に至る経緯を参照）。

しかし，ソーシャルワーカーの権威の公的な側面が次のような形で現れると**ホーレン**（Foren, R.）は述べている。①ソーシャルワーカーの所属する機関がもっている制度化されている法的・行政的・治療的な権威があり，そのことに関係づけてクライエントへの援助行為を行使すること，②クライエントに対する援助目標を達成するために，所属する機関がもっている制限や法的な手続きを利用し優先すること，③ソーシャルワーカーが権威ある立場にある者として，クライエントを取り巻く家族や地域の関係や他機関と連携すること[45]。このことからわかるように，ソーシャルワーカーの権威的立場からのアプローチが，クライエントにとっては，自分の意思に反した援助目標と援助内容であり，強制力を用いたものとして加害者性が存在するということである。

ソーシャルワーカーは権威的な立場であること，知識や技術があること，圧倒的に情報をクライエントより多くもっていることにより，強制力を用いない場合でも，加害者性を含み権威的なアプローチになっていることを自覚しなければならない。ソーシャルワークにおける**権威性**は，権力の行使になること，クライエントへの統制に利用することが可能になるため，ソーシャルワーカーは常に自己点検を忘れてはならない。

次に，ソーシャルワーカーとクライエントの相談関係における権威性について検討する。

相談機関や医療機関に訪れるクライエントは，「自分の悩んでいることや自分のことを理解してくれるのであろうか，自分の感情を受け止めてくれるのであろうか」と不安と緊張の気持ちをもっていると考えられる。ソーシャルワーカーは，クライエントが不安感や緊張感をもっていることを認識し，その気持ちを受容し和らげていくことが求められる。時には，クライエントは不安感や緊張感を持ち合わせるだけでなく，逆にソーシャルワーカーに拒否的になり，攻撃的な行動をとる場合もあることが予想される。相談という行為に至るまでに，生活上の困難や屈辱感，喪失感を経験していることも予想され，対等な関係ではない状況で，ソーシャルワーカーは権威的な存在として登場することが多い。ソーシャルワーカー（精神保健福祉士）は，常にクライエントとの関係性がどのようになっているのかということにも関心をもち，自分の権威性がクライエントに与えている影響についても点検する視点をもちたい。

6 協働関係（パートナーシップ）

ソーシャルワーカーがクライエントの「自己決定の尊重」を支援の価値の中心に置いて，当事者の生活課題を共に考え，その問題解決の方法を共に探索してパートナー

として取り組んでいくことを「協働」という。クライエントにかかわっていく前提として，病に焦点を当てないで生活者として尊重し，相手の痛み・悲しみに共感することと，さまざまな立場の違いなどの関係性の障壁を乗り越えて対等な関係を作っていく努力が必要になる。

　ソーシャルワークにおける「協働」とは，ワーカーとクライエントの対等な関係であり，相互に影響し合う相互関係である。ソーシャルワーカーが，彼らの生活世界に近づこうとするときに，一方的に侵入するのではなく，彼らの日々の生活の営みや感情を理解しようとしているのか，「今，ここ」に生きる人としての悩みや苦しみや喜びの感情を感じようとしているのかが問われることになる。

　ソーシャルワーカー（精神保健福祉士）がその感性を備えて，彼らの生きる力を信頼したときに，彼らは心を開いて本音や悩みを打ち明けてくれるという信頼関係が醸成されていく。土足で心の中に踏み込まないで，日々の生活の中の息づかいを慎重に感じながら，彼らの側に立って思考を巡らせることによって，「協働」できるのではないかと考える[46]。

　ジョンソン（Johnson, C.）は，「個人が人との関係の中で生活する困難を抱える時，個人の潜在力を最大限に引き出す時，あるいは環境からの要求を満たす時，さらにはいかなる発達のニーズも満たされない可能性が比較的高い時，ソーシャルワーカーが関与することになる。（中略）ソーシャルワークの取り組みの中核となるのは，健全な社会的機能を促進し，充足されていないニーズに関する関心を軽減するためのワーカーとクライエントとの相互作用である。それゆえ，社会的機能における問題に対しては，ワーカーとクライエントとの相互作用の中で対処することになる」[47]とワーカーとクライエントの相互作用がソーシャルワークの中核にあると述べている。

　フレイレ（Freire, P.）は，希望をもつことと変革の精神が必要であるとともに，われわれを取り巻く現状を改革することや，支援における希望を持ち続けることの大切さを教示している[48]。

　ソーシャルワーカーの存在と役割は，地域社会をベースにした生活支援の追求と，新しい地域の創造に向けて，ワーカーとクライエントが共に希望をもって社会変革のために戦うことが現実的な時代になっていると考える。ソーシャルワーカー（精神保健福祉士）自身の希望や変革の意識が弱くなってしまうことは，新しい地域社会や社会資源の創造に消極的になって，クライエントへの支援について，現状のサービスを押しつけてしまうことになる。

B ● 事例を通して，専門性の視点に基づくかかわりについて考える

1 事例の概要

　Aさんは，20代後半の男性である。B県で父母と妹の4人で一緒に暮らしていた。父親は公務員であったが，毎日のように酒を飲んで大声で怒鳴るため，Aさんは父親にはなつかない子どもであった。また，父母の間で喧嘩が絶えず，Aさんが中学生のころに父親は家を出てしまい，両親は離婚になった。Aさんの話では，小学生の頃に酔った父親から，「お前は生まれて来なければよかった」と言われたことがあるという。その後，母親と妹と一緒にアパートで暮らしていたが，母親のパートの収入だけでは生活は厳しく，Aさんは新聞配達などのアルバイトをして生活費を稼いでいた。母方の祖父母からの援助もあり，Aさんと妹はなんとか高校を卒業することができた。

　そのころ，母親が糖尿病を患い仕事が続けられなくなり，医療費もかかるので収入が不安定になったため，Aさんは高校を卒業して，すぐに就職することを考えた。建築関係の会社に就職して大工の仕事に就くために，アパートを借りて一人暮らしを始めた。しかし，仕事を覚えるのに時間がかかり上司から怒られることが続き，職場での人間関係はぎくしゃくしていた。上司や先輩や同僚たちと，仕事が終わってから酒を飲む機会が多く，Aさんは何度か一緒に行ったがあまり酒が好きになれず，誘われても断るようになった。

　同僚と仕事上のトラブルがありけんかをしたことをきっかけに，Aさんは仕事を休みがちになって，アパートに1年近く閉じこもってしまった。心配してアパートに訪ねてきた母親にも暴力を振るうようになり，母親は親せきに頼んでAさんを精神科病院に入院させた。

　診断名は統合失調症で，症状としては被害妄想と幻聴があった。Aさんは3年間入院していたが，作業療法の農作業をしている最中に離院して，放浪生活を続けた。その後，警察に保護されて，別の精神科病院に1年間入院する。母親が面会に来たときに，一緒に外出することを希望して院外に出た瞬間に，母親の制止を振り切って逃げ出し，行方不明になってしまう。

　Aさんは，周囲に対する警戒心が強く，他者への不信感を持っている一方で，家族のことを思いやる優しさを持っている繊細な感性のもち主であった。

2 かかわりの概要

　地域住民からホームレスになっていたAさんに対する苦情があり，保健師のDさんはAさんに話しかけるが黙ったままであった。何回かの訪問の中で，Dさんは保健所のソーシャルクラブ（地域で暮らす精神障害者のグループ活動）にAさんを誘っ

た。保健所では，週に1回ソーシャルクラブの活動が実施されており，Aさんは時々であるが参加者と一緒に食事をするようになった。

　そのころ，Aさんは幻聴や追跡妄想に悩んでいたために「僕の病気は治りますか？」とDさんに話しかけたことをきっかけに，Dさんと会話を交わすようになる。そして，Dさんの粘り強い説得により，しぶしぶ精神保健福祉士Cさんの勤務する精神科病院の門をくぐった。「退院したいと言ったときには退院させてくれるなら，治療を受ける」とAさんは話す。インテーク面接で，Aさんが「中学生の時に両親が離婚した」と話すので，Cさんは「それは，本当につらい体験でしたね」と同情する発言をした。しかし，Aさんは「違うよ。母親が暴力を振るわれるのを見なくてよくなったから，あんなに安心したことはなかった」と話した。

　精神科医の診察により，Aさんの希望を受け入れて任意入院になった。入院してから，Cさんを病棟に呼び出し「病棟のスタッフやほかの入院患者のことが怖い。自分を監視している」と話した。そして1週間後に「退院をしたい」と希望し，Aさんと主治医とCさんと担当の看護師とで話し合い，「困ったときには，連絡するように」とCさんから伝えて退院になった。CさんはDさんに状況を報告し，「Aさんの様子を見ていてほしい」と伝えた。それから3日後，再びAさんは保健師とともに相談室のCさんの前に現れた。「この病院は，『退院したい』と言ったら退院させてくれたから信用するよ」と話した。

　その後，入院治療が始まり，Aさんは毎日のようにCさんとの面接を希望し，入院中の不安を訴えることが続いた。Cさんは，Aさんから面接をしてほしいと呼び出しが続くことに対して，「自分を試しているんだ」という印象をもった。しかし，Aさんの他者に対する深い不信感を拭うには相当の時間が必要だと考え直し，粘り強くかかわった。6カ月ほど同じような状況が続いたものの，Aさんの表情は徐々に和らぎ，入院している患者や病棟のスタッフとの会話が少しずつ増えていった。

　Aさんは，約1年間の入院後，Cさんと一緒に探したアパートで生活扶助を受給しながら地域で暮らしていくことになった。退院してからは，主治医，精神保健福祉士，保健師，福祉事務所担当者，地域生活支援センター，就労継続支援事業所のスタッフや妹さんの協力と連携により，Aさんの地域での暮らしは20年近く継続している。

③ 事例から学ぶ専門的視点

◼ 自己決定の尊重（かかわりのあり方）

　Aさんは，医療の受け方も含めて自分で決定することを強く希望した。自己決定の尊重については，Aさんの主体的な生き方を尊重し，いわゆる地域生活の暮らしにおける自己決定だけでなく，精神科病院の入退院も含めて自ら選択することを支援したのである。そのことを保証していくためには，Cさんが働いていた精神科病院の治療

のあり方やチーム医療が，患者の意思を尊重して進められたということが大きいと思われる。

「自己決定の尊重」の視点は，クライエントが自らの生活課題や問題に取り組んでいくように支援することである。クライエントの自己決定を尊重するということは，医療を受けることや地域生活の方法を選択することを自分で決定する意志を尊重することであり，これには精神保健福祉士とクライエントの相互関係のあり方が大きく影響する。「自分のことは自分で決めたい」というニーズを尊重するワーカーの姿勢がクライエントに影響を与えることにより，クライエントが自己決定することに自信をもてるようになるという相関関係がある。つまり，クライエントの自己決定を尊重することは，クライエントの生きる力を信頼する姿勢と，医療・福祉サービスや社会資源の「情報の共有化」が前提となり，自分の生活を選択できるように自己決定の幅を広げていくかかわりは，選択肢を提示するだけでなく，精神保健福祉士とクライエントの相互関係によって自己決定の内容を支持し，クライエントが自信をつけていくプロセスを伴っている。

クライエントの個別性を大切にしていくことはいうまでもないが，個別の苦しみ，悩み，自己喪失の不安，孤独感などに傾聴することが，「承認してもらえた」という温かさを伴う実感となってクライエントの存在を支えることになる。人は存在を認められ，自分の存在を十分に取り戻したときに，おのずとその内部に「成長しよう，変化しよう」という意欲が湧いてくる。そして，かかわりのなかで共に生活の知恵や新しい価値観の芽生えを認め合うこと，支え合うこと，確かめ合うこと，肯定することが援助のポイントとなる。

さらに自己決定の尊重には，精神障害者の人権の保障や精神障害者を取り巻く医療制度，福祉制度の改革をめざして，社会生活支援のための法制度や社会復帰施設などの社会資源開発の発想を伴うことが不可欠である。そして，前提としての「情報の共有化」は，本人を医療チームや地域の連携の中心に据えて，本来の相互信頼を生んでいく機会として前向きに捉える意味がある[49]。

② クライエントを理解する

両親が離婚したと聞いて，精神保健福祉士のCさんは「それは辛い体験でしたね。」と自分の価値観で安易に返答した。しかし，Aさんは，「あんなに安心したことはなかった。」と話した。クライエントを理解するということは，支援する側が自分の価値観で判断して分ったつもりにならないで，相手と信頼関係を構築しつつ，十分に話し合うことによって少しずつ理解が深まっていくのである。そして，その人の人生に軸をおいて，「固有の生」を尊重して考慮しなければならない。

クライエントを理解しようとする時には，以下のことを大切にする必要がある。

①その人の人生に軸を置いて考え話し合う。

②その人の対人関係や社会関係の経験と，生きてきた生活環境の変化に注目する。

③「生活者」としての思いと，健康的な側面から「できること」を大切にする。

④障害・症状の変化だけでなく，その人らしく生きることの意味を考える。そして，背景にある生活上の変化に注目する。

⑤援助を受ける感情についても，「どんな思いでいるのだろうか。」と援助を受ける思いに関心をもって理解しようと努める（自分が影響を与えている場合もある）。

❸ 人と環境の相互作用の視点

「人と環境の相互作用の視点」は，精神保健福祉士がクライエントの家族や友人などの人間関係の経験と，家庭や職場，学校，地域社会の環境などの社会関係の経験を重視するということである。例えば，どんな育てられ方をしたのか，乳幼児期や児童期，思春期などの経験はどうだったのか等の生育歴や，教育歴や職歴などの生活歴に着目する。クライエントの人間関係や社会関係の経験は，クライエント固有のものであり，ほかの誰のものでもない。家族の状況や経済的な問題，地域環境などの背景もすべて一人ひとり，大きな差異（個別性）がある。ここで強調しておきたいことは，クライエント自身が，人間関係・社会関係の経験をどのように感じてきたのか，何を大切にしてきたのか，何に困っているのか，何が不安なのか，将来のことをどのように考えているのかといったことを，精神保健福祉士が一緒に考える姿勢でかかわるということである。クライエント自身の人生に焦点を当てて，クライエントの「人生」に軸を置いてクライエントと話し合うことによって，クライエントに対する理解を深めることになる。

たとえば，Aさんのように，両親の離婚などのケースの概要に書かれたエピソードは，客観的な事実ではあっても，その経験に対する受け止め方や感じ方はクライエントによって差異がある。また，精神疾患や障害をもってしまうということは，自分の家族や友人，恋人などとの対人関係に大きく影響を与え，将来の夢や希望にも大きな変容を迫られることになり，ある意味では一種の喪失感を伴うことになる。精神保健福祉士はこの「喪失感」を受容していくことを考えなければならない。彼らは，精神障害や精神疾患を抱えてどのように生きていくのかという課題に直面し，勇気をもってその課題に挑戦しつつ人生を歩んでいくのであり，そうした歩みは，私たちに生きる強さや潔さを教えてくれる。

引用文献

1) 岡田靖雄：精神障害者処遇の歴史. 厚生省公衆衛生局監，わが国における精神障害の現状；昭和38年精神衛生実態調査，大蔵省印刷局，1965.
2) 柏木　昭：PSWの歴史. 柏木　昭編，精神医学ソーシャル・ワーク，岩崎学術出版社，1986，pp.35-36.
3) 荒田　寛：日本精神保健福祉士協会；ソーシャルワーク実践の足跡. ソーシャルケアサービス従事者研究協議会編，日本のソーシャルワーク研究・教育・実践の60年，相川書房，2007，pp.221-223.
4) 柏木　昭：協会の10年を振り返って. 精神医学ソーシャル・ワーク，9（15）：11，1975.
5) 社団法人日本精神保健福祉士協会協会事業部出版企画委員会編：日本精神保健福祉士協会40年史. へるす出版，2004.
6) 荒田　寛：前掲書3）. pp.230-231.

7) 小出保廣：精神保健福祉士の倫理. 日本精神保健福祉士協会50年史編集委員会編, 日本精神保健福祉士協会50年史, 中央法規出版, 2015, pp.88-93.

8) F・P・バイステック, 尾崎 新, 福田俊子, 原田和幸訳：ケースワークの原則；援助関係を形成する技法. 新訳改定版, 誠信書房, 2006, p.164.

9) 柏木 昭：精神医学ソーシャル・ワークの再検討；その独自性をどこに求めるか. 精神医学ソーシャル・ワーク, 1 (2)：1-6, 1966.

10) 臺 弘：精神医学ソーシャルワーカー当面の課題. 精神医学ソーシャル・ワーク, 3 (1)：25-30, 1968.

11) 谷中輝雄：早川進とやどかりの里. 坪上 宏, 谷中輝雄編著, 早川進の世界；あたりまえの生活 PSW の哲学的基盤, やどかり出版, 1995, p.17.

12) 柏木 昭：精神障害者の人権と自己決定. 精神医学ソーシャル・ワーク, No.29：p.104, 1992.

13) 柏木 昭："トポス"の創造とソーシャルワーカー. 柏木 昭, 佐々木敏明, 荒田 寛, ソーシャルワーク協働の思想；"クリネー"から"トポス"へ, へるす出版, 2010, pp.87-88.

14) 空閑浩人：日本のソーシャルワークにおける文化的基盤；「世間」に生きる日本の「個人」への視点. 評論・社会科学, (77)：43-63, 2005.

15) 平田 厚：権利擁護と福祉実践活動；概念と制度を問い直す. 明石書店, 2012, p.36.

16) 谷中輝雄, 早川 進編：ごくあたりまえの生活をもとめて；精神障害者の社会復帰への実践. 精神衛生実践シリーズ2, やどかり出版, 1977, p.183.

17) 谷中輝雄：生活支援；精神障害者生活支援の理念と方法. やどかり出版, 1996, pp.145-178.

18) 谷中輝雄：精神障害者の「あたりまえの生活」の実現をめざして. 日本精神医学ソーシャル・ワーカー協会編, 精神障害者の「あたりまえの生活」の実現をめざして；医療と福祉の連携をすすめる PSW の課題, 日本精神医学ソーシャル・ワーカー協会, 1987.

19) 上野千鶴子, 中西正司編：ニーズ中心の福祉社会へ；当事者主権の次世代福祉戦略. 医学書院, 2008.

20) 向谷地生良：当事者研究. 福田正人, 糸川昌成, 村井俊哉, 他編, 統合失調症, 医学書院, 2013, pp.613-625.

21) 小川一夫, 長谷川憲一, 源田圭子, 他編：コ・プロダクション；公共サービスへの新たな挑戦；英国の政策審議文書の全訳紹介と生活臨床. 萌文社, 2016, p.39.

22) 岩﨑浩三訳：国際ソーシャルワーカー連盟（IFSW）のソーシャルワークの定義. 2001.
http://www.jasw.jp/kokusaiinfo/IFSW_SWTEIGI.pdf

23) 日本ソーシャルワーカー連盟代表者会議：ソーシャルワーカーの倫理綱領（日本ソーシャルワーカー連盟）. 2020.
https://www.jamhsw.or.jp/syokai/rinri/sw.html#2

24) 日本ソーシャルワーカー連盟：ソーシャルワーク専門職のグローバル定義.
http://jfsw.org/definition/global_definition

25) カレル・ジャーメイン, 他著, 小島容子編訳・著：エコロジカルソーシャルワーク；カレル・ジャーメイン名論文集. 学苑社, 1992, p.89.

26) 野本三吉：生活に根ざした記録への試み. 生活者, 第 1 号, 1972.

27) 谷中輝雄：生活支援；精神障害者生活支援の理念と方法. やどかり出版, 1996, p.178.

28) 谷中輝雄編, 岩本正次著：意識生活学の提唱；岩本正次の世界. やどかり出版, 2003, p.363.

29) 谷中輝雄：前掲書27), p.186.

30) 谷中輝雄：前掲書27), p.178.

31) 谷中輝雄：前掲書27), pp.163-178

32) Solomon BB: Black Empowerment: Social Work in Oppressed Communities. Columbia University Pres, 1976, p.19.

33) 小松源助：ソーシャルワーク実践理論の基礎的研究；21世紀への継承を願って. 川島書店, 2002, pp.153-164.

34) マーク・レーガン著, 前田ケイ訳：ビレッジから学ぶリカバリーへの道；精神の病から立ち直ることを支援する. 金剛出版, 2005.

35) ウイリアム・A・アンソニー著, 濱田龍之介訳：精神疾患からの回復；1990年代の精神保健サービスシステムを導く視点. 精神障害とリハビリテーション, 2 (2)：145-154, 1998.

36) 厚生労働省：心の健康問題の正しい理解のための普及啓発検討会報告書；精神疾患を正しく理解し, 新しい一歩を踏み出すために. 2020.
https://www.mhlw.go.jp/shingi/2008/04/dl/s0411-7i.pdf

37) 日本学術会議・精神医学研究連絡委員会：こころのバリアフリーを目指して；精神疾患・精神障害の正しい知識の普及のために. 2005.
https://www.scj.go.jp/ja/info/kohyo/pdf/kohyo-19-t1032-6.pdf

38) 国際ハームリダクション協会：ハームリダクションとは？；国際ハームリダクション協会（International Harm Reduction Association）による見解. 2015.
https://www.hri.global/files/2016/04/06/What_Is_Harm_Reduction_JP_2015.pdf

39) 松本俊彦, 古藤吾郎, 上岡陽江編著：ハームリダクションとは何か；薬物問題に対する, あるひとつの社会的選択. 中外医学社, 2017, p.161.

40) 荒田　寛：精神保健福祉士の専門性. 新版 精神保健福祉士養成セミナー編集員会編, 精神保健福祉の理論と相談援助の展開, 改訂 新版・精神保健福祉士養成セミナー④, へるす出版, 2012, pp.118-120.

41) 荒田　寛：精神保健福祉士の専門性. 一般社団法人日本精神保健福祉学会, 精神保健福祉学の重要な概念・用語の表記のあり方に関する調査研究平成29年度報告書, 2018, pp.133-134.

42) 坪上　宏, 谷中輝雄, 大野和男編, 坪上　宏著：援助関係論を目指して；坪上宏の世界. やどかり出版, 1998, pp.158-163.

43) 木村朋子：インフォームドコンセント. 社団法人日本精神保健福祉士協会・日本精神保健福祉学会監, 精神保健福祉用語辞典, 中央法規出版, 2004, p.33.

44) 荒田　寛：精神保健福祉士のアカウンタビリティ. 柏木　昭, 佐々木敏明, 荒田　寛, ソーシャルワーク協働の思想；"クリネー"から"トポス"へ, へるす出版, 2010, pp.152-155.

45) R・ホーレン, R・ベイリー著, 宗内　敦編訳：ケースワークと権威. 学苑社, 1982, p.44.

46) 荒田　寛：ソーシャルワーカーに期待する実践力. 村井龍治, 長上深雪, 筒井のり子編著, 現代社会における「福祉」の存在意義を問う；政策と現場をつなぐ取り組み, ミネルヴァ書房, 2018, pp.174-180.

47) ルイーズ・C・ジョンソン, ステファン・J・ヤンカ著, 山辺朗子, 岩間伸之訳：ジェネラリスト・ソーシャルワーク. ミネルヴァ書房, 2004, p.19.

48) パウロ・フレイレ著, 里見　実訳：希望の教育学. 太郎次郎社, 2001, pp.8-11.

49) 荒田　寛：現場からソーシャルワークを考える. 尾崎　新編, 現場の力, 誠信書房, 2002, pp.359-364.

参考文献

1) 社団法人日本精神保健福祉士協会, 日本精神保健福祉学会監：精神保健福祉用語辞典. 中央法規出版, 2004, p.192.

2) 横須賀俊司：自律生活の拡大と当事者活動. 中村優一, 一番ヶ瀬康子, 右田紀久恵監, 岡本民夫, 田端光美, 濱野一郎, 他編, エンサイクロペディア社会福祉学, 中央法規出版, 2007, pp.1082-1085.

3) 日本精神医学ソーシャル・ワーカー協会：Y問題調査報告により提起された課題の一般化について（資料）. 1975.
http://www.arsvi.com/1900/750830b.htm

4) 日本精神保健福祉士協会事業部出版企画委員会編：日本精神保健福祉士協会40年史. 日本精神保健福祉士協会, 1966.

5) 藤井達也：精神障害者生活支援研究；生活支援モデルにおける関係性の意義. 学文社, 2004.

6) 日本社会福祉学会事典編集委員会編：社会福祉学事典. 丸善出版, 2014, pp.56-58.

7) 精神障害者の「あたりまえの生活」の実現をめざして；医療と福祉の連携をすすめるPSWの課題. 日本精神医学ソーシャルワーカー協会事務局, 国立精神・神経センター精神保健研究所, 1967.

8) 衣笠一茂：ソーシャルワークの「価値」の理論構造についての一考察；「自己決定の原理」がもつ構造的問題に焦点をあてて. 社会福祉学, 49（4）：14-26, 2009.

9) 定藤丈弘, 岡本栄一, 北野誠一編：自立生活の思想と展望；福祉のまちづくりと新しい地域福祉の創造をめざして. ミネルヴァ書房, 1993, p.1-12.

10) 井上牧子, 西澤利朗編著：精神医学ソーシャルワークの原点を探る；精神保健福祉士の再考. 光生館, 2017.

第 **6** 章

「精神保健福祉士」の
機能と役割

Ⅰ 精神保健福祉士法

　精神保健福祉士という国家資格は、第5章で学んだとおり国家資格化以前から精神科ソーシャルワーカー（psychiatric social worker：PSW）として長年にわたる精神医療および保健福祉現場での実践があった。そして、精神保健福祉士法にPSWの実践がすべて網羅されたとはいえない。また一方で、旧来は各PSWの判断や所属機関の状況等に応じて、必ずしも義務という共通認識がされていなかった事項が資格法において明確に規定された側面もある。さらに、精神保健福祉士という国家資格が誕生したのち、日本では精神疾患の患者数の増加や国民のメンタルヘルス課題の増大といった事象が生じ、精神保健福祉士法に規定されている役割以上のソーシャルワーク実践が求められ、また実際に行われている現実もある。よって法的規定のみを任務としてとらえるのでは不十分であるが、本節では、精神保健福祉士の機能と役割を理解するために、精神保健福祉士法の内容を理解する。

A ● 精神保健福祉士法制定と法改正の経緯

　精神保健福祉士法が制定されたのは1997（平成9）年のことであるが、PSW資格の必要性はかなり以前から認識されていた。1965（昭和40）年の精神衛生法改正に向けた議論の過程で、精神衛生審議会中間答申書には精神科医、看護師に次ぐ「その他の職員」について、「最近における精神医学の進歩に応じて、心理専攻者、精神科ソーシャルワーカー、作業療法士等専門職種の医療チームへの参加が必要であるが、身分資格の確立を図るとともに、その他の職員も含めて養成訓練について対策を講ずる必要がある」と記されている［1964（昭和39年）7月25日付][1]。その後、精神保健福祉士法の制定に至る長い経過は第5章第Ⅰ節に詳述されているためここでは最終局面のみ記載する。

　1993（平成5）年の「精神保健法」改正にあたり精神障害者の社会復帰の担い手の必要性が強調された衆参両院の「PSW国家資格制度の創設」の附帯決議、同年10月に日本精神医学ソーシャル・ワーカー協会（現・公益社団法人日本精神保健福祉士協会）より厚生大臣（当時）に提出された「精神科ソーシャルワーカーの国家資格化早期実現の要望書」、障害者基本法（同12月）を受けて改正された「精神保健及び精神障害者福祉に関する法律」（精神保健福祉法）の制定（1995年）などがある。精神保健福祉法は、精神保健と精神医療に加えて精神障害者福祉を同じ法に規定したものであり、精神障害者を「疾病と障害を併せ持つ者」として社会福祉の対象に位置づけ、精神障害者の自立と社会参加のための援助が明記された。

精神科病院における長期入院の改善や，精神障害者に対する福祉の提供を求めて関係団体である全国精神障害者家族会連合会や日本精神科病院協会からもPSWの国家資格化が求められていた。とくに，日本精神科病院協会は「PSWが多い病院ほど患者の在院日数は短い傾向にある」ことを日本精神科病院協会総合調査結果として報告（1995年）し，PSWの国家資格創設を後押しした。

　こうして，精神医療と精神障害者福祉をつなぐ国家資格として精神保健福祉士が誕生した。その後，障害者施策の改革に伴って2010（平成22）年に精神保健福祉士法の見直しが行われ，2012（平成24）年に改正法が施行され現在に至る。この見直しが行われた背景には，日本における精神医療や精神障害のある人への福祉の提供体制が変化したことや，精神保健福祉士の実践自体の拡幅が影響している。前者については，例えば精神疾患患者数の増加，長期入院者の退院促進後の地域生活支援の課題，三障害一元化による市町村を基盤とした障害福祉サービス等のケアマネジメントの展開などがあげられる。後者は，産褥期から看取りまですべての世代においてライフサイクルにおけるメンタルヘルス課題に精神保健福祉士が現に対応するようになり，その職場職域が拡大したことなどを指す。

　精神保健福祉士法は2010年の改正では，定義と責務のうちの連携等に関する改正と，新たに誠実義務と資質向上の責務が加えられた。

B ● 精神保健福祉士法の目的

第1条
　この法律は，精神保健福祉士の資格を定めて，その業務の適正を図り，もって精神保健の向上及び精神障害者の福祉の増進に寄与することを目的とする。

　これまでに学んできているように，日本では精神疾患や障害のある人を精神科病院に隔離収容し，障害者として福祉法に定義づけることなく病者としての処遇を中心としてきた。このため長期入院を余儀なくされ，人権侵害を被っている多数の退院可能な精神障害者の社会復帰を促進するために，専門的な知識や技術を用いるソーシャルワーカーが必要とされたことが資格を創設する第一義的な目的であった。

　しかし，精神保健福祉士法の目的はこれにとどまらない。

　精神保健福祉士法第1条には，「精神保健の向上」すなわち人々のこころの健康を高めることと，「精神障害者の福祉」すなわち精神障害者の退院促進や地域生活支援の充実により幸せな生活を実現することの2点が掲げられている。これは精神保健福祉法の目的と呼応しており，精神保健福祉士は，現に精神疾患や障害の状態にある人

のみを対象とするのではなく，より広範に対象をとらえ，疾病や障害の発生予防に努めることも目的とされている。

　そこで，精神保健福祉士として，この目的をどうとらえるかを考えることが重要である。

　精神疾患の予防やこころの健康の向上のためには，病気になりそうな状態を未然にとらえ，早めに対処することが重要である。早期に治療に結びつけることも有効であり，医学的な観点からのアプローチが求められる。ただし，精神保健福祉士は医療職ではなくソーシャルワーカーであることに留意しなければならない。人々にこころの悩みや精神疾患をもたらす環境や社会的な要因に着眼したり，本人のつらさを受けとめたり，共感的に理解しながら本人の立場に立ってどのように解決していきたいかを一緒に考えたりしようとする姿勢が欠かせない。

　精神障害者の福祉とは，長期入院等からの退院や社会復帰の実現にとどまらない。さまざまな場面や状況における権利侵害への介入や，本人が希望する生活を実現できるよう本人中心のアプローチが求められる。この際，人権や社会正義といったソーシャルワークの原理に基づき，精神障害のある本人だけでなく，周囲の人々や組織団体，地域社会などに働きかけることも必要となる。

　これらの実践は，精神保健福祉士のみでは行えないこともあり，多職種やさまざまな関係機関などフォーマル・インフォーマルな関係者との連携や協働が欠かせない。

C・定義

第2条
　精神保健福祉士の名称を用いて，精神障害者の保健及び福祉に関する専門的知識及び技術をもって，精神科病院その他の医療施設において精神障害の医療を受け，又は精神障害者の社会復帰の促進を図ることを目的とする施設を利用している者の地域相談支援（障害者の日常生活及び社会生活を総合的に支援するための法律（平成17年法律第123号）第5条第18項に規定する地域相談支援をいう。第41条第1項において同じ。）の利用に関する相談その他の社会復帰に関する相談に応じ，助言，指導，日常生活への適応のために必要な訓練その他の援助を行うこと（以下「相談援助」という。）を業とする者をいう。

※下線部は，2010年改正時の追加事項。

　精神保健福祉士とはどのような仕事をする者であるかを明記したものが，第2条の「定義」である。

まず，精神保健福祉士の名称を用いることができるのは誰かを知っておく必要がある。精神保健福祉士となることができる者については，精神保健福祉士法第2章「試験」に詳述されている。一言でいえば，必要な知識，技能について毎年1回以上行われる試験に合格しなければならない。そのうえで，国家資格者としての登録を行う。その手続きは精神保健福祉士法第3章「登録」に記されている。国家試験に合格しただけでは，精神保健福祉士を名乗ることができない点に注意を要する。なお，登録した者だけがその名称を用いることができることを「名称独占」という。

　次に，精神保健福祉士は精神障害者の保健および福祉に関する専門的知識と技術を使うことが書かれており，その主な対象は，①精神科病院等の医療施設の患者，②障害者の日常生活及び社会生活を総合的に支援するための法律（障害者総合支援法）による障害福祉サービスの利用者とされ，実際の業務については，相談，助言，訓練等が列記されている。

　しかし，前述したように，精神保健福祉士法の目的は精神疾患や障害のある人を含めたすべての国民を対象として規定されていると解釈できる。つまり，精神保健福祉士が働きかける相手は，現に疾患や障害のある者のみならず，潜在的な課題を有する者を含み，またその周囲の環境や社会まで広範にわたる。第2条には明記されていないが，精神保健福祉士の実際の役割は，時代や社会の変化と人々のニーズに応じて拡幅し，**図6-1**に示されたように法的な規定を超えて拡大している。

図6-1 ◆ 精神保健福祉士の役割の拡大

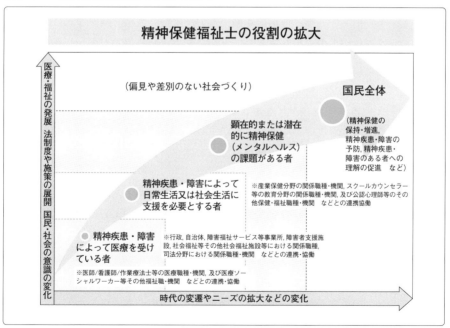

資料　精神保健福祉士の養成の在り方等に関する検討会：精神保健福祉士の養成の在り方等に関する検討会中間報告書．2019，p.10．https://www.mhlw.go.jp/content/12201000/000496790.pdf

D ● 義務および罰則に関する規定

　精神保健福祉士は，冒頭にも記したとおり国家資格であるから，国が定める義務を遵守しなければならない。これらは，精神保健福祉士法第4章「義務等」でそれぞれ明記され，また，違反した場合の罰則が精神保健福祉士法第5章「罰則」で規定されている。

　本項では，①誠実義務，②信用失墜行為の禁止，③秘密保持義務，④連携等，⑤資質向上の責務について，法に規定された内容と併せてソーシャルワーカーとしての精神保健福祉士のあり方について理解する。

1 誠実義務

第38条の2
　精神保健福祉士は，その担当する者が個人の尊厳を保持し，自立した生活を営むことができるよう，常にその者の立場に立って，誠実にその業務を行わなければならない。

　この規定は，2010年改正によって新設された。この義務について疑問を抱くことはないと思われる。精神保健福祉士は，かかわる相手に対して，どのような場面や状況においても，また相手の人種，性別，年齢，能力，出自，性格，信条などにかかわらず，常に相手をかけがえのない存在として大切に受け止める姿勢が欠かせない。その人が自分の生活について自分の意思で望み決断することを支え，その人らしい生活を送るためにかかわったり，必要な支援を適切に受けることができるように働きかけたり，環境調整や改善を図ったりする。こうしたことは，すでに学習したソーシャルワークの原理に基づく態度であるといえる。よって，法的義務であるかどうかによらず，相手となる人に対して誠実に業務を行うことはソーシャルワーカーとして当然である。

　このことが現実的な課題となるのは，仕事場面で誠実義務をどのように全うできるか，という点である。精神保健福祉士として，自分は相手となるクライエントに対して誠実な仕事ができているか常に自己点検し，かかわりを省察することを忘れてはならない。実際には，職場の職務規定や他の法制度の取り決めとの関連で，精神保健福祉士自身とクライエントの立場との間に対立が存在するような場合や，クライエント本人と家族や周囲の両側から相談を受け，両者の間に摩擦がある場合など，精神保健福祉士としての立ち位置やありように迷いや揺らぎを抱える事態が生じることがある。誠実義務を果たすためには，時としてこうした葛藤を乗り越えることを覚悟する

必要がある。

　また，このような義務があえて法的に規定されているのは，精神保健福祉士の立場が精神疾患や障害のある人と比べて優位なものになったり，クライエント本人よりも周囲の他者の利益のために精神保健福祉士が利用されたりする可能性を示唆しているとも考えられる。

　例えば，精神科医療機関において入院患者を一定数確保するために，退院可能な患者への積極的な退院支援を保留している場合や，生活支援の体制をマネジメントする際に地域の障害福祉サービスを十分に吟味せず，自身が所属する法人のサービスのみを情報提供している場合，施設の利用者からの苦情について，障害による理解力不足のせいにして真面目に取り合わない対応など，日常的な仕事のなかでも不誠実な態度や行動，または「何もしないこと」自体が誠実義務の怠慢になり得る。

　この義務に違反したからといって罰則が科せられるわけではなく，義務の不履行について誰からも指摘されないかもしれない。それでもなお，精神保健福祉士として誠実に相手に向き合い，その人の立場に立って業務を行わなければいけないことを常に自覚し，また，態度や行動によって義務を果たすことを怠ってはならない。

② 信用失墜行為の禁止

> 第39条
> 　精神保健福祉士は，精神保健福祉士の信用を傷つけるような行為をしてはならない。

　国家資格の専門職であるということは，無条件に人々の信用を得るという側面をもつ。精神保健福祉士が頼られる場面や状況の多くは，困難や問題あるいは不安を抱え，自分だけ，または身内だけでは対応できないときなどが想定される。「国家資格」といういわゆる国からのお墨つきをもつことで，プライバシーを打ち明け信じて頼られる者として精神保健福祉士は存在している。

　また，別の見方として，精神保健福祉士という国家資格をもつ仲間であり同業者全体に対する責務というとらえ方もある。「精神保健福祉士である自分」の言動や行為は，精神保健福祉士のあり方を他者へ知らしめることにつながる。初めて精神保健福祉士の支援を受け，よい成果を得た人は「精神保健福祉士は役に立つ」「頼りになる」と受け止め，別の精神保健福祉士に対しても一定の信用をもつ。反対に，ある精神保健福祉士の態度が横柄であったり，自分の意向を踏まえず一方的な指導や助言をされたりした場合，精神保健福祉士について否定的な評価が下されることになる。

　本来あってはならないことであるが，施設利用者から貴重品として管理を依頼され

ていた預金通帳のお金を引き出して流用したり，行き過ぎた注意の結果として暴力を振るい利用者にけがを負わせたりなどの犯罪行為が過去に発生している。こうした行為が，精神保健福祉士として当事者の権利を擁護し，また，個人的な生活に深く立ち入る業務特性との兼ね合いで生じ得るリスクを認識し，高い倫理観と自律性を身につけなければならない。

③ 秘密保持義務

> 第40条
> 　精神保健福祉士は，正当な理由がなく，その業務に関して知り得た人の秘密を漏らしてはならない。精神保健福祉士でなくなった後においても，同様とする。
> 第44条
> 　第40条の規定に違反した者は，1年以下の懲役又は30万円以下の罰金に処する。
> 　2　前項の罪は，告訴がなければ公訴を提起することができない。

　個人情報保護法に規定された守秘義務を遵守しなければならない職業は多数ある。しかし，ここではソーシャルワーカーとしてこの義務を認識することが重要である。「秘密」という用語が使われているが，これは，精神保健福祉士が業務上でかかわった人に関する情報を指し，ことさら秘密めいたもののみではない。精神保健福祉士は，アセスメントや支援の過程で個人に関するさまざまな情報を収集し，またその生活に深く介入するなかで知り得る事柄もある。本人が精神保健福祉士を信頼して打ち明ける種類のものもあれば，本人以外からもたらされるものもあるが，そのすべては本人に帰する情報であることを認識し，本人の同意なく秘密を漏らしてはならない。さらに，故意に秘密を漏らすのではなく不注意から情報が漏洩したり，漏洩とは意識せず守秘義務に違反したりする場合があることにも留意しなければならない。

　また，規定にある「正当な理由」は，状況や所属機関の特性等に応じて異なるため個別に判断しなければならないが，例として虐待の通告や自傷他害行為からの保護，犯罪行為に関する通報等があげられる。また，職務上で知り得た情報に関する守秘義務は「精神保健福祉士でなくなった後」も在職中と同様に課され，異動や転職，退職後も持続することを意味する。

　なお，第5章「罰則」の第44条において，秘密保持義務に違反し告訴されると罰則が科される場合があることが規定されている。精神保健福祉士にとってこの義務はそれだけ重いものであるといえる。

4 連携等

第41条

　精神保健福祉士は，その業務を行うに当たっては，その担当する者に対し，保健医療サービス，障害者の日常生活及び社会生活を総合的に支援するための法律第5条第1項に規定する障害福祉サービス，地域相談支援に関するサービスその他のサービスが密接な連携の下で総合的かつ適切に提供されるよう，これらのサービスを提供する者その他の関係者等との連携を保たなければならない。

2　精神保健福祉士は，その業務を行うに当たって精神障害者に主治の医師があるときは，その指導を受けなければならない。

※下線部は，2010年改正時の追加事項。

　精神保健福祉士の連携の義務について，法の制定当初は「医師その他の医療関係者との連携を保たなければならない」と規定されていたが，2010年の見直しによって，精神保健福祉士の実践や対象の広がりを踏まえて上記のように改正された。

　精神保健福祉士がかかわる相手は，医療や福祉サービスを活用することが望ましい，または現に活用している者が多く，クライエントを中心にして，それらの関係者とチームを組んで支援を展開する。このチームを構成するのは，所属機関内の多職種をはじめ，クライエントの生活圏域における他の関係機関に所属する者が含まれる。これらの多職種との連携が義務づけられているのは，クライエントを中心に据えて目標を共有し，相互理解の下に役割分担することが求められるためである。さらに，精神保健福祉士には，保健，医療，福祉の知識を包括的に有する者として，こうした多職種，多機関の連携におけるマネジメントやコーディネートの役割が期待されている。

　なお，医師との関係については，連携するだけでなく「主治医の指導を受ける」ことが義務づけられている。精神障害のある人々は精神疾患の継続的な治療ためにかかりつけ医をもっていることが多く，これを主治医という。医療職であれば医師の指示下に業務を行う規定が成されるが，精神保健福祉士はソーシャルワーカーであって医療従事者ではないため，主治医を有するクライエントにかかわる場合は，治療的な観点からの主治医の指導を踏まえてアセスメントや支援計画の立案を行い，ソーシャルワークを展開する。

第6章

5 資質向上の責務

第41条の2
　精神保健福祉士は，精神保健及び精神障害者の福祉を取り巻く環境の変化による業務の内容の変化に適応するため，相談援助に関する知識及び技能の向上に努めなければならない。

　この項目は，2010年改正により新設されたものである。精神保健福祉士に限らずプロフェッショナルとしては自身の力量を高め続けることは当然であるといえるが，あえて責務として規定されていることから，とくに精神保健福祉士には専門性を磨き続ける必要性があることを意味する。国家試験に合格することは，資格を名乗るに足るだけの知識を有することを証している。しかし，このことと，本資格に求められる働きができる力量をもっているかどうかはイコールではない。例えば，自動車運転免許の試験に合格したからといって，実際にさまざまな状態の道路で車を自由自在に走らせることができるとはいえないようなものであり，国家試験の合格や資格登録は，精神保健福祉士としての出発点にすぎない。

　精神保健福祉士はソーシャルワークの専門職であり，人や社会に働きかける。人々の暮らしとは多種多様なもので，支援する相手一人ひとりの願いや思いもそれぞれが固有性をもっている。また，精神保健福祉士の実践現場は多岐にわたっており活用する知識や技術のアップデートは欠かせない。さらに，精神保健福祉士であれば時代や社会状況にかかわらず共通して揺らがずに有する価値を常に基盤にしつつ，それを時代や社会，そして各自の所属する実践現場において応用して表現するためには研鑽し続けることは必須である。

　研鑽の方法としては，研修の受講や専門書・雑誌等の購読をはじめ，スーパービジョンを受けることなど多様にある。精神保健福祉士の全国的な専門職団体である公益社団法人日本精神保健福祉士協会では生涯研修制度を設けており，認定制度を含む積み上げ式の研修の実施や，スーパービジョンの推奨および自己研鑽・相互研鑽のためのツールの提供などを行っている[1]。プロフェッショナルとしての資質向上の責務を果たすためには，こうしたシステムを活用することが望ましい。

------

[1] 公益社団法人日本精神保健福祉士協会研修センター.
　　https://www.jamhsw.or.jp/ugoki/kensyu.htm

E ●「社会福祉士及び介護福祉士法」と「精神保健福祉士法」との関係

　本項では，精神保健福祉士と教育のカリキュラムや国家試験に共通する科目をもち，同じソーシャルワーク専門職を規定した国家資格として位置づけられている社会福祉士を規定した部分を取り上げることとする。

1 背景

　社会福祉士は「社会福祉士及び介護福祉士法」に規定されており，法制定は1987（昭和62）年と，精神保健福祉士より10年早く国家資格として誕生している。

　国において，かつてはソーシャルワーカー資格が少なくとも「福祉」と「医療」の2分野に分けて考えられており，1987年1月には，福祉と医療領域における専門職種の法定資格化を図る方針が公表されている。そこには医療ソーシャルワーカー（仮称「医療福祉士」）が含まれていた。当時，社会福祉士や介護福祉士は「福祉」の分野において在宅や社会福祉施設にいる障害者等を対象にするものとされ，精神科ソーシャルワーカーは，病院にいる精神病の患者に対して「医療」の一環として業務をしているから別の資格で対応するべきであると考えられていた。このため，精神科ソーシャルワーカーや，一般病院等に勤務する医療ソーシャルワーカーは，福祉分野から切り離したとらえ方がなされ，社会福祉士には含まれなかったのである。

　このことに対して，当時の日本精神医学ソーシャル・ワーカー協会（現・公益社団法人日本精神保健福祉士協会）は，社会福祉士及び介護福祉士法が，①医療にいっさい踏み込まない資格とされている点における限界と問題点，②将来制定が予想される「医療福祉士」との互換性が図られることへの期待，③将来的には全ソーシャルワーカーの統合された専門資格制度の実現に向けて運動を進めることを見解として示している。

2 社会福祉士の定義

第2条
　この法律において「社会福祉士」とは，第28条の登録を受け，社会福祉士の名称を用いて，専門的知識及び技術をもつて，身体上若しくは精神上の障害があること又は環境上の理由により日常生活を営むのに支障がある者の福祉に関する相談に応じ，助言，指導，福祉サービスを提供する者又は医師その他の保健医療サービスを提供する者その他の関係者（第47条において「福祉サービス関係者等」という。）との連絡及び調整その他の援助を行うこと（第7条及び第47条の2において「相談援助」という。）を業とする者をいう。

　　　　　　　　　　　　　　　　　※下線部は，2007（平成19）年の法改正の追加事項。

精神保健福祉士法第2条と同じような構成であり，精神上の障害や環境上の理由により日常生活に支障がある者の相談，助言，指導等については精神保健福祉士の業務と重なっていることがわかる。また，医師その他の保健医療サービス等の関係者との連絡調整については，精神保健福祉士法第41条の連携等の規定と似通っているが，精神障害者の主治医との関係のような踏み込んだ規定はない。また，精神保健福祉士に規定されている日常生活への適応のために必要な訓練（精神障害リハビリテーション等）は，社会福祉士の業としては規定されていない。

③ 精神保健福祉士と社会福祉士の関係

　以上のように，根拠法が異なる精神保健福祉士と社会福祉士とでは，同じソーシャルワーク専門職でありながら実務面での違いがいくつかみられる。関係する法制度への位置づけ等においても，それぞれの特性に応じた使い分けがなされている。

　例えば，精神保健及び精神障害者福祉に関する法律に規定されている退院後生活環境相談員や，心神喪失等の状態で重大な他害行為を行った者の医療及び観察等に関する法律に規定されている社会復帰調整官の要件等，精神保健福祉士の知識や技能がとくに必要とされるものについては，精神保健福祉士と社会福祉士とでは扱いが異なっている。一方で，例えば，障害者総合支援法における相談支援専門員や介護保険法における介護支援専門員の役割や要件等においては，精神保健福祉士と社会福祉士の国家資格が同等に扱われている。

　国家資格の制度化に向けた国の考え方の違いによって別々の国家資格となっているが，精神保健福祉士と社会福祉士は成り立ちの違いはあれどソーシャルワークの原理を共通基盤としている。さらに，個人や集団，地域や社会に働きかける際，資格種別で線を引き「精神保健福祉士だからここまでしかできない」「ここからは社会福祉士の仕事だから手を出さない」といったことがあってはならない。また，相互に得意分野をもつとすれば，それらの特性を生かしつつ有機的に連携することが必要である。

Ⅱ　精神保健福祉士の職業倫理

A　倫理綱領

　倫理綱領とは，専門職として果たすべき社会的責任を明文化して公開されたものであり，内容を見ればその専門職が何を大切にし，また目的としているのかがわかる。精神保健福祉士に関しては，第5章で学んだように国家資格ができる以前から日本精神医学ソーシャル・ワーカー協会（現・公益社団法人日本精神保健福祉士協会）に

よって倫理綱領が策定されており，「精神保健福祉士の倫理綱領」は，これが精神保健福祉士資格の誕生後に改定されたものである（**表6-1**）。

表6-1 ▶ 精神保健福祉士の倫理綱領

前　文
　われわれ精神保健福祉士は，個人としての尊厳を尊び，人と環境の関係を捉える視点を持ち，共生社会の実現をめざし，社会福祉学を基盤とする精神保健福祉士の価値・理論・実践をもって精神保健福祉の向上に努めるとともに，クライエントの社会的復権・権利擁護と福祉のための専門的・社会的活動を行う専門職としての資質の向上に努め，誠実に倫理綱領に基づく責務を担う。

目　的
　この倫理綱領は，精神保健福祉士の倫理の原則および基準を示すことにより，以下の点を実現することを目的とする。
1. 精神保健福祉士の専門職としての価値を示す
2. 専門職としての価値に基づき実践する
3. クライエントおよび社会から信頼を得る
4. 精神保健福祉士としての価値，倫理原則，倫理基準を遵守する
5. 他の専門職や全てのソーシャルワーカーと連携する
6. すべての人が個人として尊重され，共に生きる社会の実現をめざす

倫理原則
1. クライエントに対する責務
(1) クライエントへの関わり
　精神保健福祉士は，クライエントの基本的人権を尊重し，個人としての尊厳，法の下の平等，健康で文化的な生活を営む権利を擁護する。
(2) 自己決定の尊重
　精神保健福祉士は，クライエントの自己決定を尊重し，その自己実現に向けて援助する。
(3) プライバシーと秘密保持
　精神保健福祉士は，クライエントのプライバシーを尊重し，その秘密を保持する。
(4) クライエントの批判に対する責務
　精神保健福祉士は，クライエントの批判・評価を謙虚に受けとめ，改善する。
(5) 一般的責務
　精神保健福祉士は，不当な金品の授受に関与してはならない。また，クライエントの人格を傷つける行為をしてはならない。
2. 専門職としての責務
(1) 専門性の向上
　精神保健福祉士は，専門職としての価値に基づき，理論と実践の向上に努める。
(2) 専門職自律の責務
　精神保健福祉士は同僚の業務を尊重するとともに，相互批判を通じて専門職としての自律性を高める。
(3) 地位利用の禁止
　精神保健福祉士は，職務の遂行にあたり，クライエントの利益を最優先し，自己の利益のためにその地位を利用してはならない。
(4) 批判に関する責務
　精神保健福祉士は，自己の業務に対する批判・評価を謙虚に受けとめ，専門性の向上に

第6章

努める。
（5）連携の責務
　精神保健福祉士は，他職種・他機関の専門性と価値を尊重し，連携・協働する。
3. 機関に対する責務
　精神保健福祉士は，所属機関がクライエントの社会的復権を目指した理念・目的に添って業務が遂行できるように努める。
4. 社会に対する責務
　精神保健福祉士は，人々の多様な価値を尊重し，福祉と平和のために，社会的・政治的・文化的活動を通し社会に貢献する。

倫理基準
1. クライエントに対する責務
（1）クライエントへの関わり
　精神保健福祉士は，クライエントをかけがえのない一人の人として尊重し，専門的援助関係を結び，クライエントとともに問題の解決を図る。
（2）自己決定の尊重
　　a　クライエントの知る権利を尊重し，クライエントが必要とする支援，信頼のおける情報を適切な方法で説明し，クライエントが決定できるよう援助する。
　　b　業務遂行に関して，サービスを利用する権利および利益，不利益について説明し，疑問に十分応えた後，援助を行う。援助の開始にあたっては，所属する機関や精神保健福祉士の業務について契約関係を明確にする。
　　c　クライエントが決定することが困難な場合，クライエントの利益を守るため最大限の努力をする。
（3）プライバシーと秘密保持
　精神保健福祉士は，クライエントのプライバシーの権利を擁護し，業務上知り得た個人情報について秘密を保持する。なお，業務を辞めたあとでも，秘密を保持する義務は継続する。
　　a　第三者から情報の開示の要求がある場合，クライエントの同意を得た上で開示する。クライエントに不利益を及ぼす可能性がある時には，クライエントの秘密保持を優先する。
　　b　秘密を保持することにより，クライエントまたは第三者の生命，財産に緊急の被害が予測される場合は，クライエントとの協議を含め慎重に対処する。
　　c　複数の機関による支援やケースカンファレンス等を行う場合には，本人の了承を得て行い，個人情報の提供は必要最小限にとどめる。また，その秘密保持に関しては，細心の注意を払う。クライエントに関係する人々の個人情報に関しても同様の配慮を行う。
　　d　クライエントを他機関に紹介する時には，個人情報や記録の提供についてクライエントとの協議を経て決める。
　　e　研究等の目的で事例検討を行うときには，本人の了承を得るとともに，個人を特定できないように留意する。
　　f　クライエントから要求がある時は，クライエントの個人情報を開示する。ただし，記録の中にある第三者の秘密を保護しなければならない。
　　g　電子機器等によりクライエントの情報を伝達する場合，その情報の秘密性を保証できるよう最善の方策を用い，慎重に行う。
（4）クライエントの批判に対する責務
　精神保健福祉士は，自己の業務におけるクライエントからの批判・評価を受けとめ，改善に努める。
（5）一般的責務
　　a　精神保健福祉士は，職業的立場を認識し，いかなる事情の下でも精神的・身体的・

性的いやがらせ等人格を傷つける行為をしてはならない。

b　精神保健福祉士は，機関が定めた契約による報酬や公的基準で定められた以外の金品の要求・授受をしてはならない。

2. 専門職としての責務

（1）専門性の向上

　a　精神保健福祉士は専門職としての価値・理論に基づく実践の向上に努め，継続的に研修や教育に参加しなければならない。

　b　スーパービジョンと教育指導に関する責務

　　1）精神保健福祉士はスーパービジョンを行う場合，自己の限界を認識し，専門職として利用できる最新の情報と知識に基づいた指導を行う。

　　2）精神保健福祉士は，専門職として利用できる最新の情報と知識に基づき学生等の教育や実習指導を積極的に行う。

　　3）精神保健福祉士は，スーパービジョンや学生等の教育・実習指導を行う場合，公正で適切な指導を行い，スーパーバイジーや学生等に対して差別・酷使・精神的・身体的・性的いやがらせ等人格を傷つける行為をしてはならない。

（2）専門職自律の責務

　a　精神保健福祉士は，適切な調査研究，論議，責任ある相互批判，専門職組織活動への参加を通じて，専門職としての自律性を高める。

　b　精神保健福祉士は，個人的問題のためにクライエントの援助や業務の遂行に支障をきたす場合には，同僚等に速やかに相談する。また，業務の遂行に支障をきたさないよう，自らの心身の健康に留意する。

（3）地位利用の禁止

　精神保健福祉士は業務の遂行にあたりクライエントの利益を最優先し，自己の個人的・宗教的・政治的利益のために自己の地位を利用してはならない。また，専門職の立場を利用し，不正，搾取，ごまかしに参画してはならない。

（4）批判に関する責務

　a　精神保健福祉士は，同僚の業務を尊重する。

　b　精神保健福祉士は，自己の業務に関する批判・評価を謙虚に受けとめ，改善に努める。

　c　精神保健福祉士は，他の精神保健福祉士の非倫理的行動を防止し，改善するよう適切な方法をとる。

（5）連携の責務

　a　精神保健福祉士は，クライエントや地域社会の持つ力を尊重し，協働する。

　b　精神保健福祉士は，クライエントや地域社会の福祉向上のため，他の専門職や他機関等と協働する。

　c　精神保健福祉士は，所属する機関のソーシャルワーカーの業務について，点検・評価し同僚と協働し改善に努める。

　d　精神保健福祉士は，職業的関係や立場を認識し，いかなる事情の下でも同僚または関係者への精神的・身体的・性的いやがらせ等人格を傷つける行為をしてはならない。

3. 機関に対する責務

　精神保健福祉士は，所属機関等が，クライエントの人権を尊重し，業務の改善や向上が必要な際には，機関に対して適切・妥当な方法・手段によって，提言できるように努め，改善を図る。

4. 社会に対する責務

　精神保健福祉士は，専門職としての価値・理論・実践をもって，地域および社会の活動に参画し，社会の変革と精神保健福祉の向上に貢献する。

第6章

かつて精神科ソーシャルワーカーの実践の理論化に貢献した坪上宏は，倫理綱領について「床の間の掛け軸ではなく，お茶の間の地図であってほしい」[2]と述べていた。倫理綱領は，自身の専門職としての価値や目的を確認し，また職業的自律を促すものであることから，常にかたわらに置き業務の自己点検や相互研鑽に用いるべきであることを意味する。

　一方で，倫理綱領は，社会に公開することによって専門職としての社会的認知を高めることにもなる。さらに，倫理綱領には専門職として遵守すべき事項が示されていることから，守らなければ批判を受ける。仮に，重大な違反をすれば，それが法に抵触する行為ではないとしても，専門職として処罰される場合がある。精神保健福祉士という専門職にはそれだけの責任があることを自覚しなければならない。

　なお，ソーシャルワーカーである精神保健福祉士は，他のソーシャルワーカー団体と共に日本ソーシャルワーカー連盟（JFSW）を組織して国際ソーシャルワーカー連盟（IFSW）に加盟しており，2014年7月にソーシャルワーク専門職のグローバル定義が改定されたことを受け，JFSWでは国内における「ソーシャルワーカーの倫理綱領」の見直し作業が行われた。このため，公益社団法人日本精神保健福祉士協会は「精神保健福祉士の倫理綱領」を掲げつつ，「ソーシャルワーカーの倫理綱領」を承認する立場をとっており，今後2つの倫理綱領の整合性が検討される予定となっている。

B ● 倫理的ジレンマ

　表6-1の倫理綱領を読むと，その一つひとつが基本的なことであり，かつ重要なことであることがわかるであろう。一方，実際に精神保健福祉士として倫理綱領に対して忠実に仕事をするなかでは，法令や所属機関の規定に従うことや，複数の倫理的な根拠の間で一方を重視すると別の倫理的問題を生じかねない事態に遭遇することがある。そのようなときに精神保健福祉士としてどのように判断すればよいか葛藤し，身動きできなくなるような状態に陥ることを倫理的ジレンマという。

　実習生や初任者が戸惑いやすい例としては，クライエントから「あなただけに話すので内緒にしてほしい」と，自殺の意思や近親者への殺意などを打ち明けられた場合，秘密を守らなければいけないのか，また，その自己決定をどこまで尊重していいのか悩む，といったことがある。

　このような事態は精神保健福祉士として誰もが経験し得ることであり，こうすればよいという「正解」が1つだけあるわけではない。クライエントに対して誠実であり続け真摯に寄り添うこと，適確な情報収集とアセスメントをすること，クライエントに主治医がいればその指導を受け，また同僚や多職種と連携，協働すること，自身の専門性を最大に発揮することなどを通して，その都度，自分で判断するしかない。そ

うした過程で戸惑いや自信喪失，不安や逃げ出したい気持ちなどを感じることは，精神保健福祉士の価値や倫理に忠実であろうとすれば当然の反応である。失敗や過ちを恐れて何もしないでいるのではなく，その時点での最善を尽くすことが基本といえる。

　また，倫理的ジレンマに限らずジレンマ（葛藤）を抱えて悩むのは悪いことではなく，むしろ「悩まない」ことのほうが問題であるともいえる。悩みながら専門職としての自身を成長させていけばよい。ただし，一人で悩み続けるよりは同僚や先輩，上司など同じ専門性を有する者との意見交換や助言をもらう機会を得られることが望ましい。「倫理基準２．専門職としての責務」に記載されているように，研修に参加したりスーパービジョンを活用したりして自らの専門性の向上に努めることが重要であり成長のための必須課題といえる。その際に，１事例に対する具体的な支援方法や制度等を学ぶことにとどまらず，倫理的ジレンマを抱えた自身の倫理観や価値観を精神保健福祉士としての専門的な観点から省察し，以後の実践に反映させていくことが成長を促進してくれる。

C ● 専門職団体の意義と役割

　精神保健福祉士の専門職団体としては，全国組織である公益社団法人日本精神保健福祉士協会（Japanese Association of Mental Health Social Workers；JAMHSW [*1]）があり，47都道府県に支部が設置されている。JAMHSW の前身である日本精神医学ソーシャル・ワーカー協会は，精神科ソーシャルワーカー同士の組織的な情報交換や相互研鑽，関連する諸事態についての統一的な見解の表明，さらに厚生省（当時）に対する責任をもった答申などの必要性から1964年11月に設立された。精神保健福祉士の国家資格制度の成立に寄与した経過は第５章で学んだとおりであり，現在も専門職団体として「精神障害者の社会的復権と福祉のための専門的・社会的活動を進める」ことにより，「国民の精神保健福祉の増進に寄与すること」を目的として活動している（会員数12,151人 /2022年７月現在）。

　現在の JAMHSW は，①人材育成，②政策提言，③組織強化を３本柱とし，生涯研修制度に基づく認定精神保健福祉士の養成研修をはじめとした各種研修の開催や，全国大会・学術集会の開催及び機関誌「精神保健福祉」刊行等を通して，先駆的な実践と調査研究に基づく知見を提供し，また，通信誌やメールマガジンの配信による情報提供や相互交流の機会を用意している。さらに，精神保健医療福祉における政策課題に関する調査研究や，全国各地での精神保健福祉士から寄せられる情報を集約し，

[*1] 公益社団法人日本精神保健福祉士協会.
　　https://www.jamhsw.or.jp/

提言をまとめた報告書を作成したり，各種検討会等での公式見解の表明や政府・自治体等に対する要望活動をしたりするなど，多岐にわたる活動を行っている。

このように，同じ専門性を基盤にもつ一人ひとりの精神保健福祉士が，所属機関や地域の枠を超えて専門職団体に連なり目的を共有することで，相互に知見を提供し合って研鑽したり，全国各地の現状や課題に関する意見や要望によって政策立案や制度改正に関与したりすることができる。一職場や法人内だけでは網羅しきれない多様な課題を取り扱うことをはじめ，一個人の力量を超えた取り組みや，職場の機能の限界を超えたメゾ，マクロのソーシャルワーク実践について，公益性のある職能団体としての社会的信頼に基づき展開することが可能となるのである。そのため，ソーシャルワーク専門職である精神保健福祉士には，一人ひとりが専門職団体に加入し各種活動に参加することが求められる。

Ⅲ　精神保健福祉士の業務特性

ここからの節では，公益社団法人日本精神保健福祉士協会（以下，協会）によって2020（令和2）年に作成された「精神保健福祉士業務指針第3版」（以下，業務指針）をもとに，精神保健福祉士の現場の業務特性，業務内容等を学ぶ。

A ● 価値・理念・視点・知識・技術による業務特性

1 精神保健福祉士法による業務

まず「業務」とは何であろうか。一般に「業務」とは，「職業や事業などで，経常的に継続して行う仕事」を指す。誰しも働く人は，何らかの仕事を行っているが，そのなかでも日常的に継続して取り組まれることを，業務としている。当然のことながら，業務は職業や働く場所によって，大きく異なる。それぞれの職業に，固有の業務がある。

では，精神保健福祉士にとっての業務とは，何であろうか。前節でみた精神保健福祉士法（第2条：定義）では，精神保健福祉士は「地域相談支援の利用に関する相談その他の社会復帰に関する相談に応じ，助言，指導，日常生活への適応のために必要な訓練その他の援助を行うこと（以下「相談援助」という。）を業とする者」と規定されており，相談援助を業務とする者といえる。他者の相談にのったり，人を助けたりすることは，一般の住民同士においても日常的に行われていることであるが，「精神保健福祉士の名称を用いて（中略）業とする者」と名称独占の国家資格であること

が明示されている。すなわち，さまざまな法律上に定められている制度上の仕事は，精神保健福祉士の業務といえる。

2 精神保健福祉士の業務の定義

　しかし，精神保健福祉士の仕事は，制度内の業務にとどまらない。むしろ制度で定められている業務は，精神保健福祉士の仕事のごく一部にすぎない。精神保健福祉士法で示されている対象や範囲を超えて，精神保健福祉士の職域は行政，司法，産業，教育と裾野を拡大している。さまざまな業務は常に仕事の中核にあるが，制度内の「相談援助」業務にとどまらない，広範なソーシャルワーク実践を，業務に位置づけていく必要がある。

　協会は，ソーシャルワーカーとしての精神保健福祉士の業務を，業務指針で定めている。業務指針が定義する「業務」は，精神保健福祉士の価値・理論・視点，活用する知識や技術などによって構成されている。精神保健福祉士の対象は精神障害者と法律で規定はされているが，その業務は単に制度に規定された内容を受け身的にこなす行為ではなく，「ソーシャルワーク業務」にほかならない。

　「ソーシャルワーク業務」とは，ソーシャルワーカーに課せられた職務をソーシャルワークの目的を達成する行為に展開するものであり，そのためにはソーシャルワークの目的を達成するための適切な方法（ソーシャルワーク実践）が活用される必要がある。したがって，精神保健福祉士が制度上もしくは職務上課せられ職場から期待されている内容を，ソーシャルワークの目的にかなう行為に転換させていくことで，ソーシャルワーカーである「精神保健福祉士の業務」になるのである。

　以上を踏まえて，業務指針では「精神保健福祉士の業務」を，「精神保健医療福祉にかかわる諸問題に対して，ソーシャルワークの目的を達成するために，適切かつ有効な方法を用いて働きかける，精神保健福祉士の具体的行為・表現内容をさす」と定義している。

3 精神保健福祉士の業務の要素

　この「精神保健福祉士の業務」の定義を分解すると，**表6-2**のような構成になって

表6-2 ▶「精神保健福祉士の業務」の定義

定義の本文	意味
精神保健医療福祉にかかわる諸問題に対して	場面・状況
ソーシャルワークの目的を達成するために	価値・理念・視点
適切かつ有効な方法を用いて働きかける	機能・技術
精神保健福祉士の具体的行為・表現内容	行為

いる。それぞれの文節が示す業務の要素を，以下で順にみていく。

「精神保健医療福祉にかかわる諸問題」が，精神保健福祉士による相談援助の業務を必要とする場面・状況を表している。クライエントは，さまざまな生活上の課題を背負って精神保健福祉士の目の前に登場する。その置かれた状況を，精神保健福祉士は課題ととらえて解決を図っていく。

しかし，さまざまな諸問題を解決することだけが，精神保健福祉士の役割ではない。精神保健福祉士は精神保健福祉分野のソーシャルワーカーであり，「ソーシャルワークの目的」すなわち価値と理念および視点を達成することが業務の目的にあたる。精神保健福祉士の倫理綱領で掲げられている価値・理念・視点としては，**表6-3**に示したものがある。これらは，業務指針の基盤となる協会の歴史的経過を反映しており，国家資格化以前の「Y問題」の提起と札幌宣言の示す理念と歴史を継承したものである。日常の実践において，倫理綱領と合致しない言動があれば，それは精神保健福祉士としての理念に基づく実践から逸脱しているものといえる。精神保健福祉士の業務とは，単に職務上に規定された行為や内容を指すのではなく，そこに価値と理念および視点を具体化する姿勢を内包していなければならない。

表6-3 ▶ 精神保健福祉士の価値・理念・視点

価値・理念	1	個人としての尊厳
	2	基本的人権
	3	社会的復権・権利擁護と福祉
	4	自己決定の尊重
	5	自己実現
	6	精神保健福祉の向上（ウェルビーイング）
	7	多様な価値の尊重
	8	共生社会の実現（ソーシャルインクルージョン，ノーマラーゼーション）
視点	1	人と環境の相互作用の視点
	2	ミクロ・メゾ・マクロの連続性を踏まえた包括的視点
	3	生活者の視点
	4	地域生活支援
	5	個別化（個人・集団・地域）
	6	エンパワメント（主体性の回復）
	7	ストレングス
	8	リカバリー
	9	当事者との協働（パートナーシップ）

精神保健福祉士として業務の目的を遂行するために，「適切かつ有効な方法を用いて働きかける」ソーシャルワークの機能と技術が必要とされる。一般に「機能」とは，「組織などの中で，あるものがその働きを十分示すこと。活動できる能力」等と定義されている。業務指針では，「機能」を「参与者による意図や認知の有無にかかわらず相互に連関し合った働きや役割（それらを果たすこと）」と定義し，ソーシャルワーカーの機能を整理して**表6-4**のようにまとめている。

　これらの機能を発揮できるよう，ソーシャルワーカーに特徴的な技術が活用される。関係形成技法や面接技術，アセスメント，個別援助技術，集団援助技術，ケアマネジメント，チームアプローチ，ネットワーキングなどがこれにあたる。

　これらにより行われた「精神保健福祉士の具体的行為・表現内容」が，業務と呼ばれるものになる。クライエント個人を対象とする，サービス利用に関する支援，受診・

表6-4 ▶ ソーシャルワーカーの機能一覧表

	機能	概要
1	仲介（ブローキング）	クライエントに必要な社会資源を結びつける機能
2	支援／支持 （サポート／カウンセリング）	クライエントに支援や支持を行って，うまく課題を遂行したり，問題解決のための対処能力を強化する機能
3	調停（メディエイト）	クライエントと社会システムとの間で生じる葛藤（コンフリクト）を解決し，中立な立場で調整を図る機能
4	教育（エデュケーション）	クライエントに教育や必要な情報を伝える機能
5	評価（エバリュエーション）	実践の効果を評価する機能
6	調整（コーディネート）	クライエントに対して，さまざまな社会資源を見つけ出し，計画的に必要とされる資源を提供する機能
7	代弁（アドボカシー）	クライエントの利益を考慮した働きかけをしたり，弁護したりする機能
8	促進（ファシリテート）	他の人に促しや指針を示して，物事がうまく展開する方向に導く機能
9	啓発（イニシエイト）	ある社会的な問題や課題に対して，人々の関心を向ける機能
10	協議／交渉 （ネゴシエーション）	問題解決のために，関係する者と話し合い（協議・交渉）をする機能
11	組織化 （オーガニゼーション）	個人あるいは集団をまとめていく機能
12	つなぐ／連結（リンケージ）	クライエントと必要な社会資源とを引き合わせるような仲立ち的な機能
13	変革（イノベーション）	組織や社会の変革を求める働きかけを行う機能

資料　公益社団法人日本精神保健福祉士協会「精神保健福祉士業務指針」委員会編著：精神保健福祉士業務指針. 第3版, 2020, p.26.

第6章

受療や退院・退所支援，経済的問題解決の支援，居住支援，就労・雇用・就学に関する支援や，対人関係・社会関係の問題調整，心理情緒的支援，家族支援などを考えれば，理解しやすいであろう。クライエントの置かれた状況に即して，精神保健福祉士が日常的に展開している仕事の内容が，業務指針では26の業務として整理されている（第6章Ⅴ節表6-9参照，p.221）。

4 精神保健福祉士の業務の特性

業務指針では，精神保健福祉士の業務の定義に基づき，その業務の特性を**図6-2**のように示している。右側の「精神保健福祉士の行為」が具体的な「狭義の業務」ともいえ，実際に目に見える精神保健福祉士の動きを示している。しかし，この具体的行為が単独で業務が成り立つのではない。精神保健福祉士が直面する現実状況に対して，精神保健福祉士の価値と理念および視点を基軸として状況分析を行い，絶えず場面を再構成しつつ行動を試みる過程が「精神保健福祉士の業務」といえる。

B ● ミクロ−メゾ−マクロの連続性（包括的アプローチ）

精神保健福祉士は，「人と環境の相互作用」を視点に置いた包括的アプローチを実践上の特性としており，その業務は「ミクロ−メゾ−マクロ」の連続性のなかで展開していく。例えば，一人の利用者と向き合っている場面でも，利用者を取り巻く環境である機関のサービス内容や，地域の実情，社会システムを吟味する姿勢が求められる。精神保健福祉士の業務とは，**図6-3**に示すように「価値−理念−視点—業務−機能−技術」それぞれをつなぐ縦軸と，「ミクロ−メゾ−マクロ」をつなぐ横軸とが交

図6-2 ◆ 精神保健福祉士の業務特性

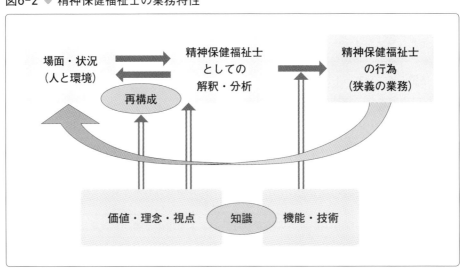

差するところに表れるものと位置づけられる。

　業務指針は，前述の業務特性を踏まえ，1つの業務が多層レベルの複数システムに介入していくジェネラリスト・ソーシャルワークの考え方を基盤にしている。ミクロレベル，メゾレベル，マクロレベルの定義については，精神保健福祉士の倫理綱領における倫理原則の各軸に基づき，個人・集団に対する業務を「ミクロレベルの業務」，専門職・機関に対する業務を「メゾレベルの業務」，地域・社会に対する業務を「マクロレベルの業務」として分類をしている（**表6-5**）。

　ただし，地域に対する業務に関しては，状況に応じてメゾレベルとマクロレベルを明確に分類することが難しい場合があり，互いが認知できるレベルの小地域（近隣の間柄，町内の集まりなどインフォーマルな集合体など）についてはメゾレベル，行政などの仕組みが適用される地域についてはマクロレベルと分類している。

図6-3 ◆ 精神保健福祉士の業務特性と業務指針

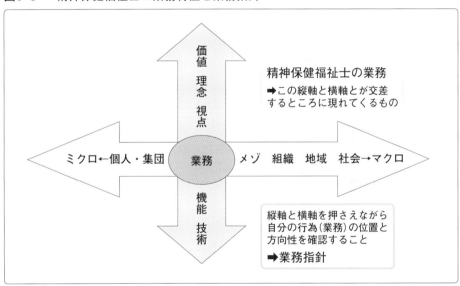

表6-5 ▶ ジェネラリスト・ソーシャルワークにおける介入システム

ミクロレベル	個人との（個別あるいは家族や小集団での）ワークを意味し，個人の行動や対人関係における変化の促進を目的とするレベル
メゾレベル	公式集団や複合的な組織との相互作用を意味するレベル
マクロレベル	社会の変革を目的とした，近隣関係，コミュニティ，社会とのワークが含まれるレベル

資料　公益社団法人日本精神保健福祉士協会「精神保健福祉士業務指針」委員会編著：精神保健福祉士業務指針，第3版，2020，p.21.

C ● 連携（多職種連携・多機関連携）における 精神保健福祉士の役割

1　連携・協働とは

　実際の支援現場では，精神保健福祉士のみが単独で仕事をしている場面は少ない。とくに精神科医療機関では，医師や看護師等の医療職種と日常的にチームを組んで，業務を展開するのが当たり前になっている。着実な業務遂行のために，他職種との多職種連携と，他機関との多機関連携と協働は抜きにできない。

　一般に「連携」とは「互いに連絡をとりながら，手をたずさえて物事を行うこと」であり，「協働」は「同じ目的のために，対等の立場で協力して共に働くこと」を指す。ソーシャルワークにおいては「同じ目的を持つ複数の人および機関が協力関係を構築して目的達成に取り組むことを『協働（collaboration）』として，協働を実現するための過程を含む手段的概念が『連携（cooperation）』であり，協働における『連携』の実態として『チーム』を位置づけた。協働は目的達成のための手段的概念であり，連携は協働を実現するためのさらなる手段的概念である。つまり，協働には連携が必要条件であり，二つの概念は階層性のある手段的概念である」との定義がある[3]。

2　連携の実際

　協会が5年に1回行っている「精神保健福祉士の業務実態等に関する調査報告書」では，前述の定義を受けて「連携とは，共有化された目的をもつ複数の人及び機関（非専門職を含む）が，単独では解決できない課題に対して，主体的に協力関係を構築して，目的達成に取り組む相互関係の過程である」と定義している。この連携を，実際にどの程度意識して現場で実践しているか，精神保健福祉士たちに以下のような質問を投げかけている。

　日ごろ行っている連携のレベルとしては，「①課題を解決するために，連携相手に協力を打診し，目的の確認と目的の一致を行うこと」に加えて，「②連携相手と役割と責任の確認を行うこと」「③連携相手と情報の共有をすること」を加えた者が30.8％，さらに「④連携相手と連続的な協力関係の展開を行うこと」を加えた者が35.9％ともっとも多かった。日ごろの業務を通じて，精神保健福祉士は常に連携相手と情報共有を図りながら，連続的な協力関係の展開を図っていることがわかる。

　連携において大事だと思うものを尋ねると（複数回答），「課題を解決するために，連携相手に協力を打診し，目的の確認と目的の一致を行うこと」が77.6％ともっとも多く，「連携相手と情報の共有を継続すること」が75.3％，「連携相手と連続的な協力関係の展開を行うこと」が74.2％と続いた。そして76.9％の者が，連携場面において

は精神保健福祉士の「価値や理念，視点」を意識したことがあると回答している。

③ 業務としての多職種・多機関連携

業務指針では，1つの業務として「多職種・多機関連携」を位置づけている（表6-6）。クライエントのさまざまな課題の解決や，満たされないニーズの実現に向けて，複数の異なる専門職や専門機関等が，互いの役割や機能を理解し，協働することと定義している。

本人の参加を原則とし，クライエントを含むチームの形成が強調されていることが，大きな特徴である。ともすれば専門職は，クライエント本人を置き去りにして，専門職だけで評価を行い，支援計画の方針を立てることが往々にして行われがちであるからである。

一人では十分なソーシャルワーク実践を行うことはできない。業務の目的であるソーシャルワークの価値・理念を実現するためにも，他者と連携して協働していくことが，精神保健福祉士に常に求められているのである。

Ⅳ 精神保健福祉士の職場・職域

第6章

A ● 精神保健福祉士の職場

① 精神保健福祉士の勤務先

公益社団法人日本精神保健福祉士協会（以下，協会）には，12,000人余りの構成員が参加している［2020（令和2年）12月現在］が，その勤務先種別は表6-7のとおりとなっている。精神保健福祉士の登録者数は全国で90,870名（2020年11月末現在）であり，職能団体に参加していない者も多いが，勤務している職場を知る手がかりにはなる。

これをみると，医療分野で業務に従事している者が38.3％ともっとも多いが，病院・診療所等で勤務する者の割合は年々減少している。協会が1964（昭和39）年に「日本精神医学ソーシャル・ワーカー協会」として設立された当時の会員は，約9割が精神科病院に勤めていたことを考えると，職域の裾野が拡大し広範な場で業務にあたる者が増えていることがわかる。

福祉分野でもっとも多いのが，障害者総合福祉法に基づく精神障害者を対象とする障害福祉サービス事業所で，全体の21.2％を占めている。事業所としては，相談支援事業所，地域活動支援センター，就労移行支援・就労継続支援・就労定着支援事業

表6-6 ▶ 業務としての多職種・多機関連携

業務名	20. 多職種／多機関連携		
定義	クライエントの課題解決やニーズの実現に向けて，複数の異なる専門職，専門機関等が互いの役割や機能を理解し協働する。		
価値理念視点	・クライエントのニーズを中心に据え，各専門職・各機関・地域住民がそのニーズの実現に向けて協働することを志向する【当事者主体】【ウェルビーイング】。 ・【生活者の視点】や【ストレングス】の視点を多職種・多機関チームに醸成し，生活の側面を含めた支援目標をチーム内で共有する。 ・本人の参加を原則とし，チームにおける【自己決定の尊重】や【権利擁護】の基盤を形成する。		
ターゲットレベル	メゾレベル	【対象】③専門職／④機関／⑤地域 ・保健医療福祉サービス提供機関とその専門職 ・教育・産業・司法等の専門機関とその専門職 ・地域活動にかかわる人々（社会福祉協議会，民生委員，自治会，ボランティア等）	
		【業務内容】	【活用する技術】
		・クライエントの課題や希望について，クライエントを含むチームで共有する。 ・クライエントの課題解決を目標とした支援計画を作成し，計画実施に向けたそれぞれの役割を明確にする。	アセスメント 個別援助技術 ケアマネジメント チームアプローチ
		・多職種／多機関が連携してクライエントが希望する支援および的確なサービスを提供する。 ・ケア会議等を通して支援チームメンバー間の関係を育て，ネットワークを形成する。	チームアプローチ ネットワーキング
		・多職種／多機関によるクライエント支援を通して明らかとなった地域の課題を協議会等で明確にしていき，必要な資源開発を図る。 ・各機関・各職種において，連携／協働体制の効用と限界を認識し，連携機能の強化を図る。	地域援助技術 ソーシャルアクション 組織運営管理
		【必要となる主な知識】 ・専門職／関係者の機能と役割，および関係機関／団体の機能と役割に関する知識 ・チームアプローチの原則・方法に関する知識 ・チームビルディング（リーダーシップ，メンバーシップ，ファシリテーションなど）に関する理論と知識	
包括的アプローチ	ミクロレベル	①個人／②集団に対するアプローチ ・クライエントがチームに参画できるよう，各種情報を整理しわかりやすく的確に伝えたり，個別の相談に応じるなど，クライエントの相談窓口として機能する。	
	マクロレベル	⑤地域に対するアプローチ ・地域の多様な生活課題をもつクライエントに即時に対応できるよう多職種／多機関のネットワークおよび地域住民との協働体制に取り組む。また，そのための地域課題を抽出し，改善を図る。 ⑥社会に対するアプローチ ・多職種／多機関の連携を促進する支援システムを提言し，その構築を図る。	

表6-7 ▶ 精神保健福祉士の勤務先種別

職域（分野）	勤務先種別	人数	構成比
医療	病院・診療所	4,604	38.3%
	認知症疾患医療センター	15	0.1%
福祉	障害福祉サービス事業所等	2,545	21.2%
	高齢者対象施設等	420	3.5%
	福祉関係施設等	296	2.5%
	社会福祉協議会	181	1.5%
	発達障害者支援センター	19	0.2%
	ホームレス支援	7	0.1%
行政	精神保健福祉センター，保健所，市町村	1,080	9.0%
司法	保護観察所，更生保護施設，刑務所等矯正施設，地域生活定着支援センター	41	0.3%
教育	各種学校	523	4.4%
	大学等の学生相談室，研究機関，民間相談機関	113	0.9%
雇用・産業	障害者職業センター等	85	0.7%
	一般企業	138	1.1%
その他	個人事務所，その他団体	195	1.6%
	その他	243	2.0%
	勤務先種別不明	433	3.6%
	勤務先なし	1,080	9.0%
	計	12,018	100.0%

所，共同生活援助事業所，自立訓練事業所，生活介護事業所などが，ここに含まれる。

3番目に多いのが，行政機関における公務員で全体の9.0%となっている。各都道府県・政令市に設置されている精神保健福祉センターや保健所のほか，各市町村で福祉専門職採用が増えるなかで役所に配置される者も増えている。

② 勤務先の経営主体

勤務先の経営主体別でみると，もっとも多いのは医療法人で34.4%，次いで社会福祉法人の14.0%，国・地方公共団体の12.5%，特定非営利活動法人の6.3%，学校法人の4.6%，営利法人の4.4%となっている。国・地方公共団体の公務員が勤務先種別の行政機関に比べて多いのは，公立病院に勤める者は医療分野でカウントされていることや，司法分野のうち保護観察所や矯正施設は法務省の所管する機関であること，

教育分野のうちスクールソーシャルワーカーを配置する教育委員会は市町村の機関であることなどによる。

　年次推移をみると，社会福祉法人の割合が減り，営利法人（株式会社等）の割合が増えていることから，障害福祉サービス事業所への企業の参入が進んでいることがわかる。

B ● 精神保健福祉士の業務実態

1 精神保健福祉士の業務実態調査

　次に，協会が2019（令和元）年に公開した「精神保健福祉士の業務実態等に関する調査報告書（ダイジェスト版）」[4] から精神保健福祉士の業務実態をみていくこととする。調査対象者数は2017年11月末日時点の協会構成員11,254人，有効回答率は34.2%であった。精神保健福祉士の一部の回答ではあるが，調査母数の大きさでは例のない調査となっている。協会が1987（昭和62）年に業務検討委員会を設置して以降，近年では5年に1回のペースで，全国の構成員を対象に実施している。

2 調査回答者の属性

　回答者の年齢は，20代13.8%，30代35.2%，40代28.1%，50代14.2%，60代7.3%，70歳以上1.3%となっている。

　回答者の勤務先（所属機関別）は，医療機関50.6%，障害者総合支援法関係機関23.2%，行政関係機関7.3%，障害児・障害者関連福祉施設・事務所5.8%，教育機関4.2%，各種団体1.6%，司法関係機関1.4%，労働関係機関1.4%，その他4.3%となっており，医療機関の勤務者がもっとも多く，次いで障害者総合支援法関連の事業所に勤務している回答者が多い。

　精神保健福祉士以外の保有資格を尋ねると，社会福祉士の資格保有者が55.1%を占め，ダブルライセンス所持者が増えていることがわかる。介護支援専門員は全体の18.2%と割合としては減少している。

3 精神保健福祉士の勤務状況

　勤務先での立場としては，一般職（現場業務を行う立場）59.5%，指導職（部下や後輩を指導する立場）10.1%，管理職（現場や組織を指導する立場）15.5%，経営者（法人を経営する立場）2.9%，その他2.0%となっている。5年前の調査に比べると一般職の割合が16.7ポイント下がっており，指導職，管理者，経営者の割合がいずれも増加している。

　他の職種との兼務を尋ねると，事務職が10.2ポイント減り45.4%，「その他」が

11.5ポイント増えて42.1％に変化している。「その他」には「サービス管理責任者」「相談支援専門員」などが多い。

　精神保健福祉士としての専門性の発揮を尋ねると、「発揮できる職場にいる」「どちらかというと発揮できる職場にいる」を合わせて85％が、専門性を概ね発揮できる職場にいると回答している。一方で、「あまり発揮できる職場にいない」が4.4％、「発揮できる職場にいない」が2.3％ある。

　主たる勤務先での勤続年数では、平均で8.1年、10年以上の割合が3割を超えている（10年以上15年未満が17.3％、15年以上20年未満が8.0％、20年以上が8.0％）。

　精神保健福祉士分野のソーシャルワーカーとしての勤務経験年数では、平均11.2年であり、前回調査の8.2年と比べて長く、10年以上15年未満の割合がもっとも多かった。

4　精神保健福祉士の業務実態

　この調査では、精神保健福祉士として1日に実施した業務実態を探るために、分単位で回答を得ている。回答者が勤務する機関（医療、福祉、行政、各種、司法、労働、教育、その他）によって、業務の内容や対象は傾向が異なるが、ここではすべての領域を合計した平均を紹介する。

■ 1日に実施した業務

　精神保健福祉士として1日に実施した業務の実施割合については、「休憩」を除くと、「記録・書類作成」の実施者が84.1％ともっとも多い。当事者・家族・関係者等と対面（面接や声かけ、訪問等を含む）して行った「当事者等業務（対面）」が82.2％、企画や参加準備を含む「会議」が80.5％、当事者・家族・関係者等と通信手段（電話、メール、FAX等）を用いて行った「当事者等業務（通信手段）」63.0％、「その他」61.5％、の順であった。前回調査と比較すると、「記録・書類作成」が「当事者等業務（対面）」を上回っており、書類作成等の事務業務が増えていることがうかがえる。

　1日に取り組む業務の平均実施時間は「当事者等業務（対面）」が124.2分ともっとも長く、次いで、「記録・書類作成」85.4分、「会議」71.1分、「その他」66.6分、「当事者等業務（通信手段）」48.9分「集団支援」43.8分の順であった。

　「当事者等業務（対面）」の詳細な業務内容をみると、平均実施時間がもっとも長かった「その他の対面して行った業務」16.9分を除くと「心理情緒的支援」と「障害福祉・介護保険サービス等の福祉サービス利用に関する支援（調査を含む）」が16.8分と長かった。次いで「受診・受療に関する支援」16.4分、「職員間の情報交換・連絡調整」14.0分、「その他日常生活や療養上の支援」11.0分と続いている。

　業務の対象者については、「なし」155.8分、「当事者」148.7分、「所属機関内職員」109.2分、「所属機関外職員」71.8分、の順に時間を費やしていた。

業務の相手の所属機関は，「なし」272.4 分，「医療機関」85.2分，「障害者総合支援法関連の事業所」36.6分，「相談支援事業所」17.1分，「その他」16.4分の順に時間を費やしていた。

2　1年間に実施した業務

　主たる勤務先で精神保健福祉士として 1 年間に実施した業務（複数回答）では，「退院支援委員会」が28.5％，「地域移行・地域定着支援事業に関する会議・活動」が24.2％，「就労（支援）関連の会議・活動」が24.1％，「当事者会・家族会などの運営協力・会議・活動」が22.8％，「地域づくりや地域内ネットワーク関連の会議・活動」が22.3％，「自立支援協議会に関連する会議・活動」が20.3％などへの取り組みが20％を超える。医療と福祉，病院と地域，当事者と専門職をつなぐ業務に従事していることが伝わってくる。

　「専門職としての向上にかかる活動」として，「日本精神保健福祉士協会・都道府県協会への研修への参加」36.1％，「地域などで自主的に行っている研修・勉強会への参加（業種・専門職問わず）」34.4％，「自治体などが主催，関連団体に委託して行っている研修会への参加」29.2％などの割合が多い。これは，協会の構成員を対象とした調査のためと考えられるが，専門職としての学びを継続していく意欲の表れと評価することができる。

　また，「実習生指導（精神保健福祉士）」29.4％，「実習生指導（精神保健福祉士以外）」14.9％，「精神保健福祉に関する研修での指導・講義（対象が精神保健福祉士以外）」15.1％，「精神保健福祉に関する研修での指導・講義（対象が精神保健福祉士）」10.6％など，後進の育成にあたる者も多く，各現場と教育機関との連携が図られている。

　主たる勤務先以外での精神保健福祉士としての業務（複数回答）については，前述の「専門職としての向上にかかる活動」や後進育成にあたる教育活動以外の主な項目では，以下のような多様な業務の展開がみられる。

　「地域づくりや地域内ネットワーク関連の会議・活動」7.1％，「精神保健福祉に関する普及啓発（主として市民向け講演会講師等）」6.9％，「当事者会・家族会などの運営協力・会議・活動」6.4％，「他法人・他施設運営に関する会議・活動」6.2％，「地域移行・地域定着支援事業に関する会議・活動」5.6％，「障害支援区分の審査判定等に関する会議・活動」5.3％，「ボランティア関連の会議・活動」5.2％，「成年後見制度に関する会議・活動」5.0％，「自立支援協議会に関連する会議・活動」4.8％，「医療観察法に関する会議・活動」4.6％，「電話相談（24時間・いのちの電話等の緊急相談含む）」4.3％，「自殺対策に関する会議・活動」4.2％，「災害支援に関する会議・活動」4.2％などである。自らの所属機関での業務をこなしながら，自地域の関係者とつながり，所属機関の枠を超えたネットワーク形成が図られていること

がわかる。

5 業務に取り組む姿勢

　業務に取り組むうえで重視していることとして，「重視している」がもっとも多かったのは，「本人のニーズ把握：本人のニーズを的確に把握すること」で71.1％であり，次いで「不安軽減：本人が望む暮らしと心地よい環境づくりを促進し，不安を軽減すること」が59.4％，「連携・調整・協力：本人の望む生活へ向けて必要な関係部署，関係職種，関係機関等へつなぎ，連携や調整，協力を行うこと。または，多機関がかかわる場合には，役割分担や調整などのコーディネートをすること」が53.6％と続いた。「重視していない」がもっとも多かったのは，「資源開発：地域内に適切なサービスがない場合は開発をすること」9.7％であった。

　取り組むべき課題（単一回答）では，もっとも回答割合が多い項目は，「人々の持つ力を肯定的に評価し，主体的に生きられるような支援を行う」で39.3％であった。次いで「人々が持っている力を発揮し，主体的に本人が望む生活を実現する」26.9％，「地域の中で本人が望む暮らしを保障するための地域づくり」14.9％が多く，これらの3つの回答が全体の8割を占めている。

V　精神保健福祉士の業務内容と業務指針

A　精神保健福祉士業務指針の構成

　ここでは，前述の協会作成の業務指針をもとに，精神保健福祉士の業務内容を学ぶ。協会は，指針の実践的活用に向けて各地で研修会を開くとともに，各職場における人材育成の研修ツールとしても普及啓発を図っている。実際の現場における業務は，それぞれの職場によって異なり個別性が高いが，精神保健福祉士の業務にかかわる認識と言語を共有し，社会に発信することを目指している。

　業務指針は，第Ⅰ部：精神保健福祉士の基盤と業務指針の意義，第Ⅱ部：精神保健福祉士の業務と業務指針，第Ⅲ部：精神保健福祉士業務指針：分野別事例集（①医療分野，②地域分野，③行政分野，④学校教育分野，⑤産業分野）の3部構成となっている。日々の業務を行ううえで振り返るべき，精神保健福祉士の価値・理念・視点，必要な知識や技術を確認できるような枠組みで構成されている。

B • 精神保健福祉士業務指針の特徴

1 精神保健福祉士の価値と理念の具体化

　第Ⅲ節で述べたとおり，業務指針では，精神保健福祉士の業務を「精神保健医療福祉にかかわる諸問題に対して，ソーシャルワークの目的を達成するために，適切かつ有効な方法を用いて働きかける精神保健福祉士の具体的行為・表現内容」と定義している。精神保健福祉士の業務を，単に職務をこなす行為的側面だけでとらえず，精神保健福祉士の価値と理念を具体的に示すソーシャルワーク実践の行為であり，多様な知識と技術を活用するものであることを示したことに，大きな特徴がある。

2 倫理基準の原則に基づく分類

　上記を踏まえて，業務指針では，精神保健福祉士の日々の実践を振り返り，一つひとつの行為の位置づけを明確化して業務を整理している。精神保健福祉士の価値と理念を明文化した「倫理綱領」をすべての業務の土台とし，4つの倫理原則（①クライエントに対する責務，②専門職としての責務，③機関に対する責務，④社会に対する責務）が示す精神保健福祉士の責務を主軸に，多様な業務の分類・整理を行っていることが，業務指針の2つ目の特徴である。

　それぞれの責務を横軸とし，縦軸に「価値・理念」「倫理原則」「視点」「レベル（対象）」「目的」「業務（狭義）」「機能」「技能／技術」「理論／知識」をおいて，精神保健福祉士の業務を分類し，業務を構成する要素の一覧を示したものが表6-8である。各レベル（対象）の業務を記した横軸を通貫する共通のものとして，精神保健福祉士が共有する「価値・理念」「視点」「理論／知識」が示されている。

3 ミクロ−メゾ−マクロの連続性

　前述の各業務の分類に加え，1つの業務の展開から，ミクロ（個人・集団）・メゾ（専門職・機関）・マクロ（地域・社会）の各レベルへの包括的アプローチの動きを記載し，精神保健福祉士の立体的・多層的な業務の様相を示しているのが，業務指針の3つ目の特徴である。精神保健福祉士の担う業務は，利用者のニーズに応じた単独の業務で完結するものでなく，包括的なソーシャルワークの視点から，いくつもの業務に複合的かつ多元的に派生していくことを示している。

　精神保健福祉士は，たとえ対象が「個人」であっても，「人と状況の全体関連性」の観点から，ミクロ−メゾ−マクロの連続性において現象をとらえて業務を展開する。この「人と状況の全体関連性」には，精神保健福祉士自身も含まれており，所属機関や地域の課題を解決していく使命を負っている。利用者を単に支援の対象とするのではなく，課題解決の主体としてパートナーシップを形成しながら，精神保健福祉

表6-8 ▶ 精神保健福祉士の業務を構成する要素

価値・理念	倫理綱領（精神保健福祉士の倫理綱領）					
	個人としての尊厳，基本的人権，社会的復権・権利擁護と福祉，自己決定の尊重，自己実現 精神保健福祉の向上（ウェルビーイング），多様な価値の尊重，共生社会の実現（ソーシャルインクルージョン，ノーマラーゼーション）					
倫理原則	倫理原則1	倫理原則2	倫理原則3	倫理基準4		
	クライエントに対する責務	専門職としての責務	機関に対する責務	社会に対する責務		
視点	精神保健福祉士の業務を構成する要素：価値・理念，視点，対象，目的，業務（狭義），機能，技術，理論／知識					
	人と環境の相互作用の視点，ミクロ・メゾ・マクロの連続性を踏まえた包括的視点 生活者の視点，地域生活支援，個別化（個人・集団・地域），エンパワメント（主体性の回復），ストレングス，リカバリー，当事者との協働（パートナーシップ）					
レベル（対象）	ミクロ	メゾ			メゾ／マクロ	
	① 個人／② 集団	③ 専門職	④ 機関	⑤ 地域	⑥ 社会	
目的	クライエントに対して，「かかわり」を軸とした支援関係を形成し，自がもつ力を発揮して主体的に本人が望む生活を実現することを支援する。	専門職として，常に資質の向上を図り，人々の福祉の実現に向けた実践を担保する。	所属機関に対して，人々の人権を尊重し，公共性を保持し，円滑な運営を促進する。	地域に対して，人々がつながりをもち，誰もが自分らしく暮らせるための地域づくりを促進する。	社会システムに対して，人々の多様性を認め，誰もが安心できる暮らしを保障するための社会施策を発展させ，改善する。	
業務（狭義）	・サービス利用に関する支援 ・受診／受療に関する支援 ・退院／退所支援 ・経済的問題解決の支援 ・居住支援 ・就労に関する支援 ・雇用に関する支援 ・就学に関する支援 ・対人関係／社会関係の問題調整 ・生活基盤の形成・維持に関する支援 ・心理情緒的支援 ・疾病／障害の理解に関する支援 ・権利行使の支援 ・家族支援 ・グループ（集団）による支援・グループワーク ・活動・交流場面の提供	・スーパービジョン ・コンサルテーション ・多職種／多機関連携 ・記録 ・組織運営／経営 ・組織介入／組織改革 ・調査研究	・組織運営／経営 ・組織介入／組織改革 ・コンルテーション ・多職種／多機関連携 ・セルフヘルプグループ，当事者活動への側面的支援 ・記録 ・調査研究	・地域活動／地域づくり ・多職種／多機関連携 ・セルフヘルプグループ，当事者活動への側面的支援 ・調査研究 ・政策提言／政策展開	・調査研究 ・政策提言／政策展開	
機能	・支援／支持（サポート／カウンセリング） ・促進（ファシリテート） ・教育（エデュケーション） ・調整（コーディネート） ・つなぐ／連結（リンケージ） ・仲介（ブローキング） ・調停（メディエイト） ・代弁（アドボカシー）	・支援／支持（サポート／カウンセリング） ・促進（ファシリテート） ・教育（エデュケーション） ・評価（エバリュエーション） ・組織化（オーガニゼーション） ・変革（イノベーション）	・調整（コーディネート） ・仲介（ブローキング） ・代弁（アドボカシー） ・協議／交渉（ネゴシエーション） ・促進（ファシリテート） ・教育（エデュケーション） ・評価（エバリュエーション） ・組織化（オーガニゼーション） ・変革（イノベーション）	・仲介（ブローキング） ・調停（メディエイト） ・調整（コーディネート） ・組織化（オーガニゼーション） ・代弁（アドボカシー） ・評価（エバリュエーション） ・協議／交渉（ネゴシエーション） ・啓発（イニシエイト） ・変革（イノベーション）	・代弁（アドボカシー） ・評価（エバリュエーション） ・協議／交渉（ネゴシエーション） ・啓発（イニシエイト） ・組織化（オーガニゼーション） ・変革（イノベーション）	
技能／技術	・関係形成技法 ・面接技術 ・アセスメント ・個別援助技術 ・集団援助技術 ・ケアマネジメント ・チームアプローチ ・ネットワーキング	・関係形成技法 ・組織運営管理（ソーシャルアドミニストレーション） ・社会福祉調査（ソーシャルワークリサーチ）	・アセスメント（組織アセスメント） ・チームアプローチ ・ケアマネジメント ・ネットワーキング ・組織運営管理（ソーシャルアドミニストレーション） ・社会福祉調査（ソーシャルワークリサーチ）	・アセスメント（地域アセスメント） ・地域援助技術（コミュニティワーク） ・チームアプローチ ・ネットワーキング ・ケアマネジメント ・組織運営管理（ソーシャルアドミニストレーション） ・社会福祉調査（ソーシャルワークリサーチ）	・アセスメント（政策アセスメント） ・組織運営管理（ソーシャルアドミニストレーション） ・社会福祉調査（ソーシャルワークリサーチ） ・ソーシャルアクション	
理論／知識	＊理論的基盤：社会福祉学 ＊活用する実践理論／アプローチ：単一のものにしばられず柔軟に活用する。 　エコロジカル・アプローチ，ストレングス・アプローチ，エンパワメント・アプローチ，ナラティブ・アプローチ，問題解決アプローチ，危機介入アプローチ，課題中心アプローチ，認知行動理論，システム理論，グループ力動論，ソーシャルサポート・ネットワーク理論，など ＊活用する知識：人と環境（社会）とその相互作用に関する知識 　人間を生物的・心理的・社会的な視点から全体的・統合的にとらえるための基礎知識，人権と社会正義にかかわる基礎知識および権利擁護に関する知識，社会福祉／精神保健福祉の思想・哲学およびその発展に関する知識，社会福祉／精神保健福祉に係る制度体系およびサービス内容に関する知識，ソーシャルワークの基盤形成にかかわる知識，ソーシャルワーク援助技術・支援方法に関する知識，専門職としての自己覚知と成長，社会福祉／精神保健福祉の向上・発展のための知識					

資料　公益社団法人日本精神保健福祉士協会「精神保健福祉士業務指針」委員会編著：精神保健福祉士業務指針．第3版，2020, pp.22-23.

士としての自身のあり方を問い続けることを，業務指針は求めている。

C ● 精神保健福祉士の主な業務と定義

業務指針では，精神保健福祉士の多岐にわたる業務を整理分類し，具体的な行為内容として「狭義の業務」をあげている（表6-8）。分類基準に沿って整理された業務内容から，どの分野にも共通し，どのような状況でも担わなければならない「精神保健福祉士の主な業務」として，26項目を抽出している。さまざまな現場でみられる業務の典型例として示された業務と定義は，**表6-9**のとおりである。

D ● 業務指針の内容

業務指針では，これら26の業務ごとに基本フォーム（枠組み）に沿って，業務名，定義，価値・理念・視点，対象，業務内容，活用する技術，必要となる主な知識，包括的アプローチを簡潔に解説し，業務を構成する要素が見えるようにしている。業務の筆頭に掲げられている「1．サービス利用に関する支援」を**表6-10**に例示して示す。

ミクロレベルの支援対象は，①個人もしくは②集団となるが，メゾレベルでは③専門職としての働き，④機関に対するアプローチがあり，マクロレベルでは⑤地域に対するアプローチ，⑥社会に対するアプローチと広がりをみせていく。相談援助の業務というと，個々のクライエントへのかかわりを想像しがちであるが，サービス利用に関する支援一つをとっても，実は所属する機関や地域社会への展開を視野に入れた業務を展開しなければ，同じ課題が延々と繰り返されることにもなる。個別のクライエントへのかかわりを大切にしながら，浮かび上がってきた個別の課題をその場限りの解決で終わらせることなく，より広範な人へ伝えて形にしていく作業が求められるのである。

E ● 業務指針に基づく業務の展開例

業務指針の第Ⅲ部では，医療，地域，行政，学校教育，産業の5つの場面における，具体的な業務にかかわる54事例を取り上げて解説している。ここでは，そのうちの医療分野から「社会的な長期入院者の地域移行支援」の事例を取り上げ，解説を加える。業務指針の原文とは異なることをお断りしておく。

〈場面〉

A精神保健福祉士が担当している慢性期病棟には，社会的な長期入院と考えられる

表6-9 ▶ 精神保健福祉士の主な業務と定義

	業務名	定義
I．ミクロレベルの業務		
1	サービス利用に関する支援	精神保健福祉サービスを必要とする人に対して，利用上の問題を調整し，適切なサービスの利用が図れるように支援する。
2	受診／受療に関する支援	心身の変調により，受診／受療上の課題を抱えている人に対して，課題を解決，調整し，必要な医療が受けられるように支援する。
3	退院／退所支援	病院／施設からクライエントが望む場所へ退院／退所し，その人らしい暮らしを実現するために支援する。
4	経済的問題解決の支援	生活費や医療・福祉サービス利用費または財産管理等の経済的問題の調整を通して，クライエントが安心して主体的に生活を営めるよう支援する。
5	居住支援	住居および生活の場の確保や居住の継続に関して，クライエントの希望を尊重しながら支援することを通し，地域におけるその人らしい暮らしを実現する。
6	就労に関する支援	就労に関するクライエントの希望を尊重し，そのニーズに応じた就労環境の調整を通して，主体的に社会参加できるよう支援する。
7	雇用に関する支援	雇用上の問題解決およびクライエントの職業上の自己実現を支援するとともに，精神障害のある労働者への合理的配慮を雇用主に提案，調整し雇用の安定を図る。
8	就学に関する支援	就学／復学に関するクライエントの希望を尊重し，そのニーズに応じた環境調整を図り，クライエントが主体的に学ぶことができるよう支援する。
9	対人関係／社会関係の問題調整	クライエントと周囲の人々との間で生じる問題や葛藤に対して，課題の整理と調整を図り，クライエントが対人関係／社会関係において安心して生活することを支援する。
10	生活基盤の形成・維持に関する支援	衣・食・住・心身の保全などの日常生活における基盤を形成・維持し，安心・安定した地域生活が送れるよう必要に応じた支援を行う。
11	心理情緒的支援	生活の中で生じる不安や葛藤，悲哀などの心理・情緒的問題に対して，クライエントが受け止め，見通しをもって取り組めるように支援する。
12	疾病／障害の理解に関する支援	疾病や障害を抱える体験や思いを受け止め，クライエントが疾病／障害について理解し，それらと付き合いながらその人らしく生きることを支援する。
13	権利行使の支援	権利侵害の状況に関する点検を行うとともに，クライエントが有する権利を適切に行使できるよう支援する。
14	家族支援	家族を1つのシステムとしてとらえ，家族が抱える問題の整理と調整を通して，家族成員個々が安心して健康な生活を送れるよう支援する。
15	グループ（集団）による支援・グループワーク	共通のテーマをもつ人々の問題解決やニーズの充足を目指し，集団の力動を活用した意図的なグループ経験を通じて，個人の成長や目標の達成を支援する。
16	活動・交流場面の提供	社会的役割をもち，豊かな生活を営む権利を保障するために，安心して過ごせる場，他者との交流の機会，創造的活動の機会を提供する。
II．メゾレベルの業務		
17	セルフヘルプグループ，当事者活動への側面的支援	セルフヘルプグループ，当事者活動（ピアサポーター，ピアスタッフ等含む）などが，当事者性におけるそれぞれの力を発揮し継続的に活動展開できるよう側面的に支援する。
18	スーパービジョン	精神保健福祉士の専門性に基づいた業務を遂行するために，管理的・教育的・支持的な機能を提供することで，精神保健福祉士の力量を高め実践の向上を図る。（実習指導を含む）
19	コンサルテーション	業務遂行上の問題を抱えたコンサルティ（個人，集団，組織，地域社会）からの相談に対して，精神保健福祉士の専門性に基づき助言を行う。
20	多職種／多機関連携	クライエントの課題解決やニーズの実現に向けて，複数の異なる専門職，専門機関等が互いの役割や機能を理解し協働する。
21	記録	支援内容や運営管理にかかわる事項を文書化し，ソーシャルワークサービスの向上および機関の支援機能の向上のために活用する。
22	組織運営／経営	人々の福祉を目指す組織の理念に基づき，安定したサービスが提供できるよう，持続可能な組織基盤の形成と適切な運営管理を行う。
23	組織介入／組織改革	精神保健福祉士の理念に基づき，人々の権利保障の視点から組織を点検し，クライエントのニーズに対応したサービスの改善・開発を行う。
III．マクロレベルの業務		
24	地域活動／地域づくり	精神保健福祉にかかわる地域課題を発見・分析し，誰もが暮らしやすい地域づくりに向けた資源開拓や諸資源のネットワーキングおよび組織化による課題解決を図る。
25	調査研究	精神保健福祉士がかかわる実践について検証し，より良い実践につなげるとともに，精神保健福祉にかかわる実態把握や状況分析を行い，その結果を社会に発信する。
26	政策提言／政策展開	現行の精神保健福祉に関連する制度・政策を分析し，改善のための具体的な提言を行い，共生社会の実現に向けた施策の展開に関与する。

資料　公益社団法人日本精神保健福祉士協会「精神保健福祉士業務指針」委員会編著：精神保健福祉士業務指針．第3版，2020，pp.47-48.

第6章

表6-10 ▶ サービス利用に関する支援

業務名		1. サービス利用に関する支援
定義		精神保健福祉サービスを必要とする人に対して，利用上の問題を調整し，適切なサービスの利用が図れるように支援する。
価値理念視点		・サービスの利用がクライエントの生活の質の向上【ウェルビーイング】や【エンパワメント】につながることを基本に置き，既存サービスのみの自動的な運用に陥らないように留意する。 ・サービスへのアクセス障壁を【人と環境の相互作用】の視点からとらえて改善を図り，クライエントが必要なサービスを利用する権利を保障する【権利擁護】。 ・サービスの利用や選択において，十分な【説明責任】を果たし，クライエントの思いや意思を尊重する【自己決定】。 ・サービス利用のプロセスは，クライエントと協働し【パートナーシップ】，クライエントの主体性を重視する【当事者主体】。
ターゲットレベル	ミクロレベル	【対象】①個人／②集団 ・サービス利用における支援を求めている人 ・サービスを必要とするニーズ（潜在的ニーズを含む）があり，利用上の問題を抱えている人

		【業務内容】	【活用する技術】
		・クライエントの抱える問題や希望を受け止め，理解し，信頼関係を築く。 ・関連する疾患や障害，生活，環境，クライエントのもつ力など全体の状況をアセスメントし，サービスを必要とするニーズや利用上の問題を明らかにする。	関係形成技法 面接技術 アセスメント
		・所属機関のサービスと本人のニーズを照合し，クライエントに適した方法や手順を取って，適切なサービスの選択ができるよう支援する。 ・クライエントの意向に沿って支援計画を作成し，ニーズの充足を図る。 ・他のサービスが適切な場合は，必要な情報提供と利用支援を行う。	個別援助技術 ケアマネジメント
		・クライエントの意向を踏まえて，ニーズの充足や問題解決に必要な支援者，家族，関係機関との連絡調整を行い，支援体制を築く。	ケアマネジメント ネットワーキング

		【必要となる主な知識】 ・所属機関のサービス内容に関する法制度（精神保健福祉法，障害者総合支援法など） ・所属機関／団体，専門職／関係者の機能と役割に関する知識 ・地域包括ケアシステムに関する知識
包括的アプローチ	メゾレベル	③専門職としての働き ・支援内容を振り返り，適切な情報提供および利用支援に関する知識の習得・技能の向上を図る。 ④機関に対するアプローチ ・所属機関の提供するサービス内容や利用支援に関する評価を行い，所属機関のサービスの質の向上や改善を図る。
	マクロレベル	⑤地域に対するアプローチ ・サービス内容，利用方法，利用支援について，住民に情報を発信する。サービスを必要とするニーズや問題にかかわる予防活動，地域組織化を行う。 ⑥社会に対するアプローチ ・サービスの実施課題に対する整備を行う。制度／施策を評価し，制度上の改善を検討し提言する。

方が多く入院していた。精神保健福祉士は，一人でも多くの人の地域移行を進めようと意気込んで，退院支援の計画を検討していた。しかし，病棟で長年勤めているスタッフから「今さら無理よ」「退院できる人はすでに退院させている」「地域には受け皿がほとんどないし」「余計なことをして，患者さんを動揺させないで」と口々にたしなめられてしまった。さらに，40年間入院しているＢさん（62歳）に退院の意向を尋ねると「ここにずっといさせてください。頼みますから，退院させないでください」と懇願された。Ａ精神保健福祉士はＢさんの切実に訴える表情を見て困惑してしまった。

〈主たる業務名〉

業務3：退院／退所支援

〈価値・理念・視点〉

・人の生活は地域にあり社会とのつながりのなかで営まれるという視点に立つ【地域生活支援】。

・社会的入院／入所の長期化を，精神保健福祉の歴史との関係から理解し（社会的排除），【基本的人権】を基盤としてクライエントの【社会的復権】を目指す。

・【人と環境の相互作用】の視点から，退院／退所を阻害する社会的障壁への改善に取り組み，【ソーシャルインクルージョン】を志向する。

・単に退院／退所を目標とするのではなく，それぞれの【個別化】を重視し，本人が希望する生活の実現【ウェルビーイング】を目指す。

〈価値・理念・視点に基づく状況分析〉

　社会的な長期入院者の地域移行支援では，すべての人に退院の可能性があるという認識をもち（地域生活支援），人権侵害としての社会的入院を解消するという姿勢が求められる（社会的復権）。そして，長期社会的入院はわが国特有の歴史的な社会問題であると認識したうえで，クライエントの思いや希望に寄り添い，「退院したくない」と表出された言葉の裏にある不安を受け止めなければならない。地域移行支援では，まず退院支援意欲を失っているスタッフにアプローチしながら（人と環境の相互作用），クライエントに適切な情報を届ける必要がある。その際，フォーマルのみならず，インフォーマルな社会資源に目を向けることも忘れてはならない。さらに，家族を視野に入れた支援，グループダイナミクスを活用する支援，多職種・多機関との協働による支援など，多角的な視点をもってアプローチしなければならない。つまり，クライエントとそれを取り巻く環境に目を向け，オーダーメイドの支援を提供することが求められる（個別化）。

　精神障害をもっていても暮らしやすい地域づくりを行うことも必要である。そのためには，地域の関係機関と対等な関係を築き，支援ネットワークを形成することが重

第6章

要となる。さらに，退院を阻害する社会的障壁への改善に向けてソーシャルインクルージョンを志向し，地域づくりの取り組みを通して地域課題をとらえ直し，新たな社会資源を創出したり，法制度の改革を働きかけたりすること（ソーシャルアクション）も精神保健福祉士には求められる。

〈その後の展開：包括的アプローチ〉

　A精神保健福祉士は，「退院させないでください」という言葉の背景にある思いに寄り添うことを意識し，まずはBさんの思いを受け止めることから始めた。そのなかで，Bさんから「長年入院していて，病院以外での生活なんてイメージできない」という不安が語られた。これを受けて，A精神保健福祉士は，Bさんの退院後の生活のイメージづくりのために，長期入院を経てアパートへ退院したCさんに退院に至るまでの経緯や現在の生活についての経験談を語ってもらうことを依頼した。Cさんは「自分でよければ」と快く引き受けてくれた。Bさんは，Cさんの話を聞くことで，「グループホームというものを見てみたい」という意向を語るようになった。そのため，Bさんと話し合い，社会資源の見学を目的とした外出を計画することになった。外出には，病棟スタッフにも社会資源を把握して退院後のイメージを共有してもらうことを視野に入れ，同行をお願いした。そして，見学先として，居住の場としてのグループホーム，日中活動の場としての地域活動支援センターを選定した。見学にあたっては，地域支援者とつながる機会にもなるため，相談支援事業所のD相談支援専門員に案内役を依頼した。

　Bさんへの支援を通して，この地域はグループホーム等の居住資源が不足しているという実態を認識したA精神保健福祉士は，地域の自立支援協議会において，地域移行支援における居住資源の課題について提案し，不動産業者とも連携して居住サポート事業を立ち上げることを考えている。

〈展開上の業務名〉

ミクロ	メゾ	マクロ
業務3：退院／退所支援	業務26：多職種／多機関連携	業務24：地域活動／地域づくり 業務26：政策提言／政策展開

■ 引用文献

1) 内村祐之：精神衛生審議会中間答申書；5. 精神衛生専門職員の充足（3）その他の職員．http://nvc.starfree.jp/MH39.htm
2) 坪上　宏：PSWの歴史と現状；その倫理的側面から．精神医学ソーシャル・ワーク，29：75-85，1992.
3) 吉池毅志，栄セツコ：保健医療福祉領域における「連携」の基本的概念整理；精神保健福祉実践における「連携」に着目して．桃山学院大学総合研究所紀要，34（3）：109-122，2009.
4) 公益社団法人日本精神保健福祉士協会業務調査委員会編：精神保健福祉士の業務実態等に関する調査報告書（ダイジェスト版）．2019，pp.13-17.

参考文献

1）日本精神医学ソーシャル・ワーカー協会：PSW 通信．No.1，1965．
2）柏木　昭編著：新精神医学ソーシャルワーク．岩崎学術出版社，2002．
3）日本精神保健福祉士協会：精神保健福祉，58，2004．
4）日本精神保健福祉士協会：精神保健福祉，66，2006．
5）日本精神保健福祉士協会：精神保健福祉，77，2009．
6）日本精神保健福祉士協会50年史編集委員会編：日本精神保健福祉士協会50年史．日本精神保健福祉士協会，2015．
7）日本精神保健福祉士協会編：生涯研修制度共通テキスト．第2版，日本精神保健福祉士協会，2013．
8）公益社団法人日本精神保健福祉士協会「精神保健福祉士業務指針」委員会編著：精神保健福祉士業務指針．第3版，2020，pp.47-48．

資料

精神疾患を有する者の保護及びメンタルヘルスケア改善のための諸原則

原則1）基本的自由と権利	原則2）未成年の保護
原則3）地域社会における生活	原則4）精神疾患を有することの判定
原則5）医学的診察	原則6）秘密の保持
原則7）地域社会の文化の役割	原則8）ケアの基準
原則9）治療	原則10）薬物投与
原則11）治療への同意	原則12）権利の告知
原則13）精神保健施設における権利と条件	原則14）精神保健施設のための資源
原則15）入院の原則	原則16）非自発的入院
原則17）審査機関	原則18）手続き的保障
原則19）情報へのアクセス	原則20）刑事犯罪者
原則21）不服	原則22）監督と救済
原則23）実施	原則24）精神保健施設における諸原則の範囲
原則25）既得権の留保	

資料

障害者に係る欠格条項（63制度）一覧

所管省庁	資格・免許等の名称	法令・規則	条項	内容	制定年月日	/
人事院	国家公務員の就業禁止	人事院規則10－4（職員の保健及び安全保持）並びに人事院規則10－8（船員である職員に係る保健及び安全保持の特例）第7条	第24条第2項第2号及び第3項	精神障害のため，健康管理医から指導区分（就業制限，医療行為の要否）の決定を受けた職員が，その指導区分に応じてとられる事後措置に応じない場合など業務につかせることが著しく不適当と認められる場合には，就業禁止の理由，期間等を記載した文書を交付して就業を禁止することができる。（取扱，従事等の行動制限）	昭和35年5月1日	相対的欠格事由
警察庁	警備業の認定	警備業法	第3条第5号及び第7条	精神病者である者は，警備業を営んではならない。精神病者である者は，警備員となってはならない。（資格取得時の制限）	昭和47年11月1日	絶対的欠格事由
警察庁	警備員の制限	警備業法	第4条の5	都道府県公安委員会は，警備業の認定を受けた者について，精神病者であることが判明したときは，その認定を取り消すことができる。（資格取得後の制限）	昭和47年11月1日	絶対的欠格事由
警察庁	警備員等の検定資格	警備員等の検定に関する規則	第5条第2号	精神病者である者は，警備員等の検定を受けることができない（資格取得時の制限）	昭和61年7月1日	絶対的欠格事由
			第11条第1項第1号	都道府県公安委員会は，検定に合格した者が精神病者に該当すると認めたときは，その合格を取り消すことができる。（資格取得後の制限）	昭和61年7月1日	絶対的欠格事由
警察庁	警備員指導教育責任者・機械警備業務管理者	警備業法	第11条の3第3項第2号及び第11条の6第3項	都道府県公安委員会は，精神病者に該当する者に対しては，警備員指導教育責任者資格者証及び機械警備業務管理者資格者証の交付を行わない。（資格取得時の制限）	昭和47年11月1日（機械警備業については昭和58年1月15日）	絶対的欠格事由
			第11条の3第4項第1号及び第11条の6第3項	都道府県公安委員会は，警備員指導教育責任者資格者証及び機械警備業務管理者資格者証の交付を受けた者が精神病者に該当すると認めたときは，その資格者証の返納を命ずることができる。（資格取得後の制限）	昭和47年11月1日（機械警備業については昭和58年1月15日）	絶対的欠格事由

警察庁	風俗営業の許可	風俗営業等の規制及び業務の適正化等に関する法律	第4条第1項第4号，第9号，第7条第3項及び第7条の2第2項	都道府県公安委員会は，風俗営業の許可を受けようとする者等が精神病者に該当するときには，許可等をしてはならない。（資格取得時の制限）	昭和60年2月13日	絶対的欠格事由
			第8条第2号	都道府県公安委員会は，風俗営業の許可を受けた者等について，精神病者であることが判明したときは，その許可を取り消すことができる。（資格取得後の制限）	昭和60年2月13日	絶対的欠格事由
警察庁	風俗営業の営業所の管理者	風俗営業等の規制及び業務の適正化等に関する法律	第24条第2項第2号	精神病者に該当する者は，風俗営業の営業所の管理者となることができない。（資格取得時の制限）	昭和60年2月13日	絶対的欠格事由
			第24条第5項	都道府県公安委員会は，風俗営業の営業所の管理者が精神病者に該当すると認めたときは，風俗営業者に対し，当該管理者の解任を勧告することができる。（資格取得後の制限）	昭和60年2月13日	絶対的欠格事由
警察庁	風俗営業の許可基準に係る調査業務	風俗環境浄化協会に関する規則	第4条第1項第2号	都道府県風俗環境浄化協会は，精神病者に該当する者を風俗営業等の規制及び業務の適正化に関する法律第39条第2項第5号又は第6号の規定による風俗営業の許可基準に係る調査の業務に従事させてはならない。（取扱，従事等の行動制限）	昭和60年2月13日	絶対的欠格事由
警察庁	鉄砲又は刀剣類所持に係る許可	銃砲刀剣類所持等取締法	第5条第1項第2号	都道府県公安委員会は，精神病者及び心身耗弱者に対しては，銃砲又は刀剣類所持に係る許可をしてはならない。（資格取得時の制限）	昭和33年4月1日	絶対的欠格事由
			第11条第1項第2号	都道府県公安委員会は，銃砲又は刀剣類所持に係る許可を受けた者が精神病者及び心身耗弱者に該当するに至った場合においては，その許可を取り消すことができる。（資格取得後の制限）	昭和33年4月1日	絶対的欠格事由

資料

所管省庁	資格・免許等の名称	法令・規則	条項	内容	制定年月日	
警察庁	指定射撃場の設置者及び管理者	指定射撃場の指定に関する総理府令	第6条及び第6条の2	精神病者，心身耗弱者（銃砲刀剣類所持等取締法第5条第1項第2号に該当する者）は，指定射撃場の設置者及び管理者になることができない。（資格取得時の制限）	設置者：昭和55年11月21日改正施行 管理者：昭和37年10月1日	絶対的欠格事由
警察庁	自動車等の運転免許	道路交通法	第88条第1項第2号，第3号及び第2項第2号	精神病者，知的障害者，てんかん病者，目が見えない者，耳が聞こえない者，口がきけない者，両上肢をひじ関節以上で欠き，又は両上肢の用を全く廃した者（下肢のいずれかをリスフラン関節以上で欠き，又は下肢の三大関節のいずれかの用を廃した者に係るものに限る。），下肢又は体幹の機能に障害があって腰をかけていることができない者，その他，ハンドルその他の装置を随意に操作できない者に対しては，自動車又は原動機付自転車の運転に係る公安委員会の運転免許（第一種運転免許，第二種運転免許又は仮運転免許）を与えない。（資格取得時の制限）	昭和35年12月20日	絶対的欠格事由
			第103条第1項	自動車又は原動機付自転車の運転に係る公安委員会の運転免許（第一種運転免許，第二種運転免許）を受けた者が，精神病者，知的障害者，てんかん病者，目が見えない者，耳が聞こえない者，口がきけない者，両上肢をひじ関節以上で欠き，又は両上肢の用を全く廃した者（下肢のいずれかをリスフラン関節以上で欠き，又は下肢の三大関節のいずれかの用を廃した者に係るものに限る。），下肢又は体幹の機能に障害があって腰をかけていることができない者，その他，ハンドルその他の装置を随意に操作できない者のいずれかに該当する者になったときは，公安委員会は，その者の免許を取り消さなければならない。（資格取得後の制限）	昭和35年12月20日	絶対的欠格事由

防衛庁	海技試験制度（自衛艦）	船舶の配員の基準に関する訓令	第4条第1項及び第7条第5項	長官は，海技試験に合格した海上自衛官に対し，幕僚長の上申に基づいて船舶の運航及び船舶の機関の運転に従事する者の資格を与えることとし，海技試験のうちの身体検査の合格基準において，一定の視力又は聴力のない者，勤務に支障をきたす身体障害がある者は合格としない。（資格取得時の制限）	昭和60年2月1日	相対的欠格事由
科学技術庁	放射性同位元素等の使用，販売等の許可	放射性同位元素等による放射線障害の防止に関する法律	第5条第1項第4号	重度知的障害者又は精神病者には，放射性同位元素等の使用，販売の業，賃貸の業及び廃棄の業の許可を与えない。（資格取得時の制限）	昭和33年4月1日	絶対的欠格事由
			第26条第1項第1号	放射性同位元素等の許可使用者，販売業者，賃貸業者又は廃棄業者が重度知的障害者又は精神病者に該当する場合は，その許可を取り消し，又は1年以内の期間を定めて放射性同位元素等の使用，販売，賃貸又は廃棄の停止を命ずることができる。（資格取得後の制限）	昭和33年4月1日	絶対的欠格事由
科学技術庁	放射性同位元素又はこれに汚染された物の取扱い並びに放射線発生装置の使用の制限	放射性同位元素等による放射線障害の防止に関する法律	第31条第1項及び第2項	何人も，精神障害者（精神保健及び精神障害者福祉に関する法律第5条に規定する精神障害者をいう。）に放射性同位元素又はこれに汚染された物の取扱い並びに放射線発生装置の使用をさせてはならない。（取扱，従事等の行動制限）	昭和33年4月1日	絶対的欠格事由
環境庁	狩猟免許	鳥獣保護及狩猟ニ関スル法律	第6条第2号	精神病者，知的障害者又は癲癇病者は，狩猟免許試験を受けることができない。（資格取得時の制限）	大正7年4月4日	絶対的欠格事由
			第8条第1項	狩猟免許を受けた者で，精神病者，知的障害者又は癲癇病者となった者に対しては，その免許を取り消す。（資格取得後の制限）	大正7年4月4日	絶対的欠格事由

資料

所管省庁	資格・免許等の名称	法令・規則	条項	内容	制定年月日	
法務省	検察審査員	検察審査会法	第5条第3号	耳の聞こえない者，口のきけない者又は目の見えない者は，検察審査員となることができない。（資格取得時の制限・資格取得後の制限）	昭和23年7月12日	絶対的欠格事由
法務省	外国人の上陸制限	出入国管理及び難民認定法	第5条第1項第2号	精神保健及び精神障害者福祉に関する法律に定める精神障害者である外国人は，本邦に上陸することができない。（資格取得時の制限）	昭和26年11月1日	絶対的欠格事由
厚生省	薬局開設許可	薬事法	第6条第2号ニ	精神病者には，薬局開設の許可を与えないことができる。（資格取得時の制限）	昭和36年2月1日	相対的欠格事由
厚生省	医薬品等の製造業等許可	薬事法	第13条第2項第3号及び第23条	申請者が精神病者である時は，医薬品，医薬部外品，化粧品又は医療用具の製造業の許可（外国において製造する場合を含む。）を与えないことができる。（資格取得時の制限）	昭和36年2月1日	相対的欠格事由
厚生省	医薬品等の一般販売業等の許可	薬事法	第26条第2項，第28条第3項第2号及び第30条第2項第1号	精神病者には，医薬品の一般販売業，薬種商販売業，配置販売業の許可を与えないことができる。（資格取得時の制限）	昭和36年2月1日	相対的欠格事由
厚生省	薬事法第75条第1項			厚生大臣は，医薬品，医薬部外品，化粧品又は医療用具の製造業者又は輸入販売業者について，都道府県知事は，薬局開設者又は医薬品の販売業者について，これらの者が精神病者に該当するに至ったときは，その許可を取り消し，又は期間を定めてその業務の全部又は一部の停止を命ずることができる。（資格取得後の制限）　制定年月日　昭和36年2月1日		相対的欠格事由
	※上記事業法の三つに係るもので，制限の一つには数えない					
厚生省	薬剤師免許	薬剤師法	第4条第2号	目が見えない者，耳が聞こえない者又は口がきけない者には薬剤師の免許を与えない。（資格取得時の制限）	昭和36年2月1日	絶対的欠格事由
			第5条第1号	精神病者には，薬剤師の免許を与えないことがある。（資格取得時の制限）	昭和36年2月1日	相対的欠格事由

			第8条第1項	薬剤師が，目が見えない者，耳が聞こえない者又は口がきけない者のいずれかに該当するに至ったときは，厚生大臣は，その免許を取り消す。（資格取得後の制限）	昭和36年2月1日	絶対的欠格事由
			第8条第2項	薬剤師が，精神病者に該当するに至ったときは，厚生大臣は，薬剤師の免許を取り消し，又は期間を定めてその業務の停止を命ずることができる。（資格取得後の制限）	昭和36年2月1日	相対的欠格事由
厚生省	毒物劇物取扱責任者	毒物及び劇物取締法	第8条第2項第2号及び第3号	精神病者，目が見えない者，耳が聞こえない者，口がきけない者は，毒物劇物取扱責任者となることができない。（資格取得時の制限）	昭和40年1月9日	絶対的欠格事由
			第19条第3項	厚生大臣は，毒物劇物取扱責任者について，取扱責任者として不適当（精神病者，目が見えない者，耳が聞こえない者，口がきけない者）であると認めるときは，製造業者等に対してその変更を命ずることができる。（資格取得後の制限）	昭和40年1月9日	絶対的欠格事由
厚生省	特定毒物研究者の許可	毒物及び劇物取締法	第6条の2第3項第1号及び第2号	都道府県知事は，精神病者，目が見えない者，耳が聞こえない者，口がきけない者には，特定毒物研究者の許可を与えないことができる。（資格取得時の制限）	昭和30年10月1日	相対的欠格事由
厚生省	麻薬の輸入等に係る免許	麻薬及び向精神薬取締法	第3条第3項第5号及び第50条第2項第2号ホ	精神病者には，麻薬の輸入，輸出，製造，製剤，元卸売，卸売，小売に係る業者，麻薬施用者，麻薬管理者又は麻薬研究者並びに向精神薬の輸入，輸出，製造製剤，使用，卸売又は小売に係る業者の免許を与えないことができる。（資格取得時の制限）	昭和28年4月1日	相対的欠格事由

資料

所管省庁	資格・免許等の名称	法令・規則	条項	内容	制定年月日	
厚生省	麻薬の輸入等に係る免許	麻薬及び向精神薬取締法	第51条第1項及び第2項	麻薬及び向精神薬の取扱の免許を受けた者が精神病者に該当するに至ったときは，その免許を取り消し，又は期間を定めて麻薬に関する業務若しくは研究の停止を命ずることができる。（資格取得後の制限）	昭和28年4月1日	相対的欠格事由
厚生省	けしの栽培許可	あへん法	第14条第1号	精神病者には，けしの栽培の許可を与えないことができる。（資格取得時の制限）	平成6年10月1日改正施行	相対的欠格事由
			第42条第2項	厚生大臣は，けし栽培者が精神病者に該当するに至ったときは，その許可を取り消すことができる。（資格取得後の制限）	平成6年10月1日改正施行	相対的欠格事由
厚生省	栄養士免許	栄養士法	第3条第1号	精神病にかかっている者であって，栄養指導の業務を行うに適しない者に対しては，栄養士の免許を与えない。（資格取得時の制限）	平成6年4月1日改正施行	相対的欠格事由
			第5条	栄養士が精神病にかかり，栄養指導の業務を行うに適しない者に該当するに至ったときは，都道府県知事は，免許を取り消し，又は1年以内の期間を定めて栄養士の名称の使用を停止することができる。（資格取得後の制限）	平成6年4月1日改正施行	相対的欠格事由
厚生省	調理師免許	調理師法	第4条の2	精神病者に対しては，調理師の免許を与えないことがある。（資格取得時の制限）	平成6年4月1日改正施行	相対的欠格事由
			第6条第2項第1号	都道府県知事は，調理師が精神病者に該当するときは，その免許を取り消すことができる。（資格取得後の制限）	平成6年4月1日改正施行	相対的欠格事由
厚生省	理容師免許	理容師法	第7条第1号	精神病者又はてんかんにかかっている者には，理容師の免許を与えないことがある。（資格取得時の制限）	平成10年4月1日改正施行	相対的欠格事由
			第10条第1項	厚生大臣は，理容師が精神病者又はてんかんにかかっている者に該当するときは，その免許を取り消すことができる。（資格取得後の制限）	平成10年4月1日改正施行	相対的欠格事由

厚生省	美容師免許	美容師法	第3条 第2項 第1号	精神病者又はてんかんにかかっている者には，美容師の免許を与えないことがある。（資格取得時の制限）	平成10年 4月1日 改正施行	相対的欠格事由
			第10条 第1項	厚生大臣は，美容師が精神病者又はてんかんにかかっている者に該当するときは，その免許を取り消すことができる。（資格取得後の制限）	平成10年 4月1日 改正施行	相対的欠格事由
厚生省	製菓衛生師免許	製菓衛生師法	第6条の2	精神病者には，製菓衛生師の免許を与えないことがある。（資格取得時の制限）	平成6年 10月1日 改正施行	相対的欠格事由
			第8条 第2項	都道府県知事は，製菓衛生師が精神病者に該当するときは，その免許を取り消すことができる。（資格取得後の制限）	平成6年 10月1日 改正施行	相対的欠格事由
厚生省	医師免許	医師法	第3条	目が見えない者，耳が聞こえない者又は口がきけない者には，医師の免許を与えない。（資格取得時の制限）	昭和23年 10月27日	絶対的欠格事由
			第4条 第1号	精神病者には，医師の免許を与えないことがある。（資格取得時の制限）	昭和23年 10月27日	相対的欠格事由
			第7条 第1項	医師が，目が見えない者，耳がきこえない者又は口がきけない者に該当するときは，厚生大臣は，その免許を取り消す。（資格取得後の制限）	昭和23年 10月27日	絶対的欠格事由
			第7条 第2項	医師が，精神病者に該当するときは，厚生大臣は，その免許を取り消し，又は期間を定めて医業の停止を命ずることができる。（資格取得後の制限）	昭和23年 10月27日	相対的欠格事由

資料

所管省庁	資格・免許等の名称	法令・規則	条項	内容	制定年月日	
厚生省	医師国家試験・予備試験	医師法	第13条	目が見えない者，耳が聞こえない者及び口がきけない者は，医師国家試験及び医師国家試験予備試験を受けることができない。（資格取得時の制限）	昭和23年10月27日	絶対的欠格事由
			第14条第2号	精神病者には，医師国家試験及び医師国家試験予備試験を受けさせないことがある。（資格取得時の制限）	昭和23年10月27日	相対的欠格事由
厚生省	歯科医師免許	歯科医師法	第3条	目が見えない者，耳が聞こえない者又は口がきけない者には，歯科医師の免許を与えない。（資格取得時の制限）	昭和23年10月27日	絶対的欠格事由
			第4条第1号	精神病者には，歯科医師の免許を与えないことがある。（資格取得時の制限）	昭和23年10月27日	相対的欠格事由
			第7条第1項	歯科医師が，目が見えない者，耳が聞こえない者又は口がきけない者に該当するときは，厚生大臣は，その免許を取り消す。（資格取得後の制限）	昭和23年10月27日	絶対的欠格事由
			第7条第2項	歯科医師が精神病者に該当するときは，厚生大臣は，その免許を取り消し，又は期間を定めて歯科医業の停止を命ずることができる。（資格取得後の制限）	昭和23年10月27日	相対的欠格事由
厚生省	歯科医師国家試験・予備試験	歯科医師法	第13条	目が見えない者，耳が聞こえない者及び口がきけない者は，歯科医師国家試験及び歯科医師国家試験予備試験を受けることができない。（資格取得時の制限）	昭和23年10月27日	絶対的欠格事由
			第14条第2号	精神病者には，歯科医師国家試験及び歯科医師国家試験予備試験を受けさせないことがある。（資格取得時の制限）	昭和23年10月27日	相対的欠格事由
厚生省	診療放射線技師免許	診療放射線技師法	第4条	目が見えない者，耳が聞こえない者又は口がきけない者には，診療放射線技師の免許を与えない。（資格取得時の制限）	昭和26年8月10日	絶対的欠格事由
			第5条第1号	精神障害者には，診療放射線技師の免許を与えないことがある。（資格取得時の制限）	昭和26年8月10日	相対的欠格事由
			第9条第1項	診療放射線技師が目が見えない者，耳が聞こえない者又は口がきけない者に該当するに至ったときは，厚生大臣は，その免許を取り消す。（資格取得後の制限）	昭和26年8月10日	絶対的欠格事由

			第9条 第2項	診療放射線技師が精神障害者に該当するに至ったときは，厚生大臣は，その免許を取り消し，又は期間を定めてその業務の停止を命ずることができる。(資格取得後の制限)	昭和26年8月10日	相対的欠格事由
厚生省	臨床検査技師・衛生検査技師免許	臨床検査技師，衛生検査技師等に関する法律	第4条	目が見えない者，耳が聞こえない者又は口がきけない者には，臨床検査技師又は衛生検査技師の免許を与えない。(資格取得時の制限)	衛生検査技師 昭和33年7月22日 臨床検査技師 昭和46年1月1日	絶対的欠格事由
			第5条 第1号	精神病者には，臨床検査技師及び衛生検査技師の免許を与えないことができる。(資格取得時の制限)	衛生検査技師 昭和33年7月22日 臨床検査技師 昭和46年1月1日	相対的欠格事由
			第8条 第1項	臨床検査技師又は衛生検査技師が目が見えない者，耳が聞こえない者又は口がきけない者に該当するに至ったときは，厚生大臣は，その免許を取り消さなければならない。(資格取得後の制限)	衛生検査技師 昭和33年7月22日 臨床検査技師 昭和46年1月1日	絶対的欠格事由
			第8条 第2項	臨床検査技師及び衛生検査技師が精神病者に該当するに至ったときは，厚生大臣は，その免許を取り消し，又は期間を定めてその名称の使用の停止を命ずることができる。(資格取得後の制限)	衛生検査技師 昭和33年7月22日 臨床検査技師 昭和46年1月1日	相対的欠格事由

資料

所管省庁	資格・免許等の名称	法令・規則	条項	内容	制定年月日	
厚生省	理学療法士・作業療法士免許	理学療法士及び作業療法士法	第4条第4号	精神病者には，理学療法士又は作業療法士の免許を与えないことがある。（資格取得時の制限）	昭和40年8月28日	相対的欠格事由
			第7条第1項	理学療法士又は作業療法士が，精神病者に該当するに至ったときは，厚生大臣は，その免許を取り消し，又は期間を定めてその名称の使用の停止を命ずることができる。（資格取得後の制限）	昭和40年8月28日	相対的欠格事由
厚生省	視能訓練士免許	視能訓練士法	第4条	目が見えない者，耳が聞こえない者又は口がきけない者には，視能訓練士の免許を与えない。（資格取得時の制限）	昭和46年7月19日	絶対的欠格事由
			第5条第4号	精神障害者には，視能訓練士の免許を与えないことがある。（資格取得時の制限）	昭和46年7月19日	相対的欠格事由
			第8条第1項	視能訓練士が目が見えない者，耳が聞こえない者又は口がきけない者に該当するに至ったときは，厚生大臣は，その免許を取り消さなければならない。（資格取得後の制限）	昭和46年7月19日	絶対的欠格事由
			第8条第2項	視能訓練士が精神障害者に該当するに至ったときは，厚生大臣は，その免許を取り消し，又は期間を定めてその名称の使用の停止を命ずることができる。（資格取得後の制限）	昭和46年7月19日	相対的欠格事由
厚生省	言語聴覚士免許	言語聴覚士法	第4条	目が見えない者，耳が聞こえない者又は口がきけない者には，言語聴覚士の免許を与えない。（資格取得時の制限）	平成9年12月19日	絶対的欠格事由
			第5条第4号	精神病者には，言語聴覚士の免許を与えないことがある。（資格取得時の制限）	平成9年12月19日	相対的欠格事由
			第9条第1項	言語聴覚士が目が見えない者，耳が聞こえない者又は口がきけない者に該当するに至ったときは，厚生大臣は，その免許を取り消さなければならない。（資格取得後の制限）	平成9年12月19日	絶対的欠格事由

			第9条 第2項	言語聴覚士が精神病者に該当するに至ったときは，厚生大臣は，その免許を取り消し，又は期間を定めてその名称の使用の停止を命ずることができる。（資格取得後の制限）	平成9年 12月19日	相対的 欠格 事由
厚生省	臨床工学技士 免許	臨床工学 技士法	第4条	目が見えない者，耳が聞こえない者又は口がきけない者には，臨床工学技士の免許を与えない。（資格取得時の制限）	昭和63年 4月1日	絶対的 欠格 事由
			第5条 第4号	精神病者には，臨床工学技士の免許を与えないことがある。（資格取得時の制限）	昭和63年 4月1日	相対的 欠格 事由
			第8条 第1項	臨床工学技士が目が見えない者，耳が聞こえない者又は口がきけない者に該当するに至ったときは，厚生大臣は，その免許を取り消さなければならない。（資格取得後の制限）	昭和63年 4月1日	絶対的 欠格 事由
			第8条 第2項	臨床工学技士が精神病者に該当するに至ったときは，厚生大臣は，その免許を取り消し，又は期間を定めてその名称の使用の停止を命ずることができる。（資格取得後の制限）	昭和63年 4月1日	相対的 欠格 事由
厚生省	義肢装具士免許	義肢装具 士法	第4条	目が見えない者，耳が聞こえない者又は口がきけない者には，義肢装具士の免許を与えない。（資格取得時の制限）	昭和63年 4月1日	絶対的 欠格 事由
			第5条 第4号	精神病者には，義肢装具士の免許を与えないことがある。（資格取得時の制限）	昭和63年 4月1日	相対的 欠格 事由
			第8条 第1項	義肢装具士が目が見えない者，耳が聞こえない者又は口がきけない者に該当するに至ったときは，厚生大臣は，その免許を取り消さなければならない。（資格取得後の制限）	昭和63年 4月1日	絶対的 欠格 事由

資料

所管省庁	資格・免許等の名称	法令・規則	条項	内容	制定年月日	
厚生省	義肢装具士免許	義肢装具士法	第8条第2項	義肢装具士が精神病者に該当するに至ったときは，厚生大臣は，その免許を取り消し，又は期間を定めてその名称の使用の停止を命ずることができる。（資格取得後の制限）	昭和63年4月1日	相対的欠格事由
厚生省	救急救命士免許	救急救命士法	第4条	目が見えない者，耳が聞こえない者又は口がきけない者には，救急救命士の免許を与えない。（資格取得時の制限）	平成3年8月15日	絶対的欠格事由
			第5条第4号	精神病者には，救急救命士の免許を与えないことがある。（資格取得時の制限）	平成3年8月15日	相対的欠格事由
			第9条第1項	救急救命士が目が見えない者，耳が聞こえない者又は口がきけない者に該当するに至ったときは，厚生大臣はその免許を取り消さなければならない。（資格取得後の制限）	平成3年8月15日	絶対的欠格事由
			第9条第2項	救急救命士が精神病者に該当するに至ったときは，厚生大臣は，その免許を取り消し，又は期間を定めてその名称の使用の停止を命ずることができる。（資格取得後の制限）	平成3年8月15日	相対的欠格事由
厚生省	あん摩マッサージ指圧師，はり師又はきゅう師の免許	あん摩マッサージ指圧師，はり師，きゅう師等に関する法律	第3条第1号	精神病者には，あん摩マッサージ指圧師，はり師又はきゅう師の免許を与えないことがある。（資格取得時の制限）	昭和23年1月1日	相対的欠格事由
			第9条第1項	あん摩マッサージ指圧師，はり師又はきゅう師が精神病者に該当するときは，厚生大臣は期間を定めてその業務を停止し，又はその免許を取り消すことができる。（資格取得後の制限）	昭和23年1月1日	相対的欠格事由
厚生省	柔道整復師免許	柔道整復師法	第4条第1号	精神病者には，柔道整復師の免許を与えないことがある。（資格取得時の制限）	昭和45年7月10日	相対的欠格事由
			第8条第1項	柔道整復師が精神病者に該当するに至ったときは，厚生大臣は，その免許を取り消し，又は期間を定めてその業務の停止を命ずることができる。（資格取得後の制限）	昭和45年7月10日	相対的欠格事由

厚生省	歯科衛生士免許	歯科衛生士法	第4条	目が見えない者，耳が聞こえない者又は口がきけない者には，歯科衛生士の免許を与えない。（資格取得時の制限）	昭和23年10月27日	絶対的欠格事由
			第5条第4号	精神病者には，歯科衛生士の免許を与えないことがある。（資格取得時の制限）	昭和23年10月27日	相対的欠格事由
			第8条第1項	歯科衛生士が目が見えない者，耳が聞こえない者又は口がきけない者に該当するときは，厚生大臣は，その免許を取り消す。（資格取得後の制限）	昭和23年10月27日	絶対的欠格事由
			第8条第2項	歯科衛生士が，精神病者に該当するときは，厚生大臣は，その免許を取り消し，又は期間を定めて業務の停止を命ずることができる。（資格取得後の制限）	昭和23年10月27日	相対的欠格事由
厚生省	歯科技工士免許	歯科技工士法	第4条	目が見えない者には，歯科技工士の免許を与えない。（資格取得時の制限）	昭和30年10月15日	絶対的欠格事由
			第5条第2号	精神病者には，歯科技工士の免許を与えないことができる。（資格取得時の制限）	昭和30年10月15日	相対的欠格事由
			第8条第1項	歯科技工士が，目が見えない者に該当するに至ったときは，厚生大臣は，その免許を取り消さなければならない。（資格取得後の制限）	昭和30年10月15日	絶対的欠格事由
			第8条第2項	歯科技工士が，精神病者に該当するに至ったときは，厚生大臣は，その免許を取り消し，又は期間を定めて業務の停止を命ずることができる。（資格取得後の制限）	昭和30年10月15日	相対的欠格事由

資料

所管省庁	資格・免許等の名称	法令・規則	条項	内容	制定年月日	
厚生省	保健婦，助産婦，看護婦又は准看護婦免許	保健婦助産婦看護婦法	第9条	目が見えない者，耳が聞こえない者又は口がきけない者には，保健婦，助産婦，看護婦又は准看護婦の免許を与えない。(資格取得時の制限)	昭和26年9月1日(看護婦については昭和25年9月1日)	絶対的欠格事由
			第10条第4号	精神病者には，保健婦，助産婦，看護婦又は准看護婦の免許を与えないことがある。(資格取得時の制限)	昭和26年9月1日(看護婦については昭和25年9月1日)	相対的欠格事由
			第14条第1項及び第2項	保健婦，助産婦，看護婦又は准看護婦が，目が見えない者，耳が聞こえない者又は口がきけない者に該当するときは，その免許を取り消す。(資格取得後の制限)	昭和26年9月1日(看護婦については昭和25年9月1日)	絶対的欠格事由
			第14条第3項及び第4項	保健婦，助産婦，看護婦又は准看護婦が，精神病者に該当するときは，その免許を取り消し，又は期間を定めて業務の停止を命ずることができる。(資格取得後の制限)	昭和26年9月1日(看護婦については昭和25年9月1日)	相対的欠格事由
農林水産省	家畜人工受精師免許	家畜改良増殖法	第17条第2項第1号及び第2号	都道府県知事は，精神病者又は身体に障害のある者であって，家畜人工受精師としての業務を行うのに支障がある者には，家畜人工受精師の免許を与えないことができる。(資格取得時の制限)	昭和25年8月20日	相対的欠格事由
			第19条第2項	都道府県知事は，家畜人工受精師が，精神病者又は身体に障害のある者であって，家畜人工受精師としての業務を行うのに支障がある者に該当するに至ったときは，その免許を取り消し，又はその業務の停止を命ずることができる。(資格取得後の制限)	昭和25年8月20日	相対的欠格事由

農林水産省	獣医師免許	獣医師法	第5条第1項第1号及び第2号	精神病者又は身体に障害のある者であって獣医師としての業務を行うのに支障がある者には，獣医師の免許を与えないことがある。（資格取得時の制限）	昭和57年10月1日改正施行	相対的欠格事由
			第8条第2項第3号	獣医師が，精神病者又は身体に障害のある者であって獣医師としての業務を行うのに支障がある者に該当するときは，農林水産大臣は，獣医事審議会の意見を聴いて，その免許を取り消し，又は期間を定めて，その業務の停止を命ずることができる。（資格取得後の制限）	昭和57年10月1日改正施行	相対的欠格事由
通商産業省	火薬類取扱い	火薬類取締法	第23条第2項	何人も，知的障害者であって一定程度の障害の状態にあるもの又は精神病者に，火薬類の取扱をさせてはならない。（取扱，従事等の行動制限）	昭和25年5月4日	絶対的欠格事由 相対的欠格事由
運輸省	航空機乗り組のための身体検査基準	航空法	第31条第3項	航空従事者技能証明を有する者で航空機に乗り組んで運航を行おうとする者に係る航空身体検査証明は，重大な精神障害又はこれらの既往症その他航空業務に支障を来すおそれのある心身の欠陥がない（同法施行規則第61条の2別表第4）場合に行う。（資格取得時の制限）	昭和27年8月1日	相対的欠格事由
			第71条	航空機乗り組み員は，重大な精神障害又はこれらの既往症その他航空業務に支障を来すおそれのある心身の欠陥がない（同法施行規則第61条の2別表第4）との身体検査基準に該当しなくなったときは，その航空業務を行ってはならない。（資格取得後の制限）	昭和27年8月1日	相対的欠格事由
運輸省	動力車操縦者運転免許	動力車操縦者運転免許に関する省令	第8条の2別表二	動力車操縦に係る運転免許の試験には身体検査を含み，視力，聴力，神経及び精神，言語機能及び運動機能に異常又は障害がないこと，動力車の操縦に支障を及ぼす奇形又は四肢の欠損がないことを合格基準としている。（資格取得時の制限）	昭和34年12月15日	絶対的欠格事由 相対的欠格事由

資料

所管省庁	資格・免許等の名称	法令・規則	条項	内容	制定年月日	
運輸省	動力車操縦者運転免許	動力車操縦者運転免許に関する省令	第6条第1項第2号	地方運輸局長は，動力車操縦に係る運転免許を受けた者が，心身の障害で，動力車の操縦ができない程度のもの又はその操縦に支障を及ぼすおそれのある程度のものが生じたと認めたときは，運転免許の取消又は停止をすることができる。(資格取得後の制限)	昭和34年12月15日	相対的欠格事由
運輸省	海技従事者国家試験(一般船)	船舶職員法施行規則	第41条	身体検査に合格しない者に対しては，海技従事者国家試験の学科試験は行わないこととし，その基準を「心臓疾患，てんかん，精神障害，奇形，四肢の欠損，運動機能障害その他の疾病又は身体障害(軽微なものを除く。)がないこと。」，乙種基準はこれらが「軽症で勤務に支障をきたさないと認められること。」としている(別表第3)。(資格取得時の制限)	昭和26年10月15日	絶対的欠格事由 相対的欠格事由
運輸省	水先人免許	水先法	第6条第3項	身体検査に合格した者でなければ，水先人試験の学術試験を受けることができないこととし，その基準を「業務を行うに差し支える重い疾病又は身体障害(てんかん，精神障害，言語障害を含む。)のないこと。」としている(施行規則別表第1)。(資格取得時の制限)	昭和24年5月30日	相対的欠格事由
運輸省	船舶乗務のための身体検査基準	船員法	第83条第1項	船舶所有者は，行政官庁の指定する医師が船内労働に適することを証明した健康証明書を持たない者を船員として船舶に乗り組ませてはならないこととし，てんかん・精神病にかかっている者，重度知的障害・中度知的障害である者並びに言語機能，視力，聴力，四肢・体幹に障害のある者で，その程度及び職務により就業に適すると認められない者は不合格とする(施行規則第55条第二号表)こととしている。(取扱，従事等の行動制限)	昭和22年9月1日	絶対的欠格事由 相対的欠格事由

運輸省	通訳案内業免許	通訳案内業法	第4条第2号	精神病にかかっている者には，通訳案内業の免許を与えない。（資格取得時の制限）	昭和24年6月25日	絶対的欠格事由
			第14条第1項第2号	通訳案内業者が精神病にかかったときは，都道府県知事は，その免許を取り消し，又は期間を定めて営業の停止を命ずることができる。（資格取得後の制限）	昭和24年6月25日	絶対的欠格事由
運輸省	地域伝統芸能等通訳案内業免許	地域伝統芸能等を活用した行事の実施による観光及び特定地域商工業の振興に関する法律	第5条第3項第2号	運輸大臣は，地域伝統芸能等通訳案内業を営もうとする者が精神病にかかっている者であるときは，その認定をしないものとする。（資格取得時の制限）	平成4年6月26日	絶対的欠格事由
			第5条第5項	地域伝統芸能等通訳案内業を営む者が精神病にかかったときは，運輸大臣は，その認定を取り消し，又は期間を定めて営業の停止を命ずることができる。（資格取得後の制限）	平成4年6月26日	絶対的欠格事由 ※法改正により相対的欠格事由に
郵政省	無線従事者免許	電波法	第42条第3号	著しく心身に欠陥があって無線従事者たるに適しない者に対しては，無線従事者の免許を与えないことができることとし，その基準を，精神病者，耳の聞こえない者，口の利けない者，目の見えない者又は心身に著しい欠陥があって郵政大臣等が無線従事者に適しないと認める者としている。（無線従事者規則第45条第1項）ただし，耳の聞こえない者，口の利けない者，または目の見えない者は，一定の無線従事者資格の免許を取得できることとしている（無線従事者規則第45条第2項）。（資格取得時の制限）	昭和25年6月1日（アマチュア無線技士については，視覚障害関係：昭和53年7月改正施行，聴覚障害関係：平成8年4月改正施行，第3級陸上特殊無線技士については，視覚障害関係：平成4年10月改正施行）	相対的欠格事由

資料

所管省庁	資格・免許等の名称	法令・規則	条項	内容	制定年月日	
郵政省	無線従事者免許	電波法	第79条第1項第3号	精神病者，耳が聞こえない者，口の利けない者，目の見えない者又は心身に著しい欠陥があって郵政大臣等が無線従事者に適しないと認める者に該当するに至った者に対しては，無線従事者資格の免許を取り消し，又は期間を定めて業務に従事することを停止することができる。（資格取得後の制限）	昭和33年11月5日改正施行	相対的欠格事由
労働省	衛生管理者・作業主任者・クレーン等の運転免許	労働安全衛生法	第72条第2項第1号	身体又は精神の欠陥により衛生管理者，作業主任者，クレーンの運転その他の業務の免許に係る業務につくことが不適当であると認められる者は，免許を受けることができない。（資格取得時の制限）	昭和47年10月1日	相対的欠格事由
労働省	一般労働者の就業禁止	労働安全衛生規則	第61条第1項第2号	事業者は，その労働者が，精神障害のために，現に自身を傷つけ，又は他人に害を及ぼすおそれのある者に該当する場合には，その就業を禁止しなければならない。（取扱，従事等の行動制限）	昭和47年10月1日	相対的欠格事由
建設省	公営住宅への単身入居	公営住宅法施行令	第6条第1項	身体上又は精神上著しい障害があるために常時の介護を必要とする者で，その公営住宅への入居がその者の実状に照らして適当でないと認められる者は，単身で公営住宅に入居することができない。（施設等の利用制限）	昭和55年10月1日改正施行	相対的欠格事由
建設省	改良住宅への単身入居	住宅地区改良法施行令	第12条（公営住宅法施行令第6条第1項の準用）	改良住宅に空き家が生じた場合，改良住宅を公営住宅とみなして，公営住宅法を準用して改良住宅に入居すべき者以外を入居させることができる。この場合において，身体上又は精神上著しい障害があるために常時の介護を必要とする者で，その改良住宅への入居がその者の実状に照らして適切でないと認められる者は，単身で改良住宅に入居することができない。（施設等の利用制限）	昭和55年7月30日	相対的欠格事由

| 建設省 | 建設機械施工の技術検定 | 建設業法施行令 | 第27条の6 | 建設大臣が，技術検定種目ごとに，当該種目に係る建設工事に従事するのに障害となると認めて指定する精神上又は身体上の欠陥を有する者は，当該種目に係る技術検定を受けることができず，建設機械施工の技術検定について，一定の障害等を有する者は，技術検定を受けることができない。（資格取得時の制限） | 昭和35年10月13日 | 絶対的欠格事由 |

資料　日本障害者リハビリテーション協会：資料 障害者に係る欠格条項（63制度）一覧. ノーマライゼーション：障害者の福祉, 19, 1999.
https://www.dinf.ne.jp/doc/japanese/prdl/jsrd/norma/n221/n221_01-03.html

資料

精神障害者欠格条項（平成15年9月　障害者欠格条項をなくす会）集計資料

1　検察審査員（検察審査会法）
　　障害者にかかわる欠格条項の全廃

2　製菓衛生師免許（製菓衛生師法）
　　障害者にかかわる欠格条項の全廃

3　栄養士免許（栄養士法）
　　障害者にかかわる欠格条項の全廃

4　調理師免許（調理師法）
　　障害者にかかわる欠格条項の全廃

5　地域伝統芸能等通訳案内業免許（地域伝統芸能等を活用した行事の実施による観光及び特定地域商工業の振興に関する法律）
　　免許の廃止

6　歯科医師国家試験・予備試験（歯科医師法）
　　受験欠格条項の撤廃

7　医師国家試験・予備試験（医師法）
　　受験欠格条項の撤廃

8　公営住宅への単身入居（公営住宅法施行令）
　　2011年「地域主権関連法」成立に伴い6条を削除，地方公共団体に委ねられた

9　改良住宅への単身入居（住宅地区改良法施行令）
　　2011年地域主権関連法成立に伴い6条を削除，地方公共団体に委ねられた

10　風俗営業の許可（風俗営業等の規制及び業務の適正化等に関する法律）
　　不許可対象から「精神障害者」を削除

11　風俗営業の許可基準に係る調査業務（風俗環境浄化協会に関する規則）
　　不許可対象から「精神障害者」を削除

12　風俗営業の営業所の管理者（風俗営業等の規制及び業務の適正化等に関する法律）
　　不許可対象から「精神障害者」を削除

13　建設機械施工の技術検定（建設業法施行令）
　　受験欠格の見直し。建設業法施行令の欠格条項は存続

14　理学療法士・作業療法士免許（理学療法士及び作業療法士法）
　　精神障害者は相対的欠格条項（従前のまま）

15　理容師免許（理容師法）
　　精神障害者は相対的欠格条項（従前のまま）

16　薬局開設許可（薬事法）
　　精神障害者は相対的欠格条項（従前のまま）

17　麻薬の輸入等に係る免許（麻薬及び向精神薬取締法）
　　精神障害者は相対的欠格条項（従前のまま）

18　医薬品等の一般販売業等の許可（薬事法）
　　精神障害者は相対的欠格条項（従前のまま）

19　けしの栽培許可（あへん法）
　　精神障害者は相対的欠格条項（従前のまま）

20　医薬品等の製造業等許可（薬事法）
　　精神障害者は相対的欠格条項（従前のまま）

21　あん摩マッサージ指圧師，はり師又はきゆう師の免許（あん摩マッサージ指圧師，はり師，きゆう師等に関する法律）
　　精神障害者は相対的欠格条項（従前のまま）

22　柔道整復師免許（柔道整復師法）
　　精神障害者は相対的欠格条項（従前のまま）

23　美容師免許（美容師法）
　　精神障害者は相対的欠格条項（従前のまま）

24　医師免許（医師法）
　　視聴覚言語障害者は相対的欠格条項（精神障害者は従前のまま・相対的欠格条項）

25 視能訓練士免許（視能訓練士法） 　視聴覚言語障害者は相対的欠格条項 （精神障害者は従前のまま・相対的欠格 条項）	35 義肢装具士免許（義肢装具士法） 　聴覚言語障害者は絶対的欠格条項を削 除。視覚障害者は相対的欠格条項（精 神障害者は従前のまま・相対的欠格条 項）
26 言語聴覚士免許（言語聴覚士法） 　視聴覚言語障害者は相対的欠格条項 （精神障害者は従前のまま・相対的欠格 条項）	36 臨床検査技師（衛生検査技師免許臨床 検査技師等に関する法律） 　聴覚言語障害は絶対的欠格を削除。視 覚障害者は相対的欠格条項（精神障害 者は従前のまま・相対的欠格条項）（な お「衛生検査技師」資格は廃止された）
27 臨床工学技士免許（臨床工学技士法） 　視聴覚言語障害者は相対的欠格条項 （精神障害者は従前のまま・相対的欠格 条項）	37 特定毒物研究者の許可（毒物及び劇物 取締法） 　視聴覚言語障害者及び色覚障害者を削 除。（精神障害者は従前のまま・相対的 欠格条項）
28 保健婦，助産婦，看護婦又は准看護婦 免許（保健師助産師看護師法） 　視聴覚言語障害者は相対的欠格条項 （精神障害者は従前のまま・相対的欠格 条項）	38 毒物劇物取扱責任者（毒物及び劇物取 締法） 　視聴覚言語障害者及び色覚障害者を削 除。（精神障害者は従前のまま・相対的 欠格条項）
29 歯科医師免許（歯科医師法） 　視聴覚言語障害者は相対的欠格条項 （精神障害者は従前のまま・相対的欠格 条項）	39 国家公務員の就業禁止（人事院規則） 　精神障害者の就業禁止は船員である職 員に残されている
30 診療放射線技師免許（診療放射線技師 法） 　視聴覚言語障害者は相対的欠格条項 （精神障害者は従前のまま・相対的欠格 条項）	40 火薬類取扱い（火薬類取締法） 　知的障害，精神障害を「精神の機能の 障害」に変更
31 救急救命士免許（救急救命士法） 　視聴覚言語障害者は相対的欠格条項 （精神障害者は従前のまま・相対的欠格 条項）	41 獣医師免許（獣医師法） 　視聴覚・言語・精神障害者および「上 肢障害者」を相対的欠格条項に
32 歯科衛生士免許（歯科衛生士法） 　視聴覚言語障害者は相対的欠格条項 （精神障害者は従前のまま・相対的欠格 条項）	42 家畜人工授精師免許（家畜改良増殖法） 　「上肢の機能の障害」も相対的欠格条項 に
33 歯科技工士免許（歯科技工士法） 　視覚障害者は相対的欠格条項（精神相 対は従前のまま・相対的欠格条項）	43 外国人の上陸制限（出入国管理及び難 民認定法） 　精神障害者について相対的欠格条項に 変更。
34 薬剤師免許（薬剤師法） 　聴覚言語障害者は絶対的欠格を削除。 視覚障害者は相対的欠格条項。（精神障 害者は従前のまま・相対的欠格条項）	44 鉄砲又は刀剣類所持に係る許可（銃砲 刀剣類所持等取締法） 　精神病，てんかん，そううつ病などを 対象に厳しい制限（絶対的欠格条項）

資料

45 狩猟免許（鳥獣保護及び狩猟の適正化に関する法律） 精神病，てんかん，そううつ病などを対象に絶対的欠格条項。視聴覚基準の変化なし。四肢体幹障害については補助手段に言及されている	54 水先人免許（水先法） 身体検査標準表の見直し。業務を行うに差し支える重い疾病又は身体機能の障害がないことを条件。
46 自動車等の運転免許（道路交通法） 精神病，てんかん，そううつ病などを対象に免許交付更新申請書に病状申告欄新設。視力基準は変更なし。聴力障害者は2008年に特定後写鏡免許を新設。	55 船舶乗務のための身体検査基準（船員法） 法文表現の見直し。てんかん，精神病など絶対的欠格から相対的欠格に変更。
	56 航空機乗り組のための身体検査基準（航空法） 航空法施行規則において身体検査基準の見直し
47 指定射撃場の設置者及び管理者（指定射撃場の指定に関する内閣府令） 銃刀法に準拠	57 通訳案内業免許（通訳案内士法） 精神障害者が相対的欠格条項に変更。
48 海技試験制度（自衛艦） 船舶の配員の基準に関する訓令「身体の障害」を「身体の故障」に変更	58 放射性同位元素等の使用，販売等の許可（放射性同位元素等による放射線障害の防止に関する法律） 精神障害者が相対的欠格条項に変更。
49 無線従事者免許（電波法） 設備操作に支障がない場合には免許交付。	59 放射性同位元素又はこれに汚染された物の取扱い並びに放射線発生装置の使用の制限（放射性同位元素等による放射線障害の防止に関する法律） 精神障害者が相対的欠格条項に変更。
50 一般労働者の就業禁止（労働安全衛生規則） 精神障害者就業行為制限の一部および雇入時色覚検査を削除	
	60 警備員の制限（警備業法） 精神障害者が相対的欠格条項に変更。
51 衛生管理者・作業主任者・クレーン等の運転免許（労働安全衛生法） 規則で，精神・身体機能の障害ゆえにある作業内容を行えない者への相対的欠格条項規定	61 警備員等の検定資格（警備業法） 精神障害者が相対的欠格条項に変更。
	62 警備業の認定（警備業法） 精神障害が相対的欠格条項に変更。
52 海技従事者国家試験（一般船）（船舶職員及び小型船舶操縦者法施行規） 身体検査基準は実質的運動能力で評価へ	63 警備員指導教育責任者・機械警備業務管（警備業法） 精神障害者が相対的欠格条項に変更。
53 動力車操縦者運転免許動力車操縦者運転免許に関する省令 身体検査基準の見直し。運動機能は「運転に支障がある障害がないこと」に変更	

※1〜12番までは障害者欠格条項はなくなった。13〜63番については現在も相対的欠格条項が残されている。

索　引

編集・執筆者一覧

編　　集
新・精神保健福祉士養成セミナー編集委員会

編集代表
荒田　寛／佐々木　敏明／今井　博康／小田　敏雄

執筆者 (執筆順　所属は執筆当時)

荒田　　寛	ARATA Hiroshi	龍谷大学名誉教授	第1章／第5章Ⅰ・Ⅳ
吉池　毅志	YOSHIIKE Takashi	大阪人間科学大学人間科学部社会福祉学科 准教授	第2章
今井　博康	IMAI Hiroyasu	北翔大学教育文化学部心理カウンセリング学科 教授	第3章
尾形　多佳士	OGATA Takashi	さっぽろ香雪病院地域連携支援室 室長	第4章Ⅰ・Ⅱ
佐々木　正和	SASAKI Masakazu	聖隷クリストファー大学社会福祉学部社会福祉学科 准教授	第4章Ⅲ
佐々木　敏明	SASAKI Toshiaki	北海道医療大学客員教授	第5章Ⅱ・Ⅲ
田村　綾子	TAMURA Ayako	聖学院大学心理福祉学部心理福祉学科 教授	第6章Ⅰ・Ⅱ
古屋　龍太	FURUYA Ryuta	日本社会事業大学大学院福祉マネジメント研究科 教授	第6章Ⅲ・Ⅳ・Ⅴ

■新・精神保健福祉士養成セミナー

精神保健福祉の原理

定　　価（本体価格2,800円＋税）

2023年 1 月25日　　第 1 版第 1 刷
2023年 8 月25日　　第 1 版第 2 刷

編　　　集／新・精神保健福祉士養成セミナー編集委員会
編集代表／荒田　寛　佐々木敏明　今井　博康　小田　敏雄
発 行 者／長谷川　潤
発 行 所／株式会社 へるす出版
　　　　　　〒164-0001　東京都中野区中野2-2-3
　　　　　　TEL. 03（3384）8035［販売］　03（3384）8155［編集］
　　　　　　振替・00180-7-175971
　　　　　　http://www.herusu-shuppan.co.jp
印刷所／広研印刷株式会社